版权声明

The Complete Adult Psychotherapy Treatment Planner.

Copyright © 2021 by John Wiley & Sons, Inc.

All rights reserved. No part of this publication may be reproduced, stored in a retrieval system, or transmitted, in any form or by any means, electronic, mechanical, photocopying, recording or otherwise, except as permitted by law.

The right of Arthur E. Jongsma, Jr., L. Mark Peterson, and Timothy J. Bruce to be identified as the authors of this work has been asserted in accordance with law.

This translation published under license with the original publisher John Wiley & Sons, Inc.

保留所有权利。非经中国轻工业出版社"万千心理"书面授权，任何人不得以任何方式（包括但不限于电子、机械、手工或其他尚未被发明或应用的技术手段）复印、拍照、扫描、录音、朗读、存储、发表本书中任何部分或本书全部内容（包括但不限于光盘、音频、视频等）。中国轻工业出版社"万千心理"未授权任何机构提供源自本书内容的电子文件阅览、收听或下载服务。如有此类非法行为，查实必究。

成人心理治疗计划

The Complete Adult Psychotherapy Treatment Planner (Sixth Edition)

原著第六版

小阿瑟·E. 琼斯玛（Arthur E. Jongsma, Jr.）
[美] L. 马克·彼得森（L. Mark Peterson）　／著
蒂莫西·J. 布鲁斯（Timothy J. Bruce）

李佳峰　马　菁　傅雪薇 等／译
张　岚／主审

中国轻工业出版社

图书在版编目（CIP）数据

成人心理治疗计划 /（美）小阿瑟·E. 琼斯玛，（美）L. 马克·彼得森，（美）蒂莫西·J. 布鲁斯著；李佳峰等译. -- 北京：中国轻工业出版社，2025.7. -- ISBN 978-7-5184-4687-2

I. R749.055

中国国家版本馆CIP数据核字第2025MB9973号

责任编辑：朱胜寒　　责任终审：张乃柬
策划编辑：刘　雅　　责任校对：刘志颖　　责任监印：吴维斌

出版发行：中国轻工业出版社（北京鲁谷东街5号，邮编：100040）
印　　刷：三河市鑫金马印装有限公司
经　　销：各地新华书店
版　　次：2025年7月第1版第1次印刷
开　　本：850×1092　1/16　印张：22.75
字　　数：350千字
书　　号：ISBN 978-7-5184-4687-2　定价：98.00元
读者热线：010-65181109
发行电话：010-85119832　　010-85119912
网　　址：http://www.chlip.com.cn　http://www.wqedu.com
电子信箱：1012305542@qq.com

版权所有　侵权必究
如发现图书残缺请拨打读者热线联系调换
231871Y2X101ZYW

原著第六版

成人心理治疗计划

The Complete Adult Psychotherapy Treatment Planner (Sixth Edition)

小阿瑟·E. 琼斯玛（Arthur E. Jongsma, Jr.）
[美] L. 马克·彼得森（L. Mark Peterson） ／著
蒂莫西·J. 布鲁斯（Timothy J. Bruce）

李佳峰　马　菁　傅雪薇　文守琴　王　烨
陈月竹　刘　婷　叶嘉璐　王　瑜　刘　阳　／译
李名立　徐青锐　陈　婷　陈　娟　董再全
徐佳军　李　丽　彭　杨　雷　雪
（按贡献程度排序）

张　岚／主审

中国轻工业出版社

《成人心理治疗计划》中文版推荐序

在当今中国，心理治疗行业正经历高速发展与深度转型的双重挑战。一方面，公众心理健康意识觉醒，对心理咨询和心理治疗的需求呈爆发式增长；另一方面，心理治疗师群体面临专业训练不足、规范化工具匮乏的困境。许多同行在临床中不得不"摸着石头过河"：或过度依赖个人经验，陷入主观判断的局限；或套用碎片化技术，导致治疗进程缓慢低效。一位年轻的治疗师曾在督导中坦言："面对复杂的双相情感障碍个案，我不知道该优先处理情绪症状还是重建社会功能，更担心自己的干预是否偏离了循证路径。"这种迷茫和焦虑并非个例，它折射出行业对**系统化、标准化治疗框架**的迫切需求。

心理治疗是一种融合科学与艺术的治疗。但若缺乏科学理论和框架的支撑，心理治疗艺术化的临场发挥便可沦为无序的即兴表演，甚至延误来访者的治疗。作为一名心理治疗师，我们需始终对心理治疗的科学性、规范性和有效性进行反思。

当我得知同事李佳峰等想把本书英文版翻译为中文出版时，我十分支持，因为这不仅是一本心理治疗工具书中文版的诞生，更意味着国内心理治疗领域的从业者将多一份可靠的专业支持。在此，我很荣幸能通过这篇序言，与读者分享我对本书的一些初步理解，以及它对中国心理治疗实践的意义。

1. 该书以循证治疗为核心，整合了数十项临床研究证据与标准化治疗方案，系统梳理了针对成人常见心理障碍（如，焦虑、抑郁、创伤后应激障碍等）的干预方案，通过将碎片化的技术纳入统一的治疗框架，为治疗师提供了从评估到干预的治疗计划，帮助治疗师建立完整的循证心理治疗思路。
2. 该书的中文版本共列出了 44 个临床问题的治疗方案和计划。每章以具体临床问题（如，"社交焦虑""亲密关系冲突"）为入口，拆解为可量化的短期目标、适配的干预技术及疗效评估指标，形成"问题概念化—策略匹配—动态调整"的闭环逻辑，新手治疗师在对来访者进行评估后，可遵循相应的治疗方案开展治疗，以提高治疗的规范性和有效性。

3. 该书还具有整合性治疗的视角，在以基本的认知行为治疗为主轴的治疗思路之上，有机融入正念、动机式访谈、图式治疗、接纳承诺疗法等治疗，展示如何根据个案需求进行跨流派灵活组合。这种整合模式为当代心理治疗的融合发展提供了实践范本。

综上，本书的核心价值在于它针对多种临床问题，构建了**基于循证思想的结构化心理治疗方案**。同时，既以清晰的逻辑链条确保了干预的精准性，又保留了治疗师的创造性空间，以非常清晰简洁的方式，指导心理治疗师临床工作的每一步。

当前中国心理治疗行业正站在关键的历史节点，心理治疗从业者需要以高效、规范的服务回应社会需求。在此背景下，《成人心理治疗计划》的问世具有特殊的意义。它不仅是一本工具书，更是一份"专业精神"的宣言——它提醒我们，心理治疗既需要共情与温度，也需要科学性与治疗框架；既追求个性化的干预，亦依赖背后标准化、规范化的理论和技术支撑。

本书的翻译团队主要来自四川大学华西医院心理卫生中心。他们年轻、有热情，常年在临床一线工作。当然，翻译工作如同心理治疗本身，永远是一场精益求精的修行。虽经多轮交叉审校，但限于译者的年龄与经验，疏漏之处恐难避免。诚挚希望业界同仁与读者不吝指正，让本书在未来的修订中日臻完善。

衷心希望该书的出版能给国内的心理治疗从业者提供治疗的参考和从业的底气！

张岚
2025 年 3 月 15 日

译 后 序

亲爱的读者：

您好！

我是这本书的译者之一，我谨代表我们翻译团队，欢迎您翻开这本书，我们相信您在翻阅本书的过程中会有所收获。

在心理治疗的过程中，面对复杂多变的人类心灵，每位治疗师都像一位导航者，需要一张精准的地图、一盏明灯，以及随时可用的工具箱。而《成人心理治疗计划》（原著第六版）和《成人心理治疗计划——练习手册》（原著第六版），正是为每一位临床工作者量身打造的"治疗航海图"。

我曾在国外留学数年，我的专业生涯始于对心理咨询与治疗过程的追寻和探索。在学生时代，我也曾困扰于"如何设置心理咨询与治疗""每一次的心理咨询与治疗需要做些什么""下一次我要跟我的来访者沟通哪些内容"等问题。正是在这段迷茫的时期，我偶然间接触到了这套关于心理治疗计划制订的书籍。

这套书的原作者是一位经验非常丰富的美国心理学家，他以详尽且深入的方式探讨了各种心理疾病或困扰的心理治疗计划的设计和实施方案。他所提供的指导和见解对于初涉心理治疗领域的我来说，是一种宝贵的指引和启发。拿到这套书英文原版时，我眼前一亮，仿佛是久旱的沙漠之中，突然出现了延绵的绿洲。

作者在写这套书时，便考虑到很多新手心理咨询师/治疗师在与来访者完成第一阶段的工作——收集信息和持续建立治疗联盟之后，对后续心理咨询/治疗感到无所适从的情况。虽然各个流派的理论体系告诉了我们可以或者应该去关注和处理来访者哪些部分的问题，但是应该怎么处理、什么时候去处理以及需要做哪些工作，很多从业者并不能做出很好的判断；每一次访谈结束后，有哪些问题需要留给来访者在日常生活中去体会和思考，很多从业者同样很难把握。

书中各章节分别针对疾病、症状、适应不良的行为等心理咨询/治疗中常见问题，每一章节详细阐述了该问题的定义、可能对应的诊断、可供参考的长期目标设置、短期目标以及干预的策略。甚至，每一章的内容结合了《精神障碍诊断与统计手册》（第五版）（*Diagnostic and Statistical Manual of Mental Disorders, 5th Edition, DSM-5*）和《国际疾病分类》（第十版）（*International Classification of Diseases*, 10th Edition, ICD-10）的诊断及对应编码，方便临床使用。

这不是一套高居学术殿堂的教科书，而是一套充满实战经验的"操作指南"。《成人心理治疗计划》（原著第六版）中没有冗长的理论堆砌，而是将 44 种常见心理行为问题——从愤怒控制、焦虑障碍到童年创伤、慢性疼痛——逐一拆解为清晰的"治疗模块"。与此同时，配套的《成人心理治疗计划——练习手册》（原著第六版）每一章节与之对应。两本书搭配使用，可为患者量身定制"心理治疗处方"——从问题定义到长期目标，从短期干预到诊断建议，从干预方向的指引到练习工具的使用，步步为营，既有科学研究的坚实骨架，又充满人性关怀的血肉。

翻译这套书是我们团队想要与更多的心理工作者分享这份宝贵资源的愿望。我深信这套书能够为那些对心理治疗感兴趣或正在从事心理治疗工作的人们提供极大的帮助与启发。在翻译的过程中，我深深感受到对心理健康的关注和重视是全球性的，而有效的心理治疗方法更是能够跨越文化边界，为人们带来实质性的帮助和改善。

对于新手治疗师，这套书是避免"大海捞针"的"救生圈"；对资深从业者，它们是更新知识库的"系统升级包"。当你在凌晨两点为复杂的个案辗转反侧时，当保险机构要求提交量化治疗目标时，当患者问"我该怎么具体改变"时——这套书总会给你一个扎实的支点。

心理治疗既是科学，也是艺术。本套书提供的不是刻板的公式，而是灵活的框架。正如作者在前言中所说："我们力求帮助你把更多的时间花在来访者身上，而不是文书工作上。"在这个要求效率又渴望深度的时代，愿这两本书成为你临床征途上最可靠的旅伴，助你在科学与人性之间，找到那个温暖的平衡点。

希望在您阅读这本译作的过程中，能够获得对心理治疗更深入的理解和新的启发。感谢您的阅读和支持！由于翻译过程不可避免可能存在一些不妥之处，恳请您谅解，并欢迎批评指正！

李佳峰
2025 年春于四川成都

"实践计划"系列前言

问责制是心理治疗实践的一个重要维度。治疗项目、公共机构、诊所和从业人员必须向外部审查机构证明他们的治疗计划并提供记录,以获得服务补偿。"实践计划(Practice Planners®)"系列书籍旨在帮助从业者高效而专业地满足这些记录文档的需求。

- "实践计划"首先包含一系列**治疗计划**(Treatment Planners)书籍,不仅是早期版本的成人心理治疗计划、儿童心理治疗计划、青少年心理治疗计划、成瘾治疗计划和如今更新的第六版,还有针对专业领域实践的治疗计划,包括:

- 共病障碍
- 综合行为医学
- 大学生
- 伴侣治疗
- 危机咨询
- 幼儿教育
- 员工帮助
- 家庭治疗
- 同性恋者
- 团体治疗
- 少年司法和寄宿护理
- 智力和发育障碍
- 神经康复
- 老年人
- 育儿技能
- 宗教咨询
- 人格障碍
- 缓刑和假释
- 精神药理学
- 学校心理咨询和学校社会工作
- 严重、持续的精神疾病
- 性虐待受害者和侵犯者
- 社会工作和人类服务
- 特殊教育

- 语言病理学
- 自杀和杀人的风险评估
- 退伍军人和现役军人
- 女性议题

此外，还有三个分支的配套书籍，可以与治疗计划一起或单独使用：

- **进度笔记计划**（Progress Notes Planners）提供了进度记录表，详细说明来访者的症状表现和治疗提供者的干预，每本进度笔记计划说明都直接与配套治疗计划中的问题定义和治疗干预相结合。
- **家庭作业计划**（Homework Planners）*包括围绕所有呈现的问题（如，焦虑、抑郁、物质依赖、愤怒管理、进食障碍或惊恐障碍）所设计的家庭作业练习，这些问题即相应治疗计划中每章的主题。
- **来访者教育讲义计划**（Client Education Handout Planners）提供手册和讲义，帮助指导来访者应对书中呈现的问题和心理健康议题，并教授生活技能。这些讲义包含在只读光盘中，便于从计算机中打印出来，非常适合在候诊室使用，或作为展示材料、简报、信息提供给与心理疾病抗争的来访者。这些讲义涵盖的主题与治疗计划中的问题相对应。

该系列还包括：

- **循证心理治疗治疗计划视频系列**，包含 12 个 60 分钟的视频，提供了如何使用经验支持治疗的逐步指导，以阐述整个治疗计划过程。小阿瑟·E. 琼斯玛博士和蒂莫西·J. 布鲁斯博士用一种观众友好的方式讨论了将循证治疗（evidence-based treatment, EBT）的目标和干预措施整合到治疗计划中的步骤。他们总结了 EBT 的研究证据，并通过角色扮演的咨询展示了 EBT 的一些方面。

配套的治疗计划软件产品也可用：

- **"治疗记录员（TheraScribe）®"**，是目前在心理健康专业人员中销量第一的治疗计划和临床记录保存软件。它允许用户将所有治疗计划、进度笔记计划或家庭作业计划系列书籍中的数据导入软件的可扩展数据库中，只需点击即可创建一个详细、有组织、个性化、可定制的治疗计划以及

---

* 为符合汉语表述习惯，本书配套的《家庭作业计划》译为《成人心理治疗计划——练习手册》。——译者注

可选的集成进度笔记和家庭作业。

这个系列的目标是为从业者提供所需的资源，以便在问责制时代提供高质量的护理。简单地说，我们力求帮助你把更多的时间花在来访者身上，而不是文书工作上。

小阿瑟·E. 琼斯玛

密歇根州，大急流城

致　　谢

自2005年以来，我们一直依靠研究证据来指导最新版治疗计划系列书目中的目标和干预措施。虽然治疗计划系列的大部分内容是"最佳实践经验"，也来自主流的完整心理程序，但我们在循证实践视角的全面审查中获益良多。《成人心理治疗计划》的后期版本不仅来自"最佳实践经验"，还基于可靠的研究结果。虽然我们的几位合著者对内容的不断完善都做出了巨大贡献，但布鲁斯博士一直是这一努力的背后主导。布鲁斯博士在循证治疗方面有着深厚的造诣，他塑造和完善了成人、青少年、儿童和成瘾心理治疗计划系列的近三个版本的内容。

我在此很高兴地宣布，在这些正在按照计划修订的系列丛书完成后，布鲁斯博士将担任系列主编的角色，因为我即将退休。我满怀信心地做出这一决定，相信"实践计划"系列书籍将会在一位非常有能力的人手中完成。布鲁斯博士是一位了解心理治疗研究文献的完美的心理学家，也是一位富有慈悲心的、高效的治疗师，他的正直和道德都是最高的水平。我一直很感谢布鲁斯博士和他带来的许多礼物。

我的治疗计划系列的第一本由威利（Wiley）集团出版，至今已经25年了。这个系列已经发展到53本书，我和威利的合作一直非常良好。在这个忠诚容易消逝的时代，这么多年来，我们依然保持着相互信赖的伙伴关系，对此我感到十分幸运。感谢我的现任编辑达伦（Darren），还有韦罗妮卡（Veronika）和莫妮卡（Monica），感谢你们的专业精神。

我还要向合著者L. 马克·彼得森致敬，他和我一起推出了这套书，在多年前贡献了原创内容，并一直提供支持，保证内容具有时效性且基于证据。

每艘船都需要一个强大的舵手来保持航向。我的妻子朱迪（Judy）就是驾驭我的变幻莫测人生的舵手，我们都把不断追求最高境界作为终极目标。

小阿瑟·E. 琼斯玛

＊　＊　＊

大约 15 年前，我非常荣幸地受到阿特·琼斯玛（Art* Jongsma）博士的邀请，他邀请我一起完成他著名且备受推崇的"实践计划"系列，并受到其他合著者们的欢迎，我也很高兴能与他们一起工作，包括本书的合著者马克·彼得森。作为读者，你会欣赏到琼斯玛博士的治疗计划系列对临床工作者来说是非常有价值的，对我们这个专业的"学生"来说也是极好的教育工具。记得第一次读到治疗计划系列时，我想，"哇！阿特在这个领域做了一些事情，而且做得非常好！"从那以后，我开始了解阿特，包括他的家人、他的朋友、他的思想、他的价值观、他对我的海鲜饭的热爱、他的生活方式——我可以告诉你，我的第一印象是正确的。作为一名心理学家、丈夫、父亲、同事，阿特·琼斯玛在这个领域做了一些事情，而且做得很好。能有他这样的同事和朋友，我真是太幸运了。正如阿特在"致谢"中指出的那样，他最近告诉我，他计划退休，并问我是否愿意管理、照顾他的心血结晶和对我们这个领域的宝贵贡献。退一步说，我感到荣幸，同时也感到谦卑。我的意思是，我不是阿特·琼斯玛，但我会尽我所能保证这个系列的质量和价值。再次感谢你，阿特，感谢你所做的一切。

我还要感谢威利的团队。执行编辑达伦·拉隆德（Darren Lalonde）、高级项目编辑丹尼尔·芬奇（Daniel Finch）、高级经理韦罗妮卡·叶夫列缅科（Veronika Yefremenko）以及其他工作人员，他们专业、亲切、富有支持性，高效维系着写作和出版过程的国际协调。这是我的荣幸。

最后，我要感谢与我结婚 39 年的妻子洛丽（Lori）、儿子洛根（Logan）、儿媳卡西（Cassy）和女儿马德琳（Madeline），感谢你们所做的一切。我非常幸运。谢谢你们！

蒂莫西·J. 布鲁斯

---

* "Art"是"Arthur"的昵称。——译者注

目　录

导　言		001
1	愤怒控制问题	015
2	反社会行为	024
3	焦虑	031
4	注意缺陷多动障碍——成人	039
5	双相障碍——抑郁	047
6	双相障碍——躁狂	055
7	边缘型人格障碍	063
8	童年创伤	071
9	慢性疼痛	076
10	认知受损	084
11	依赖	093
12	抑郁——单相	099
13	分离障碍	108
14	进食障碍与肥胖	113
15	教育缺损	122
16	家庭冲突	128
17	女性性功能障碍	135
18	经济压力	143
19	哀伤 / 未解决的丧失	148
20	冲动控制障碍	155

21	亲密关系冲突	162
22	法律纠纷	169
23	孤独	174
24	低自尊	182
25	男性性功能障碍	187
26	医疗问题	194
27	强迫及相关障碍	202
28	阿片类物质使用障碍	211
29	惊恐障碍 / 广场恐惧症	220
30	偏执观念	228
31	养育	233
32	生命阶段问题	242
33	恐惧症	248
34	创伤后应激障碍	255
35	精神质	264
36	性虐待受害者	272
37	睡眠失调	278
38	社交焦虑	285
39	躯体症状 / 疾病焦虑	293
40	精神性困惑	302
41	物质使用	306
42	自杀意念	315
43	A 型行为	323
44	职业压力	330

附录 A 阅读治疗推荐 337

附录 B 循证章节的临床资源参考文献 338

附录 C 康复模型的目标和干预措施 339

附录 D 干预措施中引用的评估工具和临床访谈表单的来源
（按字母排序）... 344

附录 E 循证实践的实证支持参考文献 345

导　言

关于"实践计划"之治疗计划系列

来自第三方支付*、认证机构和其他外部相关方的压力增加了临床工作者快速制订有效、高质量治疗计划的需求。治疗计划系列提供了所有必要的要素,以快速、轻松地制定正式的治疗计划,满足多数第三方支付和州或联邦审查机构的需求。

每本治疗计划都:

- 可以为读者节省数小时的文书工作时间;
- 提供可自由调整的治疗方案;
- 包括超过1000个清晰的陈述,描述每个相关问题的行为表现,并提供长期目标、短期目标和临床治疗方案;
- 具有易于使用的参考格式,通过行为问题或DSM-5™的诊断,帮助定位治疗计划的组成部分。

与"实践计划"系列的其他书籍一样,我们的目标是澄清、简化和加速治疗计划过程,这样读者就可以在文书工作上花费更少的时间,并有更多的时间与来访者工作。

---

* 美国的医疗保险制度。——译者注

关于本书

本书第六版在许多方面得到了改进：

- 根据研究文献，更新和修订循证目标及干预措施；
- 修订、扩展和更新循证章节的临床资源参考文献附录（附录 B）；
- 修订实证支持的参考文献附录（附录 E）；
- 在干预措施中整合更多的家庭作业建议；
- 扩展和更新阅读治疗附录中的自助书籍列表（附录 A）；
- 增加关于孤独和阿片类物质使用障碍的新章节；
- 将"单相抑郁"一章重新命名为"抑郁——单相"；
- 将自杀意念添加到循证章节列表中，并插入了新的研究内容；
- 将 DSM-5 的诊断和代码整合到每章的"诊断建议"部分，删除了所有对 DSM 第四版（DSM-Ⅳ）的引用。

循证实践（evidence-based practice, EBP）正稳步成为心理保健的标准，正如在医疗保健领域那样。专业组织〔如，美国心理学会（American Psychological Association, APA）、（美国）国家社会工作者协会、美国精神病学协会〕以及消费者组织〔如，（美国）国家精神疾病联盟〕都支持使用 EBP。在一些实践环境中，EBP 甚至是强制性的。一些第三方支付者也要求使用 EBP 进行偿付。显然，对证据和问责制的呼声越来越高。那么，什么是 EBP？"计划"系列又将如何推进它的使用？

借用医学研究所的定义（Institute of Medicine, 2001），APA 将 EBP 定义为"在来访者特征、文化和偏好的背景下，最佳可用研究与临床专业知识的结合"（APA Presidential Task Force on Evidence-Based Practice, 2006）。依照此定义，我们确定了那些具有最佳可用支持证据的心理治疗，并在相关章节中添加了与之一致的目标和干预措施，并将其标识为"EBT"。正如多数从业者所知，研究表明，尽管这些治疗方法的疗效可能已经得到证明，但心理学家个人（如，Wampold, 2001）、治疗关系（如，Norcross, 2019）和来访者（如，Bohart & Tallman, 1999）等因素也对优化来访者的治疗反应起着至关重要的作用。正如

APA 指出的，"全面的循证实践应考虑所有决定因素及其最佳组合"（APA, 2006, p.275）。有关构建循证心理治疗计划的更多信息和指导，请参阅我们的 12 个培训视频，标题是"循证心理治疗计划"（Jongsma & Bruce, 2010-2012）。

我们用来确定纳入"计划"的循证治疗来源多种多样，并且都具有很高的质量——严谨的元分析、近期的批判性专业综述以及循证实践指南建议。具体包括：科克伦协作（Cochrane Collaboration）的综述；临床心理学分会的工作——确定研究支持的心理治疗：循证治疗综述（如，David, Lynn, & Montgomery, 2018; Nathan & Gorman, 2015）；对循证实践定义过程的批判性分析（如，Dimidjian, 2019; Norcross, Hogan, Koocher, & Maggio, 2017）。为选择过程提供信息的循证实践指南来源包括美国心理学会、美国精神病学协会、英国国家健康与临床卓越研究所和美国国家药物滥用研究所等。

尽管不同来源用于判断经验支持水平的标准可能略有不同，但我们倾向于使用更严格的标准，需要通过随机对照试验或临床重复系列、良好的实验方法和独立的重复来证明其疗效。我们的方法是评估这些不同的来源，纳入那些得到最高水平证据支持并且多数来源都达成共识的方法。对于所有提到 EBP 的章节，都可以在附录 E 中找到用于确认的参考文献来源。除了这些经验支持的参考文献，我们还收录了临床资源的参考文献附录。临床资源是为临床工作者提供的书籍、手册和其他资源，这些资源描述了每章提及的治疗方法的应用细节，即"如何操作"。

我们认识到，在心理健康专业人员之间存在关于循证实践的争论，他们并不总是能在最佳治疗、有助于良好结果的因素甚至构成"证据"的方面达成一致。我们也认识到，一些从业者对根据心理治疗研究而改变实践的做法持怀疑态度。在这本书中，我们意图通过提供一系列治疗方案来调节这些差异，包括与"最佳可用研究"（APA, 2006）一致的方案、反映资深临床工作者常见临床实践的方案（可能尚未得到研究）以及反映有前途的新兴方法的方案。我们的目的是让这本"计划"的读者获得各种选项，这样就可以为特定来访者构建他们认为最好的计划。

最近，心理治疗研究正朝着试图确定治疗改变的循证原则的方向发展，这些原则贯穿了各种个体治疗，而这些个体治疗在很大程度上又是结果研究的焦点。研究人员（Goldfried, 2019）提出了以下原则：

- 促发来访者相信治疗有帮助的期望和动机
- 建立最佳治疗联盟
- 帮助来访者意识到与他们的困难相关的因素
- 鼓励来访者参与纠正经验的过程
- 强调在生活中不断进行现实检验

尽管许多人支持这种努力,但在撰写本书时,它仍处于未完成的状态。因此,我们用来确定与循证实践相一致的目标和干预措施的方法,既反映了"原则"方法的工作,又包含个体模型的疗效(efficacy)和有效性(effectiveness)研究的内容。也许到本计划的下一版,该领域将取得足够的进步,可以仅基于循证的治疗改变原则。但在此之前,我们认为,我们的方法反映了科学的现状。

本版的每一章都提供了将家庭作业练习整合到干预措施中的选项。许多(但不是全部)来访者的家庭作业练习建议来自《成人心理治疗计划——练习手册》(Jongsma, 2013)。你会发现第六版《成人心理治疗计划——练习手册》(简称《练习手册》)中的家庭作业选择比前几版更多。

本计划的阅读治疗附录(附录A)在过去版本的基础上进行了扩展和更新。它包括经典著作、最近的出版物以及早期引用内容的最新版本。本附录中列出了每章的"干预"部分引用的所有自助书籍和来访者工作手册。此外,还包含了许多其他书籍,这些书籍分别支持相应章节中描述的治疗方法。每章都有一份与章节内容相一致的自助书籍清单。

在题为"实现承诺:改变美国心理健康保健"的最终报告中,总统心理健康新自由委员会(New Freedom Commission on Mental Health, 2003)呼吁,将"康复(recovery)"作为"心理健康服务普遍认可的结果"。为了定义"康复",美国卫生与公众服务部下属的物质滥用和心理健康服务管理局(Substance Abuse and Mental Health Services Administration, SAMHSA)、跨部门残疾人研究委员会与其他6个联邦机构合作召开了关于心理健康康复和心理健康系统转型的全国共识会议(SAMHSA, 2004)。超过110名专家小组成员参加了会议,包括心理健康消费者、家庭成员、提供者、倡导者、研究人员、学者、管理式医疗代表、认证机构、州和地方公职人员等。通过审议,与会人员协商一致,得出了以下声明。

心理健康康复是一个治愈和转变的过程,对于有心理健康问题的人

来说，就是能够在他们选择的社区中过上有意义的生活，同时努力发挥作为人类的潜能。康复是一个多方面的概念，基于以下 10 个基本要素和指导原则：

- 自我指导
- 个体化和以人为中心
- 赋权
- 整体
- 非线性
- 基于优势
- 同伴支持
- 尊重
- 责任
- 希望

（SAMHSA, 2004, p.13）

附录 C 对这些原则进行了定义。我们还创建了一套反映这 10 项原则的长期目标、短期目标和干预陈述，临床工作者如果希望在治疗计划中加入康复模式取向的特定陈述，就可以从这个列表中选择。

除了这个列表，其他章节中的许多长期目标、短期目标和干预陈述都体现了康复取向。例如，我们的评估干预是为了确定问题如何影响这个独特的来访者，以及来访者给治疗带来了什么优势。此外，"自杀意念"章节中的干预陈述，如"找出生活中积极的方面"，也说明康复模型内容贯穿了本书。临床工作者如果需要与康复模型的每条原则直接相关的集中陈述，可以查阅附录 C。

我们对这个版本做了一些重组。比如，将"单相抑郁"一章重命名为"抑郁——单相"，区分于"双相障碍——抑郁"的章节。"双相障碍——躁狂"则与"双相障碍——抑郁"章节配套。读者可能会注意到"双相障碍——抑郁"章节中的一些内容与"双相障碍——躁狂"章节重复，但循证治疗（EBT）的符号可能没有出现在相同的内容中。这是为了表明特定的 EBT 目前仅支持特定问题（如，躁狂症状）的疗效，但不一定支持该障碍的其他方面（如，双相抑郁症状）。如果需要更多关于循证治疗的具体效果的信息，可以在附录 E 中找到实证支持的参考文献。

关于"计划"中呈现的新问题，我们讨论了是否应该增加一章"阿片类物质使用障碍"，因为这是一个持续的、规模巨大的国家级成瘾问题。我们认为，尽管"物质使用"章节包含了直接适用于阿片类物质使用治疗的内容，但后者有足够的独特性，需要增加新的一章。我们借用了《退伍军人和现役军人心理治疗计划》(The Veterans and Active Duty Military Psychotherapy Treatment Planner, Moore & Jongsma, 2015)中阿片类物质依赖章节的一些内容，并更新了最新的治疗研究结果。另一个新章节将"孤独"作为主要的呈现问题。干预措施处理了社会焦虑、抑郁、自卑、悲伤、发展性沟通问题和人格障碍因素。尽管当前的文化非常关注"社交媒体"，但许多人仍感到孤独，害怕或不知道如何"伸出手去接触他人"。我们希望本章能帮助临床工作者有效地治疗具有此问题的来访者。

最后，一些临床工作者希望目标陈述可以测量，以考察来访者对目标的实现情况。我们以行为的方式重写了目标，其中许多都是可测量的。例如，"焦虑"一章中的目标——"说明想法在担忧、焦虑和逃避中所起的作用"——是可以测量的，因为它要么可以完成，要么不能完成。但有时陈述过于宽泛，难以测量，例如，"焦虑"章节中的另一个目标——"识别、挑战并用积极的、现实的、有力量的自我对话取代有偏见的、恐惧的自我对话"。为了更有说服力，临床工作者可以把它修改为："举两个例子，说明如何用积极的、现实的、有力的自我对话来识别、挑战和取代有偏见的、恐惧的自我对话"。当然，这两个例子是随意的，但它量化了对目标的测量。同样，看看"焦虑"一章中的另一个例子："明确并参与每日的奖励活动"。为了使其更易于测量，临床工作者可以添加一个理想的目标数量，例如"每天确定两项愉快的活动，并报告参与情况"。要达到的确切目标值是主观的，应由临床工作者与来访者协商后选择。一旦确定了确切的目标数字，我们就可以很容易地修改内容以适应特定的治疗情况。有关心理治疗计划书写的更多信息，请参见文献（Jongsma, 2005）。

希望第六版的这些改进对读者的治疗计划需求有所帮助。

如何使用这本治疗计划

我们建议按照以下6个步骤来使用这本治疗计划。

1. **选择问题**。来访者在评估过程中可能会讨论各种问题,但临床工作者必须确定治疗过程中最重要的问题。通常,主要问题会最先浮出水面,然后是一些次要问题。其他问题可能不得不暂时搁置,因为它们并不紧急,不需要在这个时候进行治疗。一个有效的治疗计划只能处理少数选定的问题,否则治疗将失去方向。在"计划"中选择最符合来访者的议题。

2. **定义问题**。每个来访者的问题在他们的生活中显现时,都有独特的细微差别。因此,每一个被选为治疗重点的问题都需要具体的定义,来说明它是如何在特定来访者身上体现的。症状模式应与诊断标准和代码相关联,例如 DSM-5 或 ICD 中的那些。本计划提供了特定的问题定义语句供读者选择,这些语句也可用作定制语句的模型。

3. **发展长期目标**。制订治疗计划的下一步是为解决问题设定广泛的目标。这些陈述不需要使用可衡量的术语,但可以是整体的、长期的目标,表明治疗程序所期望的积极结果。本计划为每个问题都提供了几个可能的目标陈述,但在治疗计划中,只需要一个。

4. **建构短期目标**。与长期目标相反,短期目标必须用行为上可测量的语言表述,这样当来访者实现既定目标时,审查机构、健康维护组织和管理式护理组织能够清楚了解。本计划中提出的目标旨在满足这种问责制的要求。我们提出了多种替代方案,以增加为同一个问题构建多种治疗方案的可能性。

5. **确定干预措施**。干预是临床工作者旨在帮助来访者完成目标的行动。每个目标至少对应一个干预措施。如果来访者在最初的干预后没有达到目标,就要在计划中加入新的干预。干预措施应基于来访者的需求和优势以及治疗提供者的全部治疗方案。本计划包含广泛的治疗方法的干预措施,我们也鼓励治疗提供者编写能够反映自己的培训和经验的其他干预措施。

计划中列出的一些建议干预措施是指可以让来访者用作辅助阅读治疗的特定书籍。附录 A 包含了这些材料的完整参考书目列表,包括两种流行的选择:《读两本书,让我们下周谈谈:在临床实践中使用阅读治疗》(*Read Two Books and Let's Talk Next Week: Using Bibliotherapy in Clinical Practice*; Joshua & DiMenna);《租两部电影,让我们在早上谈谈:在心理治疗中使用流行电影》(第二版)(*Rent Two Films and Let's Talk in the Morning: Using Popular Movies in Psychotherapy*, Second Edition; Hesley & Hesley),两本书都由威利出版。关于自助书籍的更多信息,可以参考《心理健康自助资源权威指南》（修订版）（*Authoritative Guide to Self-Help Resources in Mental Health*, Revised Edition; Norcross et al., 2003）。

6. **确定诊断**。确定适当的诊断需要基于对来访者完整临床表现的评估。临床工作者必须将来访者表现出的行为、认知、情绪和人际关系症状与 DSM-5 中描述的精神障碍诊断标准进行比较。尽管有人反对用这种方式对来访者进行诊断，但诊断是心理健康保健领域的现实，而且是第三方报销的必要条件。临床工作者对 DSM-5 标准的全面了解和对来访者评估数据的全面理解，有助于做出最可靠、有效的诊断。

恭喜你！在完成这 6 个步骤后，你将得到一个全面的、个性化的治疗计划，并准备好立即执行和向来访者展示。在本介绍的最后，我们提供了一个焦虑的治疗方案示例。

为来访者定制专属计划的最后一点说明

有效治疗计划的一个重点是基于个体来访者的问题和需求量身定制。治疗计划不应该是批量生产的产物，即使不同来访者有类似的问题。在制订治疗策略时，必须考虑个体的优势和劣势、独特的压力源、社交网络、家庭环境和症状模式。借鉴多年的临床经验和现有的最佳研究，我们总结了各种治疗选择。这些陈述可以有数千种排列组合，来帮助制订详细的治疗计划。临床工作者可以依靠自身良好的判断，选择那些适合个体来访者的陈述。此外，我们鼓励读者将自己的定义、长期和短期目标、干预措施添加到现有的示例中。与"治疗计划"系列中的所有图书一样，我们希望这本书有助于促进有效的、创造性的治疗计划——这一过程最终将使来访者、临床工作者和心理健康社区获益。

参考文献和拓展阅读

American Psychiatric Association. *American Psychiatric Association practice guidelines*. American Psychiatric Association.

American Psychiatric Association. (2013). *Diagnostic and statistical manual of mental disorders* (5th ed.). American Psychiatric Association.

American Psychological Association. *APA clinical practice guidelines*. American Psychological Association.

American Psychological Association Division 12: Society of Clinical Psychology. *American Psychological Association division 12 website on research-supported psychological treatments*.

APA Presidential Task Force on Evidence-Based Practice. (2006). Evidence-based practice in psychology. *American Psychologist, 61,* 271–285.

Bohart, A., & Tallman, K. (1999). *How clients make therapy work: The process of active self-healing*. American Psychological Association.

Cochrane Collaboration Reviews.

David, D., Lynn, S. J., & Montgomery, G. H. (Eds.). (2018). *Evidence-based psychotherapy: The state of the science and practice*. Wiley.

Dimidjian, S. (Ed.) (2019). *Evidence-based practice in action*. Guilford Press.

Goldfried, M. R. (2019). Obtaining consensus in psychotherapy: What holds us back? *American Psychologist, 74*(4), 484–496.

Institute of Medicine. (2001). *Crossing the quality chasm: A new health system for the 21st century*. National Academy Press.

Jongsma, A. E. (2013). *Adult psychotherapy homework planner* (3rd ed.). John Wiley and Sons.

Jongsma, A. (2005). Psychotherapy treatment plan writing. In G. P. Koocher, J. C. Norcross, & S. S. Hill (Eds.), *Psychologists' desk reference* (2nd ed., pp. 232–236). Oxford University Press.

Jongsma, A. E., & Bruce, T. J. (2010–2012). *The evidence-based psychotherapy treatment planning* [DVD-based series]. John Wiley & Sons.

Moore, B. A., & Jongsma, A. E. (2015). *The veterans and active duty military psychotherapy treatment planner*. John Wiley and Sons.

Nathan, P. E., & Gorman, J. M. (Eds.). (2015). *A guide to treatments that work* (4th ed.). Oxford University Press.

National Institute on Drug Abuse.

National Institute for Health and Clinical Excellence (NICE).

New Freedom Commission on Mental Health. (2003). *Achieving the promise: Transforming mental health care in America* (Final report. DHHS Publication No. SMA-03-3832). New Freedom Commission on Mental Health.

Norcross, J. C. (Ed.). (2019). *Psychotherapy relationships that work* (3rd ed.). Oxford University Press.

Norcross, J. C., Hogan, T. P., & Koocher, G. P., & Maggio, L. A. (2017). *Clinician's guide to evidence-based practices: Behavioral health and the addictions*. Oxford University Press.

Norcross, J. C., Santrock, J. W., Campbell, L. F., Smith, T. P., Sommer, R., & Zuckerman, E. L. (2003). *Authoritative guide to self-help resources in mental health, revised edition.* Guilford Press.

Substance Abuse and Mental Health Services Administration's (SAMHSA) National Mental Health Information Center, Center for Mental Health Services (2004). *National consensus statement on mental health recovery.* SAMHSA.

Wampold, B. E. (2001). *The great psychotherapy debate: Models, methods, and findings.* Lawrence Erlbaum.

治疗计划示例：焦虑

问题定义

- 在至少六个月的时间里，对 2 个或 2 个以上的事件或活动有过度和 / 或不切实际的担忧，且难以控制。
- 运动紧张（如，烦躁不安、疲劳、颤抖、肌肉紧张）。
- 自主神经过度活跃（如，心悸、呼吸短促、口干、吞咽困难、恶心、腹泻）。
- 过度警觉（如，持续性紧张，难以集中注意力，难以入睡或保持睡眠，表现出普遍的易激惹状态）。

长期目标

- 减少焦虑的总体频率、强度和持续时间，以确保日常功能不受损。
- 学习和执行应对技能，减少焦虑和担忧，改善日常功能。

目标	干预
EBT 1. 与治疗师共同努力实现商定的治疗目标，同时在舒适和信任的基础上尽可能保持开放和坦诚。①	1. 与来访者建立融洽的关系，以达成牢固的治疗联盟；传达关怀、支持、温暖和共情；提供非评判性的支持，并与来访者建立一定程度的信任，让他们感到安全，从而可以讨论广泛性焦虑及其对生活的影响。EBT
	2. 强化治疗过程中强大的关系因素，通过特别关注这些经验支持的因素来培养治疗联盟：在治疗过程中与来访者协同工作；就治疗的目标和期望达成一致；面对来访者的感受和挣扎，表现出一致的共情；用语言表达对来访者的积极关注和肯定；收集来访者对自己的治疗进展的看法，并提供反馈（*Psychotherapy Relationships That Work*: Vol.1 by Norcross and Lambert, Vol.2 by Norcross and Wampold）。EBT

---

① EBT 表示该目标 / 干预与循证治疗的发现一致。

2. 描述与焦虑和担忧相关的情境、想法、感受和行为，它们对功能的影响以及解决问题的尝试。

3. 请来访者描述过去的焦虑经历及其对功能的影响；评估焦虑的焦点、过度程度、不可控程度以及焦虑症状的类型、频率、强度和持续时间［考虑使用结构化访谈，如 DSM-5 焦虑和相关障碍访谈表（Anxiety and Related Disorders Interview Schedule for the DSM-5 by Brown and Barlow）］。

EBT 3. 说明焦虑及其治疗的认知、生理和行为组成部分。

4. 说明焦虑通常包括对不切实际的威胁的过度担忧、身体的过度兴奋、过度警觉以及避免威胁性的事物，这些因素相互作用，导致问题的持续存在（*Mastery of Your Anxiety and Worry: Therapist Guide* by Zinbarg, Craske, and Barlow; *Treating Generalized Anxiety Disorder* by Rygh and Sanderson）。EBT

5. 讨论治疗如何针对担忧、焦虑症状和回避，以帮助来访者有效地管理担忧、减少过度兴奋、消除不必要的回避并重新参与有意义的活动。EBT

6. 指定来访者可以阅读的心理教育材料*，作为会谈治疗的辅助（*Mastery of Your Anxiety and Worry: Workbook* by Craske and Barlow; *The Anxiety and Worry Workbook* by Clark and Beck）。EBT

EBT 4. 学习和执行平静技术，以减少整体焦虑和管理焦虑症状。

7. 教授来访者平静/放松/正念技术（如，应用放松、渐进式肌肉放松、提示控制放松；正念呼吸；生物反馈）以及如何更好地区分放松和紧张；教来访者如何将这些技术应用到日常生活中（*New Directions in Progressive Muscle Relaxation* by Bernstein, Borkovec, and Hazlett-Stevens; *The Relaxation and Stress Reduction Workbook* by Davis, et al.）。EBT

8. 给来访者布置家庭作业，让他们每天练习平静/放松/正念技术，逐渐从非焦虑引发情境应用到引发焦虑的情境，回顾并强化成功经验，解决持续练习的阻

---

* 书中列出的阅读内容均为推荐而非指定，读者可以根据自己的需求选择合适的材料。——译者注

[EBT] 5. 学习并执行限制策略，限制环境和担忧之间的关联，将担忧推迟到指定的"担忧时间"。

[EBT] 6. 说明想法在担忧、焦虑和逃避中所起的作用。

[EBT] 7. 识别、挑战并用积极的、现实的、有力量的自我对话取代有偏见的、恐惧的自我对话。

碍（或补充《练习手册》中的"深呼吸练习"）。[EBT]

9. 解释基本原理并教授"担忧时间干预"，这种干预需要来访者推迟与担忧"互动"，直到指定的时间和地点；用担忧时间进行暴露（重复担忧直至消失）和/或应用问题解决技能来处理担忧；与来访者商定并执行"担忧时间"。[EBT]

10. 教来访者如何识别、停止并将担忧推迟到商定的担忧时间，使用诸如想法暂停、放松、注意转移等技术（或补充《练习手册》中的"利用想法暂停技术"和/或"担忧时间"来协助技术发展）；鼓励在日常生活中使用；回顾并强化成功经验；解决持续练习的阻碍。[EBT]

11. 协助来访者检查潜在的偏差，如负面预期发生的概率、发生的真实后果、控制结果的能力、接受出现最坏结果的能力，通过这种方式来分析担忧（可补充《练习手册》中的"分析恐惧事件的概率"；或参考 *Cognitive Therapy of Anxiety Disorders* by Clark and Beck）。[EBT]

12. 使用认知行为治疗的技术，包括对不确定性的不容忍和元认知治疗，探索来访者的自我对话、潜在假设、图式或作为焦虑的中介的元认知；协助来访者挑战和改变偏见；通过行为实验测试有偏见和无偏见的预测，以消除无益的担忧并增加解决担忧议题时的自信（*Cognitive Therapy of Anxiety Disorders* by Clark and Beck; *Metacognitive Therapy for Anxiety and Depression* by Wells）。[EBT]

13. 给来访者布置家庭作业，让他们识别恐惧的自我对话，识别自我对话中的偏见，生成替代方案，并通过行为实验进行测试（或补充《练习手册》中的"消极想法触发消极情绪"）；回顾并强化成功经验，为改善提供纠正性反馈。[EBT]

诊断

F41.1　广泛性焦虑障碍

1　愤怒控制问题

问题定义

1. 对特定情境或情境主题，表现出一种偶发性的、过度的愤怒反应模式。
2. 在许多情境下都表现出一种过度愤怒的模式。
3. 表现出与愤怒相关的认知偏差（如，对他人的期望过高，对愤怒对象的过于泛化的标签，对感知到"被轻视"的愤怒）。
4. 直接或间接地表现出与愤怒相关的生理唤醒。
5. 曾有过与诱发因素不相称的爆炸性、攻击性的情绪爆发，并导致言语攻击、行为攻击或财产破坏。
6. 对无关紧要的刺激表现出过激的言语上的敌意。
7. 对重要他人进行身体和／或情绪虐待。
8. 不经思考地对他人做出严厉的、评判性的陈述。
9. 表现出愤怒的肢体语言，包括肌肉紧绷（如，紧握拳头或紧绷下巴）、怒视或拒绝眼神接触。
10. 由于愤怒而表现出被动攻击的行为模式（如，社交退缩，不能完整或及时地遵守指示和规则，在背后抱怨权威人物，不愿配合达到预期的行为规范）。
11. 被动地压抑自己的感受，而后大发雷霆。
12. 对反对、拒绝或批评表现出过度的愤怒反应。
13. 使用侮辱性语言恐吓他人。
14. 对攻击性和虐待性行为辩解，并归咎于他人。
15. 将攻击作为获得权力和控制的手段。

一、_____
_____

长期目标

1. 学习和执行愤怒管理技能，降低愤怒和易激惹的水平。
2. 使用坚定*（assertiveness）和冲突解决技术，增加坦诚、恰当、尊重和直接的沟通。
3. 培养对愤怒想法、感受、行为的觉察，澄清愤怒的起源，学习替代攻击性愤怒的方法。
4. 降低导致出现愤怒想法、感受和行为的频率、强度及持续时间，提高识别情绪、果断表达沮丧情绪和解决冲突的能力。
5. 运用认知行为的技术，用更具建设性的方式解决问题。
6. 觉察并接纳愤怒的感受，同时培养更好的控制和平静的能力。
7. 能用更建设性的方式处理愤怒的感受，从而提高日常功能。
8. 尊重他人拥有自己想法和感受的权利。

二、_____
_____

短期目标	治疗性干预
EBT 1. 与治疗师共同努力实现商定的治疗目标，同时在舒适和信任的基础上尽可能保持开放和坦诚。（1—2）	1. 与来访者建立融洽的关系，以达成牢固的治疗联盟；传达关怀、支持、温暖和共情；提供非评判性的支持，并与来访者建立一定程度的信任，让他们感到安全，从而可以讨论愤怒控制问题及其对生活的影响。EBT 2. 强化治疗过程中强大的关系因素，通过特别关注这些经验支持的因素来培养治疗联盟：在治疗过程中与来访者协同工作；就治疗的目标和期望达成一致；面对来访者的感受和挣扎，表现出一致的共情；用语言表达对来访者的积极关注和肯定；收集来访者对自己的治疗进展的看法，并提供反馈**。EBT

---

* 有时根据上下文需要也译为自信，表达的是相同含义。——译者注
** 每章中"干预2"的参考文献都与正文前的"示例"相同，故不重复列出。——译者注

2. 识别愤怒相关的情境、想法和感受，愤怒的言语和行为，以及这些行为针对的对象。（3）

3. 完成评估愤怒表达的心理测试或者客观问卷。（4）

4. 配合完成医学评估。（5）

5. 提供行为、情绪、态度等信息，以评估与 DSM 诊断、疗效、治疗关系相关的指标。（6—9）

3. 全面评估触发来访者愤怒的各种刺激（如，情境、人、想法）以及构成愤怒反应的想法、感受和行为。

4. 使用旨在客观评估愤怒表达的心理测量工具［如，愤怒、易激惹和攻击问卷（Anger, Irritability, and Assault Questionnaire）、巴斯-德基敌意量表（Buss-Durkee Hostility Inventory）、状态-特质愤怒表达量表（State-Trait Anger Expression Inventory）］；向来访者提供有关评估结果的反馈；根据指示重新安排治疗以评估疗效。

5. 安排医学评估，排除愤怒控制不良的非精神医学和物质起因（如，脑损伤、肿瘤、睾酮水平升高、兴奋剂使用等）。

6. 评估来访者对"呈现的问题"的自知力水平（协调与不协调）（如，对"所描述的行为"的问题性质表现出良好的自知力，认可他人的关心，并有动力改变；或对"问题"表现出矛盾心理，不愿关注问题解决；或对承认"问题"表现出抗拒和不关心，也缺乏改变的动机）。

7. 评估是否存在现有研究证明会引起类似症状的障碍［如，对立违抗行为伴注意缺陷多动障碍（attention deficit hyperactivity disorder, ADHD）、继发于焦虑障碍的抑郁］的证据，（如果合适）也考虑自杀易感性（如，当共病的抑郁症状明显时，自杀风险会增加）。

8. 评估所有有助于解释来访者当前的"问题行为"的年龄、性别、文化议题，并考虑可以帮助理解来访者行为的其他因素。

9. 评估来访者功能受损的严重程度，以确定合适的照护水平（如，行为在社会、关系、工作或职业活动中造成了轻度、中度、严重或非常严重的损害）；持续评估

| EBT | 6. 探索愤怒的后果、参与治疗的动机和意愿，并同意学习思考和管理愤怒的新方法。（10—12）

损害的严重程度以及治疗效果（如，没有那么严重，但仍存在轻度或中度的损害）。

10. 协助来访者认识管理愤怒的积极意义（如，他人的尊重和自我尊重、他人的合作、身体健康的改善等）。布置《练习手册》中的"破坏性愤怒的替代方案"作为作业。 EBT

11. 请来访者列出并讨论愤怒对日常生活的负面影响清单（如，伤害他人或自己、法律冲突、失去对自己和他人的尊重、财产破坏等）；处理上述清单。 EBT

12. 使用动机式访谈技术澄清来访者的改变意愿，让来访者走向行动阶段，同意采取具体的行动来更有效地概念化和管理愤怒（*Motivational Interviewing* by Miller and Rollnick）。 EBT

| EBT | 7. 配合进行药物评估，可能需要使用精神药物协助控制愤怒情绪；如果医生开了处方，就需要坚持服药。（13—14）

13. 评估来访者是否需要和愿意服用精神药物以协助控制愤怒情绪；如有需要，将他们转介到医生那里接受评估并开处方。 EBT

14. 监测来访者对药物的依从性、药物的副作用和有效性；与医生商讨。

| EBT | 8. 每天记录引发愤怒的因素，包括人、情境或者其他诱因；记录想法、感受、行为（包括没有采取的行为）。（15—16）

15. 要求来访者通过每天记日记的方式进行自我监测，记录与愤怒、暴怒或失望时刻相关的人、情境、想法、感受和行为（或补充《练习手册》中的"愤怒日记"）；定期探讨日记内容，帮助来访者理解自己在愤怒中扮演的角色。 EBT

16. 协助来访者列出愤怒触发因素的清单；讨论清单的内容，帮助来访者理解愤怒的原因和表现。 EBT

| EBT | 9. 讨论愤怒的表现模式，说明原因以及后果。（17—18）

17. 向来访者介绍一种包含不同维度（认知、生理、情感和行为）的愤怒模型，维度之间相互作用的关系清晰可见（如，要求的期望没有得到满足带来唤醒和愤怒的增加，从而导致攻击），并且可以被理解和改变（*Anger Management* by Kassinove and Tafrate; *Overcoming Situational and General Anger* by

[EBT] 10. 探讨治疗计划如何调节愤怒、有效管理愤怒并提高生活质量。(19)

[EBT] 11. 阅读相关材料，改善对愤怒、愤怒控制问题以及如何管理愤怒的理解，作为治疗的补充。(20)

[EBT] 12. 学习并执行平静和应对策略，作为管理愤怒的整体方法的一部分。(21)

[EBT] 13. 识别、挑战并用更节制的自我对话来取代引发愤怒的自我对话。(22—24)

Deffenbacher and McKay)。[EBT]

18. 处理来访者列出的愤怒触发因素清单和其他相关信息，以帮助来访者理解认知、生理和情感因素如何相互作用产生愤怒。[EBT]

19. 讨论治疗的基本原理，强调如何通过改变愤怒的各个方面来改善功能；在整个治疗过程中不断重温相关主题，以帮助来访者巩固理解。[EBT]

20. 向来访者提供关于愤怒及其管理的阅读材料，(*Overcoming Situational and General Anger: Client Manual* by Deffenbacher and McKay; *Anger Management for Everyone* by Kassinove and Tafrate)；在治疗过程中反复处理和重温相关主题，以帮助来访者巩固对相关概念的理解。[EBT]

21. 作为个体或人际间技能的一部分，教授来访者定制的平静技术（如，渐进式肌肉放松、呼吸诱导放松、平静意象、线索控制放松、应用放松、正念呼吸），以降低伴随愤怒表达的慢性或者急性唤醒状态（或补充《练习手册》中的"深呼吸练习"）。[EBT]

22. 使用认知治疗技术探索来访者的自我对话，这种自我对话是愤怒情绪和行为的中介（如，"应该""必须""不得不"等陈述反映出的苛刻期望）；识别、挑战、改变有偏见的自我对话，帮助来访者评估，纠正他们的偏见，并促进对挫折的更灵活、更温和的反应；如果需要，探索潜在的假设和模式。将新的自我对话与平静技术结合起来，作为管理愤怒的应对技能的一部分。[EBT]

23. 给来访者布置家庭作业练习，以识别愤怒的自我对话，并生成调节愤怒反应的替代方案；不断回顾；强化持续有效执行过程中的成功经验和针对障碍的问题解决策略（或补充《练习手册》中的"记录并替换自我贬低的想法"）。[EBT]

EBT 14. 学习并执行"想法暂停技术"技术，作为管理愤怒情绪的新方法，并在愤怒出现时使用。（25）

EBT 15. 学习并使用坚定的沟通技能，用真诚、恰当、尊重和直接的方式处理挫折和愤怒。（26）

EBT 16. 学习和使用问题解决、寻找解决方案的技能和/或冲突解决的技能，以解决个体和人际问题。（27—29）

24. 与来访者进行角色扮演练习，在想象的愤怒场景中运用放松和认知应对技术，从低愤怒场景过渡到高愤怒场景。让来访者在日常生活中以及面对愤怒情境时，使用放松和认知技术；讨论结果，强化成功经验并解决障碍。EBT

25. 作为多成分应对策略（如，"停止、冷静、思考、行动"方法）的一部分，要求来访者执行"想法暂停技术"，即在第一次出现愤怒迹象时在脑海中喊停（或补充《练习手册》中的"利用想法暂停技术"）；回顾执行过程，强化成功经验并解决障碍。EBT

26. 使用技能训练干预（如，指导、示范、角色扮演、排练和练习）帮助来访者学习和执行坚定的沟通，突出其独特要素以及坚定、不坚定（被动）、攻击性沟通的要素和优缺点（或补充阅读 *Your Perfect Right* by Alberti and Emmons）。EBT

27. 使用技能训练干预（如，指导、示范、角色扮演、排练和练习）帮助来访者学习和执行问题解决和寻找解决方案的技能（如，清楚地定义问题、头脑风暴多种解决方案、列出每个解决方案的优缺点、寻求他人的意见、选择并执行行动计划、评估结果，并根据需要重新调整计划）（或补充《练习手册》中的"问题解决：冲动行为的替代方案"）。EBT

28. 使用技能训练干预（如，指导、示范、角色扮演、排练和练习）帮助来访者学习和执行冲突解决的技能（如，共情、积极倾听、"我"信息、尊重沟通、坚定而不攻击、问题解决、妥协）。EBT

29. 开展联合治疗，帮助来访者与他们的重要另一半一起练习新的个体和人际技能（如，坚定、问题解决和/或冲突解决技能）（或补充《练习手册》中的"将问题解决应用于人际冲突"）。EBT

[EBT] 17. 在与治疗师的会谈和家庭作业练习中练习并使用新的愤怒管理技能。(30—32)

[EBT] 18. 减少愤怒爆发的次数、降低强度、减少持续时间,同时增加新的管理愤怒技能的使用。(33)

[EBT] 19. 说明对复发预防的理解以及发作与复发的区别。(34—35)

[EBT] 20. 识别可能引发发作的潜在情况,并使用一定的策略来管理这些情况。(36—39)

30. 协助来访者制定针对个人需求的愤怒管理策略,结合所有与需求相关的身体、认知、沟通、问题解决和/或冲突解决技术。[EBT]

31. 与来访者选择一些情境进行练习。在这些情境下,来访者将不断挑战应用新的策略来管理愤怒(即,逐步实践)。[EBT]

32. 使用各种技术,包括放松、想象、行为演练、示范、角色扮演或现场暴露/行为实验,帮助来访者巩固和使用新的愤怒管理技能。[EBT]

33. 监测来访者关于愤怒发作的报告,以达到降低其发生频率的目标,并通过新的愤怒管理技能来增加适应性管理(或补充《练习手册》中的"破坏性愤怒的替代方案");回顾进步,强化成功经验,并为持续的改进提供支持性的纠正反馈。[EBT]

34. 为复发预防提供理论基础,讨论风险并介绍预防策略。[EBT]

35. 讨论发作与复发之间的区别,将发作与最初的、可逆转的愤怒爆发联系起来,而将复发与选择习惯性地回到旧的愤怒模式联系起来。[EBT]

36. 与来访者一起确认并预演管理未来可能发生的回归愤怒的情境或环境。[EBT]

37. 指导来访者常规地使用在治疗中学习到的新的愤怒管理策略(如,放松、积极的自我对话、坚定和/或冲突解决)来应对挫折。[EBT]

38. 建立一个"应对卡片"或其他提醒,记录新的愤怒管理技能和其他重要信息(如,让自己冷静下来、灵活地对待他人的期望、冷静地表达自己的意见、尊重他人的观点),供来访者日后使用。[EBT]

39. 安排定期的"维持期"会谈,以帮助来访者坚持治疗成果。[EBT]

21. 巩固治疗效果，和来访者一起探讨过去使用的愤怒应对方式和宽恕作为应对方式的优缺点。（40—41）

22. 写一封原谅信给过去或现在的痛苦的祸首，与治疗师一起处理这封信。（42）

23. 学习接纳承诺疗法（Acceptance and Commitment Therapy, ACT），掌握一种新的针对愤怒和愤怒管理的方法。（43—45）

24. 学习并进行正念冥想练习，作为管理愤怒和提高生活质量的一种新方法。（46）

25. 通过探讨可能涉及问题发展的经历，增加对导致愤怒控制问题的根源的洞察。（47）

26. 找出有助于促进执行愤怒管理技能的社会支持。（48）

一. _____

40. 与来访者讨论宽恕带来痛苦的人，作为释放愤怒的过程。

41. 布置阅读作业（Forgive and Forget by Smedes）；讨论这些内容如何用于来访者自己的生活。

42. 让来访者给愤怒的对象写一封原谅信，作为释放愤怒的一步；在会谈中处理这封信。

43. 使用 ACT 方法帮助来访者体验并接纳引发愤怒的想法和意象，而不允许它们改变来访者对价值驱动行为的承诺；加强来访者参加与个人价值观一致的活动的努力（Acceptance and Commitment Therapy by Hayes, Strosahl, and Wilson）。

44. 给来访者布置家庭作业，让他们练习 ACT 的课程内容，把方法融入日常生活中。

45. 让来访者阅读 ACT 书籍，作为会谈工作的补充（Get Out of Your Mind and into Your Life by Hayes）。

46. 教授正念冥想训练；帮助来访者认识到与愤怒相关的消极思维过程，接纳基于现实的想法、图像和冲动，同时注意到非现实的心理现象但不做出反应，通过上述方式来改变他们与想法的关系 [Guided Mindfulness Meditation (Audio CD Series) by Kabat-Zinn]。

47. 协助来访者识别过去的关系动力（如，与父亲、母亲或其他人），这些动力可能影响着当前的愤怒控制问题的发展；讨论这些经历如何积极或消极地影响来访者处理愤怒的方式。

48. 鼓励来访者与可能支持他们改变的、值得信任的人讨论愤怒管理目标。

一. _____

诊断建议

ICD-10-CM	DSM-5 障碍、状况或问题
F63.81	间歇性暴怒障碍
F31.xx	双相 I 型障碍
F31.81	双相 II 型障碍
F91.x	品行障碍
F07.0	由于其他躯体疾病导致的人格改变
F43.10	创伤后应激障碍
Z69.12	对配偶或伴侣暴力的施虐者的精神卫生服务
Z69.82	对成人的非配偶虐待的施虐者的精神卫生服务
F60.3	边缘型人格障碍
F60.2	反社会型人格障碍
F60.0	偏执型人格障碍
F60.81	自恋型人格障碍
F60.9	未特定的人格障碍

2　反社会行为

问题定义

1. 青少年时期有持续故意破坏规则、撒谎、偷窃、身体攻击、不尊重他人及其财产、物质滥用等行为，导致频繁与权威发生冲突的历史。
2. 不遵守法律相关的社会规范，反复出现反社会行为（如，毁坏财产、偷窃、从事违法工作），甚至被逮捕。
3. 以愤怒、对抗、攻击、争论的方式与权威人物互动。
4. 持续使用酒精或其他改变情绪状态的物质，直到过度兴奋、醉酒或昏倒。
5. 很少或几乎不会因为给他人带来痛苦而后悔。
6. 总是将发生在自己身上的事情归咎于他人。
7. 对真相漠不关心，表现为经常撒谎或欺骗他人。
8. 经常因愤怒而与他人发生言语或肢体冲突。
9. 有不计后果的行为史，反映为对自我或他人缺乏尊重，并表现出对刺激、乐趣和边缘行为的高度需求。
10. 存在性滥交行为；从未在任何关系中维持一夫一妻制超过一年，也从未对这些关系中的孩子负责。
11. 冲动的行为模式，比如经常搬家、进行没有目标的旅行或者没有找到下一份工作就辞职。
12. 无法维持稳定就业。
13. 无法成为始终充满关心和负责任的父母。

__. _____

_____

长期目标

1. 为自己的行为承担责任,并将行为保持在社会规则可接受的范围内。
2. 培养尊重社会规范、他人权利和诚实的健康意识。
3. 改善与世界(特别是与权威人物)的交往方式;更加现实,更少挑衅,增加社会敏感度。
4. 理解并接受人们需要遵守社会限制和行为规范。
5. 维持稳定的工作,并在经济方面和情感方面对孩子(们)负责。
6. 接受康复模式所强调的对治疗决策的责任,接受生活、工作和充分参与社区事务的期望。

—._____
_____

短期目标	治疗性干预
EBT 1. 与治疗师共同努力实现商定的治疗目标,同时在舒适和信任的基础上尽可能保持开放和坦诚。(1—2)	1. 与来访者建立融洽的关系,以达成牢固的治疗联盟;传达关怀、支持、温暖和共情;提供非评判性的支持,并与来访者建立一定程度的信任,让他们感到安全,从而可以讨论反社会行为及其对生活的影响。EBT
	2. 强化治疗过程中强大的关系因素,通过特别关注这些经验支持的因素来培养治疗联盟:在治疗过程中与来访者协同工作;就治疗的目标和期望达成一致;面对来访者的感受和挣扎,表现出一致的共情;用语言表达对来访者的积极关注和肯定;收集来访者对自己的治疗进展的看法,并提供反馈。EBT
2. 承认有过违法和/或不道德的行为,践踏了法律或他人的权利和感情。(3—4)	3. 探究来访者违法和/或不道德行为模式的历史,面质他们最小化、否认或推卸责任的企图,同时向来访者展示其思维模式是如何导致违法行为的(或补充《练习手册》中的"错误思维导致错误行为"或"接受违法行为的责任")。
	4. 回顾来访者的反社会行为对自己和他人造成的后果(或补充《练习手册》中的"我是如何伤害他人的?")。

3. 提供真实完整的物质使用历史信息。(5)
4. 提供行为、情绪、态度等信息，以评估与 DSM 诊断、疗效、治疗关系相关的指标。(6—9)

5. 探索和解决承诺改变反社会行为模式的矛盾心理，如果存在物质滥用问题，也一并探讨。(10—12)

5. 评估来访者是否存在物质依赖，并在必要时寻求针对性的物质滥用治疗（见本书"41 物质使用"章节）。
6. 评估来访者对"呈现的问题"的自知力水平（协调与不协调）（如，对"所描述的行为"的问题性质表现出良好的自知力，认可他人的关心，并有动力改变；或对"问题"表现出矛盾心理，不愿关注问题解决；或对承认"问题"表现出抗拒和不关心，也缺乏改变的动机）。
7. 评估是否存在现有研究证明会引起类似症状的障碍（如，对立违抗行为伴 ADHD、继发于焦虑障碍的抑郁）的证据，（如果合适）也考虑自杀易感性（如，当共病的抑郁症状明显时，自杀风险会增加）。
8. 评估所有有助于解释来访者当前的"问题行为"的年龄、性别、文化议题，并考虑可以帮助理解来访者行为的其他因素。
9. 评估来访者功能受损的严重程度，以确定合适的照护水平（如，行为在社会、关系、工作或职业活动中造成了轻度、中度、严重或非常严重的损害）；持续评估损害的严重程度以及治疗效果（如，没有那么严重，但仍存在轻度或中度的损害）。
10. 使用源自动机增强治疗的指导性、以来访者为中心、共情的方式（*Motivational Interviewing* by Miller and Rollnick; *Addiction and Change* by DiClemente），与来访者建立融洽的关系，并进行反思性倾听，在提供信息或建议前征求来访者同意。
11. 通过开放式的问题探究来访者自己改变的动机，肯定来访者与改变相关的陈述和努力（*Substance Abuse Treatment and the Stages of Change* by Connors, Donovan, and DiClemente）。
12. 引导来访者认识到当前行为与预期生活目标之间的差距，反思阻抗，但要避免直接面质或争辩。

6. 说明遵守社会法律及规则对自己和他人的好处。（13—14）

7. 承诺遵守社会规则和法律。（15—16）

8. 列出因为不尊重、不忠诚、攻击或不诚实而致使关系破裂的情况。（17）

9. 承认在几乎所有的关系中都存在以自我为中心的模式。（18—19）

10. 承诺做一个诚实可靠的人。（20—22）

11. 说明共情和敏锐觉察他人需求可能给自己和他人带来的好处。（23—25）

12. 列出三项要完成的善意和体贴的行为。（26）

13. 说明将采取哪些步骤来弥补或赔偿对他人造成的伤害。（27—29）

13. 让来访者了解，所有关系的基础是信任对方会尊重和善待自己。

14. 让来访者了解，遵守法制是社会信任的基础，可以防止社会出现混乱。

15. 引导来访者做出对亲社会和守法的生活方式的承诺。

16. 强调如果来访者继续违法的行为模式，将会带来负面后果。

17. 和来访者一起回顾由于反社会态度和行为（如，不忠诚、不诚实、攻击）而失去的关系。

18. 面质来访者对他人的需求和感受缺乏敏感性的问题。

19. 指出反社会行为反映出的自我中心、自我优先、只考虑自己的态度。

20. 让来访者了解诚实和可靠在所有关系中对自己的价值，因为他们能够从社会认可以及信任和尊重中获益。

21. 让来访者了解诚实和可靠对他人的积极影响，因为这类来访者不会由于谎言和失信而感到失望或受伤。

22. 促使来访者做出诚实和可靠的承诺。

23. 让来访者了解，所有关系的基础是信任对方会尊重和善待自己。

24. 通过重新审视来访者的行为对他人造成的影响，让来访者意识到自己对他人缺乏共情；使用角色转换技术。

25. 当来访者表现出粗鲁或不尊重他人和他人的边界时，提出面质。

26. 协助来访者列出为他人服务或表达善意的三件事（或补充《练习手册》中的"三件善行"）。

27. 协助来访者识别那些因来访者的反社会行为而受到伤害的人（或补充《练习手册》中的"我是如何伤害他人的？"）。

| | 28. 让来访者了解为造成的伤害道歉的价值，这是一种对行为承担责任和培养对他人感受的敏感性的方式。
| | 29. 鼓励来访者承诺采取具体的措施，向那些因来访者的伤害行为而受害的人道歉，并做出赔偿（或补充《练习手册》中的"道歉信"）。

14. 说明与就业相关的规则和责任。(30)
15. 在工作过程中体现自己的可靠，尊重上司和同事。(31—32)

30. 回顾来访者在工作环境中必须遵守的行为规则和期望。
31. 监督来访者的出勤情况，强化他们的可靠性和对权威的尊重。
32. 要求来访者列出必须改变的行为和态度，以减少与权威之间的冲突；处理这份列表的内容。

16. 说明被来访者忽视的为人父母的职责。(33—34)

33. 面质来访者对孩子的责任的回避。
34. 协助来访者列出作为一个负责的、养育性的、始终可靠的父母所需要的行为。

17. 陈述履行父母责任的计划。(35)

35. 与来访者一起制订计划，并开始实践作为负责任的父母的行为。

18. 增加陈述，表明要对行为负责。(36—38)

36. 当来访者做出指责性陈述或未能为自己的行为、想法、感受负责时，提出面质（或补充《练习手册》中的"接受违法行为的责任"）。
37. 探究来访者把自己的行为归咎于他人的原因（如，身体虐待或者受惩罚史、父母的示范、害怕被拒绝、羞耻、自卑、逃避后果）。
38. 当来访者为自己的行为负责时，给予口头的积极反馈。

19. 说明童年的痛苦经历如何导致了自我中心的保护和攻击他人的模仿模式。(39—40)

39. 探索来访者童年时期遭受虐待、被忽视或遗弃的历史（或补充《练习手册》中的"描述创伤"）；解释虐待或忽视的循环如何在来访者的行为中重复。
40. 指出来访者在人际关系中的情感疏离模式和自我中心的行为与一种保护自己免受痛苦的功能失调的尝试有关。

20. 识别引发愤怒、愤怒言语和/或攻击性行为的情境、想法和感受。（41）

21. 完成评估愤怒表达的心理测试或客观问卷。（42）

22. 学习并执行平静和应对策略，作为管理愤怒的整体方法的一部分。（43—44）

23. 识别、挑战并用能降低愤怒反应的自我对话取代引发愤怒的自我对话。（45—46）

24. 说明在面对触发情境时，可供选择的、建设性的攻击性愤怒替代方案。（47）

41. 当来访者用自己的话描述愤怒问题的历史和本质时，全面评估引发来访者愤怒的各种刺激因素（如，情境、人物、想法）以及能够表明愤怒反应的想法、感受和攻击性行为（或补充《练习手册》中的"愤怒日记"）。

42. 请来访者完成用于客观评估愤怒表达的心理工具（如，愤怒、易激惹和攻击问卷；巴斯-德基敌意量表；状态-特质愤怒表达量表）；就评估的结果给予来访者反馈；根据治疗进度复测以评估治疗反应。

43. 教授来访者放松技术（如，渐进式肌肉放松、呼吸诱导放松、平静意象、线索控制放松、应用放松），作为降低伴随愤怒情绪出现的慢性和急性生理紧张的定制策略的一部分。

44. 与来访者进行角色扮演练习，在想象的愤怒场景中运用放松和认知应对技术，从低愤怒场景过渡到高愤怒场景。让来访者在日常生活中面对愤怒情境时，使用放松和认知技术；讨论结果，强化成功经验并解决障碍。

45. 探索来访者的自我对话，这种自我对话是愤怒情绪和行为的中介（如，"应该""必须""不得不"等陈述反映出的苛刻期望）；识别和挑战偏见，帮助来访者进行评估和自我对话以纠正偏见，并促进对挫折的更灵活、更温和的反应。将新的自我对话与平静技术结合起来，作为管理愤怒的应对技能的一部分。

46. 给来访者布置家庭作业练习，以识别愤怒的自我对话，并生成调节愤怒反应的替代方案；回顾并强化成功经验，为改善提供纠正性反馈。

47. 与来访者一起回顾在触发情况下应对破坏性愤怒的方案（如，坚定、放松、注意转移、平静的自我对话等）；针对这些替代方案在现实生活情境中的应用进行角色扮演（或补充《练习手册》中的"破坏性愤怒的替代方案"）。

25. 说明想原谅那些童年虐待的施虐者的愿望。(48)
26. 练习向重要他人表露个人感受，以此建立信任。(49—51)

—._____
_____

48. 让来访者了解宽恕施虐者的价值，而不是执着于伤害和愤怒，并以伤害为借口继续反社会的行为。
49. 探究来访者对信任他人的恐惧。
50. 与来访者商讨可以与重要他人分享的个人想法和感受，作为开始展现信任的一种方式。
51. 处理来访者曾因自我表露而变得脆弱的经历。

—._____
_____

诊断建议

ICD-10-CM	DSM-5 障碍、状况或问题
F10.20	酒精使用障碍，中度或重度
F14.20	可卡因使用障碍，中度或重度
F43.24	适应障碍，伴行为紊乱
F91.x	品行障碍
F63.81	间歇性暴怒障碍
F60.2	反社会型人格障碍
F60.81	自恋型人格障碍

3　焦虑

问题定义

1. 在至少六个月的时间里，对 2 个或 2 个以上的事件或活动有过度和 / 或不切实际的担忧，且难以控制。
2. 对近期压力源的过度和 / 或不切实际的担忧，且难以控制。
3. 过度和 / 或不切实际的担忧。
4. 运动紧张（如，烦躁不安、疲倦、颤抖、肌肉紧张）。
5. 自主神经过度活跃（如，心悸、呼吸短促、口干、吞咽困难、恶心、腹泻）。
6. 过度警觉（如，持续性紧张，难以集中注意力，难以入睡或保持睡眠，表现出普遍的易激惹状态）。

—. _____
_____

长期目标

1. 减少焦虑的总体频率、强度和持续时间，以确保日常功能不受损。
2. 稳定焦虑水平，改善日常功能。
3. 解决导致焦虑的核心冲突。
4. 增强有效应对生活中各种担心和焦虑的能力。
5. 学习和执行应对技能，减少焦虑和担忧，改善日常功能。

—. _____
_____

短期目标	治疗性干预
[EBT] 1. 与治疗师共同努力实现商定的治疗目标，同时在舒适和信任的基础上尽可能保持开放和坦诚。（1—2）	1. 与来访者建立融洽的关系，以达成牢固的治疗联盟；传达关怀、支持、温暖和共情；提供非评判性的支持，并与来访者建立一定程度的信任，让他们感到安全，从而可以讨论广泛性焦虑及其对生活的影响。[EBT]
	2. 强化治疗过程中强大的关系因素，通过特别关注这些经验支持的因素来培养治疗联盟：在治疗过程中与来访者协同工作；就治疗的目标和期望达成一致；面对来访者的感受和挣扎，表现出一致的共情；用语言表达对来访者的积极关注和肯定；收集来访者对自己的治疗进展的看法，并提供反馈。[EBT]
2. 描述与焦虑和担忧相关的情境、想法、感受和行为，它们对功能的影响以及解决问题的尝试。（3）	3. 请来访者描述过去的焦虑经历及其对功能的影响；评估焦虑的焦点、过度程度、不可控程度以及焦虑症状的类型、频率、强度和持续时间（考虑使用结构化访谈，如 DSM-5 焦虑及相关障碍访谈清单）。
3. 完成用于评估担忧和焦虑症状的心理测试。（4）	4. 进行心理测试或客观测量，以帮助评估来访者的担忧和焦虑的性质、程度及其对功能的影响［如，宾夕法尼亚州立大学担忧问卷（The Penn State Worry Questionnaire）；结果问卷（Outcome Questionnaire, OQ-45.2）；症状检查清单（the Symptom Checklist, SCL-90-R）］。
4. 配合完成医学评估。（5）	5. 安排医学评估，排除非精神医学和物质起因（如，甲状腺功能亢进、兴奋剂使用）。
5. 提供行为、情绪、态度等信息，以评估与 DSM 诊断、疗效、治疗关系相关的指标。（6—9）	6. 评估来访者对"呈现的问题"的自知力水平（协调与不协调）（如，对"所描述的行为"的问题性质表现出良好的自知力，认可他人的关心，并有动力改变；或对"问题"表现出矛盾心理，不愿关注问题解决；或对承认"问题"表现出抗拒和不关心，也缺乏改变的动机）。
	7. 评估是否存在现有研究证明会引起类似症状的障碍

（如，对立违抗行为伴 ADHD、继发于焦虑障碍的抑郁）的证据，（如果合适）也考虑自杀易感性（如，当共病的抑郁症状明显时，自杀风险会增加）。

8. 评估所有有助于解释来访者当前的"问题行为"的年龄、性别、文化议题，并考虑可以帮助理解来访者行为的其他因素。

9. 评估来访者功能受损的严重程度，以确定合适的照护水平（如，行为在社会、关系、工作或职业活动中造成了轻度、中度、严重或非常严重的损害）；持续评估损害的严重程度以及治疗效果（如，没有那么严重，但仍存在轻度或中度的损害）。

EBT 6. 配合医生进行药物评估。（10—11）

10. 将来访者转介给医生进行药物评估。EBT

11. 监测来访者对药物的依从性、药物的副作用和有效性；与医生商讨。EBT

EBT 7. 说明焦虑及其治疗的认知、生理和行为组成部分。（12—14）

12. 说明焦虑通常包括对不切实际的威胁的过度担忧、身体的过度兴奋、过度警觉以及避免威胁性的事物，这些因素相互作用，导致问题的持续存在（*Mastery of Your Anxiety and Worry: Therapist Guide* by Zinbarg, Craske, and Barlow; *Treating Generalized Anxiety Disorder* by Rygh and Sanderson）。EBT

13. 讨论治疗如何针对担忧、焦虑症状和回避，以帮助来访者有效地管理担忧、减少过度兴奋、消除不必要的回避并重新参与有意义的活动。EBT

14. 指定来访者可以阅读的心理教育材料，作为会谈治疗的辅助（*Mastery of Your Anxiety and Worry: Workbook* by Craske and Barlow; *The Anxiety and Worry Workbook* by Clark and Beck）。EBT

EBT 8. 学习和执行平静技术，以减少整体焦虑和管理焦虑症状。（15—16）

15. 教授来访者平静/放松/正念技术（如，应用放松、渐进式肌肉放松、提示控制放松；正念呼吸；生物反馈）以及如何更好地区分放松和紧张；教来访者如何将这些技术应用到日常生活中（*New Directions*

　　　　　　　　　　　　　　　　　in Progressive Muscle Relaxation by Bernstein, Borkovec, and Hazlett-Stevens; *The Relaxation and Stress Reduction Workbook* by Davis, et al.）。EBT

16. 给来访者布置家庭作业，让他们每天练习平静/放松/正念技术，逐渐从非焦虑引发情境应用到引发焦虑的情境，回顾并强化成功经验；解决持续练习的阻碍（或补充《练习手册》中的"深呼吸练习"）。EBT

EBT 9. 学习并执行限制策略，限制环境和担忧之间的关联，将担忧推迟到指定的"担忧时间"。（17—18）

17. 解释基本原理并教授"担忧时间干预"，这种干预需要来访者推迟与担忧"互动"，直到指定的时间和地点；用担忧时间进行暴露（重复担忧直至消失）和/或应用问题解决技能来处理担忧；与来访者商定并执行"担忧时间"。EBT

18. 教来访者如何识别、停止并将担忧推迟到商定的担忧时间，使用诸如想法暂停、放松、注意转移等技术（或补充《练习手册》中的"利用想法暂停技术"和/或"担忧时间"来协助技能发展）；鼓励在日常生活中使用；回顾并强化成功经验；解决持续练习的阻碍。EBT

EBT 10. 说明想法在担忧、焦虑和逃避中所起的作用。（19—21）

19. 讨论一些例子，演示无益的担忧通常会高估威胁的可能性，而低估或忽视来访者处理现实需求的能力（或补充《练习手册》中的"过去成功的焦虑应对"）。EBT

20. 协助来访者检查潜在的偏差，如负面预期发生的概率、发生的真实后果、控制结果的能力、接受出现最坏结果的能力，通过这种方式来分析担忧（可补充《练习手册》中的"分析恐惧事件的概率"；或参考 *Cognitive Therapy of Anxiety Disorders* by Clark and Beck）。EBT

21. 帮助来访者了解，担忧会导致急性和/或慢性焦虑，从而导致回避，并阻碍找到解决问题的方法。EBT

[EBT] 11. 识别、挑战并用积极的、现实的、有力量的自我对话取代有偏见的、恐惧的自我对话。(22—23)

[EBT] 12. 参加渐进式想象和/或现场暴露，面对那些因担忧而预测的恐惧的负性结果，并基于现实建立替代性预测。(24—28)

22. 使用认知行为治疗的技术，包括对不确定性的不容忍和元认知治疗，探索来访者的自我对话、潜在假设、图式或作为焦虑的中介的元认知；协助来访者挑战和改变偏见；通过行为实验测试有偏见和无偏见的预测，以消除无益的担忧并增加解决担忧议题时的自信（*Cognitive Therapy of Anxiety Disorders* by Clark and Beck; *Metacognitive Therapy for Anxiety and Depression* by Wells）。[EBT]

23. 给来访者布置家庭作业，让他们识别恐惧的自我对话，识别自我对话中的偏见，生成替代方案，并通过行为实验进行测试（或补充《练习手册》中的"消极想法触发消极情绪"）；回顾并强化成功经验，为改善提供纠正性反馈。[EBT]

24. 指导和协助来访者建立等级表，针对恐惧的担忧（如，对他人或自己的伤害）、回避的活动（如，旅行、医疗）或二者皆有。[EBT]

25. 选择最有可能成功的对象开始进行暴露；制订计划管理暴露产生的负面影响；在心里预演这个过程。[EBT]

26. 进行担忧暴露，让来访者生动地想象担忧的最坏后果，一直保持，直到相关的焦虑减弱（最多30分钟）；为最坏的情况准备基于现实的替代方案，并处理它们（*Mastery of Your Anxiety and Worry: Therapist Guide* by Zinbarg, Craske, and Barlow）。[EBT]

27. 对来访者因不切实际的担忧而回避的活动进行现场暴露，逐步消除所有不必要的、焦虑驱使的安全行为（*Mastery of Your Anxiety and Worry: Therapist Guide* by Zinbarg, Craske, and Barlow）。

28. 布置家庭作业，让来访者进行担忧暴露练习并记录反应（*Mastery of Your Anxiety and Worry: Therapist Guide* by Zinbarg, Craske, and Barlow）；回顾并强化成功经验，为改善提供纠正性反馈。[EBT]

| EBT | 13. 学习并实践问题解决策略，以切实解决担忧。（29—30） | 29. 教授来访者问题解决／寻找解决方案的策略，以取代无益的担忧，包括具体定义问题、生成解决问题的可选方案、评估每个方案的利弊、选择和执行行动计划以及重新评估并改进（或补充《练习手册》中的"将问题解决应用于人际冲突"）。EBT

30. 给来访者布置家庭作业，让来访者解决一个当前的问题（*Mastery of Your Anxiety and Worry: Workbook* by Craske and Barlow）；回顾并强化成功经验；解决持续练习的阻碍。EBT

EBT 14. 明确并参与每日的奖励活动。（31）

31. 让来访者参与行为激活，增加来访者与奖励来源的联系，识别抑制激活的过程，并教授解决生活问题的技能（或补充《练习手册》中的"确定和安排愉快的活动"）；根据需要使用行为技术，例如指导、行为预演、角色扮演、角色转换，帮助来访者在日常生活中应用这些技能；强化成功经验；解决持续练习的阻碍。EBT

EBT 15. 学习和执行个人及人际交往技能，以减少焦虑并改善人际关系。（32—33）

32. 使用指导、示范和角色扮演来培养来访者的社交、沟通和／或冲突解决技能。EBT

33. 布置家庭作业，让来访者将社交技能运用到日常生活中（或补充《练习手册》中的"恢复社交舒适感"）；回顾并强化成功经验；解决持续练习的阻碍。EBT

16. 学习一种非评判的、接纳的方法来应对焦虑，克服回避，并为实现自己有意义的目标而采取行动。（34）

34. 使用基于接纳的行为治疗的技术，包括：关于担忧的心理教育；正念、线索检测、监控和去中心化；放松和正念技术；扩大觉察当下的正念行动；鼓励来访者接纳而不是评判和回避内在体验；促进重要领域的行动（*An Acceptancebased Behavioral Therapy for Generalized Anxiety Disorder* by Roemer and Orsillo; *The Mindful Way Through Anxiety* by Orsillo and Roemer）。

[EBT] 17. 学习并执行复发预防策略来管理可能遇到的挫折。（35—39）

35. 与来访者讨论波动（lapse）和复发（relapse）之间的区别，将波动与担忧、焦虑症状、回避冲动的初始或可逆的返回联系起来，将复发与维持恐惧和回避的模式联系起来。[EBT]

36. 与来访者一起识别并预演如何管理未来可能出现波动的情境或环境（即高风险时期）。[EBT]

37. 指导来访者在日常生活中持续使用新的、有效的治疗技能（如，放松、认知重构、暴露和问题解决），来处理生活中出现的担忧、焦虑和回避倾向。[EBT]

38. 制作"应对卡"或其他提醒物品，写明新的、有效的焦虑管理技能和其他重要信息（如，"深呼吸，放松""挑战不切实际的担忧""使用问题解决技术"），供来访者以后使用。[EBT]

39. 安排定期的"维持"会谈，帮助来访者维持治疗收获。[EBT]

[EBT] 18. 讨论对于改变当前的焦虑模式的矛盾心理，决定是否做出改变。（40）

40. 使用动机式访谈技术评估来访者当前所处改变的阶段以及采取行动步骤的意愿（*Motivational Interviewing* by Miller and Rollnick）。[EBT]

19. 利用悖论干预技术减少焦虑反应。（41）

41. 制定悖论干预措施（*Ordeal Therapy* by Haley），鼓励来访者让问题（如，焦虑）出现，然后安排焦虑在每天的特定时段以特定方式出现（在来访者明显做其他事情的白天/晚上的某个时段），并且规定时长。

20. 完成维持焦虑的成本-收益分析。（42）

42. 让来访者评估担忧的成本和收益，比如完成成本-收益分析练习（*Ten Days to Self-Esteem!* by Burns），列出负面想法、恐惧或焦虑的优缺点；处理完成的作业。

21. 识别过去和现在的主要生活冲突，这些冲突构成了当前焦虑的基础。（43—45）

43. 帮助来访者意识到关键的、未解决的生活冲突，并开始努力解决这些问题。

44. 增强来访者对过去的情绪痛苦与现在的焦虑之间的关系的洞察。

22. 保持对工作、家庭和社会活动的参与。（46）
23. 重新建立稳定的睡眠-觉醒周期。（47）

__. _____

45. 让来访者在清单上列出并处理过去和现在仍然会引发担忧的关键生活冲突。
46. 支持来访者参与工作、家庭和社会活动，而不要因为焦虑去逃避或回避。
47. 教授良好的睡眠习惯并鼓励来访者执行，帮助来访者重新建立稳定的睡眠-觉醒周期；回顾并强化成功经验；解决持续练习的阻碍。

__. _____

诊断建议

ICD-10-CM	DSM-5 障碍、状况或问题
F41.1	广泛性焦虑障碍
F41.8	其他特定的焦虑障碍
F41.9	未特定的焦虑障碍
F43.22	适应障碍，伴焦虑

4　注意缺陷多动障碍——成人

问题定义

1. 儿童期有注意缺陷多动障碍（ADHD）病史——诊断为注意缺陷型/多动-冲动型/混合型，或既往存在符合诊断标准的症状。
2. 经常遗漏细节或者出错。
3. 经常摆动和/或拍打手脚，或在座位上扭动。
4. 在任务或活动过程中经常难以保持注意力的集中。
5. 经常在他人对自己说话时表现得好像心不在焉。
6. 经常感到不安。
7. 经常不跟从指示，并且不能完成任务。
8. 经常不能安静地参与休闲活动。
9. 经常在组织和安排任务活动时遇到困难。
10. 经常像"被马达驱动"一样"停不下来"。
11. 经常回避、不喜欢或不愿意参与需要持续的精神投入的活动。
12. 经常说话过多。
13. 经常弄丢任务或活动的必需品。
14. 经常等不到自己发言的顺序就打断他人，或者在问题结束前就着急说出答案。
15. 容易因为无关刺激而分心。
16. 经常在日常活动中忘事。

—. _____
_____

长期目标

1. 减少注意缺陷/多动-冲动/混合症状,从而高效进行日常生活。
2. 减少冲动行为,同时提高对活动的专注和注意。
3. 将ADHD行为对日常生活的影响降到最小。
4. 接受ADHD是一个慢性问题,并接受持续性药物治疗的需要。
5. 在持续较长的时间内保持注意和集中。
6. 在个人生活的平衡、结构和亲密关系方面达到满意的水平。

—. _____
_____

短期目标	治疗性干预
[EBT] 1. 与治疗师共同努力实现商定的治疗目标,同时在舒适和信任的基础上尽可能保持开放和坦诚。(1—2)	1. 与来访者建立融洽的关系,以达成牢固的治疗联盟;传达关怀、支持、温暖和共情;提供非评判性的支持,并与来访者建立一定程度的信任,让他们感到安全,从而可以表达ADHD引发的脆弱及对生活的影响。[EBT]
	2. 强化治疗过程中强大的关系因素,通过特别关注这些经验支持的因素来培养治疗联盟:在治疗过程中与来访者协同工作;就治疗的目标和期望达成一致;面对来访者的感受和挣扎,表现出一致的共情;用语言表达对来访者的积极关注和肯定;收集来访者对自己的治疗进展的看法,并提供反馈。[EBT]
2. 描述过去和现在的ADHD经历,包括对功能的影响。(3)	3. 进行完整的心理评估,包括过去和现在的ADHD症状及其对学习、工作、社会功能的影响。
3. 配合完成心理评估。(4)	4. 安排心理评估,进一步评估ADHD、其他可能的心理问题(如,焦虑、抑郁),排除相关问题(如,ADHD,反社会行为特征);并对测试结果提供反馈。
4. 配合完成医学评估。(5)	5. 安排医学评估,排除非精神医学和物质起因(如,甲状腺功能减退/亢进、兴奋剂使用、甲状腺替代药物使用)。

5. 遵从基于医学和／或心理评估结果的所有建议。(6—7)

[EBT] 6. 配合进行药物评估，如果医生开了处方，就需要坚持服药。(8—9)

7. 报告所有可能影响 ADHD 治疗以及可能导致治疗困难的物质使用史。(10)

8. 提供行为、情绪、态度等信息，以评估与 DSM 诊断、疗效、治疗关系相关的指标。(11—14)

6. 与来访者一起处理医学评估和／或心理评估的结果，并回答可能出现的问题。

7. 与来访者及重要他人进行一次联合会谈，探讨心理和医学评估的结果，解答他们的疑问，并就解决来访者现状寻求他们的支持。

8. 转介进行用药评估；如果开具了处方且来访者对此有顾虑，使用动机式访谈技术帮助来访者探讨利弊，以达成遵守处方的协定（或补充《练习手册》中的"为什么我不喜欢吃药？"）。[EBT]

9. 监测来访者对药物的依从性、药物的副作用和有效性；与医生商讨。[EBT]

10. 安排物质使用评估，按照评估结果转介治疗（见本书"物质使用"章节）。

11. 评估来访者对"呈现的问题"的自知力水平（协调与不协调）（如，对"所描述的行为"的问题性质表现出良好的自知力，认可他人的关心，并有动力改变；或对"问题"表现出矛盾心理，不愿关注问题解决；或对承认"问题"表现出抗拒和不关心，也缺乏改变的动机）。

12. 评估是否存在现有研究证明会引起类似症状的障碍（如，对立违抗行为伴 ADHD、继发于焦虑障碍的抑郁）的证据，（如果合适）也考虑自杀易感性（如，当共病的抑郁症状明显时，自杀风险会增加）。

13. 评估所有有助于解释来访者当前的"问题行为"的年龄、性别、文化议题，并考虑可以帮助理解来访者行为的其他因素。

14. 评估来访者功能受损的严重程度，以确定合适的照护水平（如，行为在社会、关系、工作或职业活动中造成了轻度、中度、严重或非常严重的损害）；持续评估损害的严重程度以及治疗效果（如，没有那

9. 识别当前造成最大困难的具体行为。（15—17）

15. 作为确定治疗目标的一个部分，协助来访者识别当前对功能造成最大困难的具体行为（即功能分析）。
16. 再次与来访者回顾心理评估和/或精神评估的结果，协助识别或确定最需要解决的行为。
17. 请来访者让家庭成员和亲属对行为进行排序，列出他们认为对日常功能干扰最严重的行为（如，情绪波动、易激惹、容易紧张、注意力短暂、任务完成困难）。

10. 列出 ADHD 问题行为的负性结果。（18）

18. 让来访者列出他们经历过的或持续经历的问题行为带来的负性结果；处理这个列表（或补充《练习手册》中的"冲动行为日记"）。

EBT 11. 邀请一位重要他人加入治疗，在整个治疗过程中提供支持。（19）

12. 指导重要他人学习 HOPE 技术，帮助支持来访者的积极改变。（20）

19. 指导来访者邀请一位重要他人参与治疗，在治疗过程中训练重要他人帮助来访者并支持其改变，以减少因 ADHD 产生的人际关系问题。EBT
20. 引导重要他人使用"帮助，责任，计划，鼓励（Help, Obligations, Plans, and Encouragement; HOPE）"技术，帮助支持来访者的积极改变（*Driven to Distraction* by Hallowell and Ratey）。

EBT 13. 增加对 ADHD 和治疗的了解。（21—23）

21. 帮助来访者认识 ADHD 的表现和症状，以及它们如何通过注意缺陷、缺少计划和组织、非适应性思维、挫败、冲动和可能存在的拖延来干扰功能。EBT
22. 讨论治疗的依据，重点关注提高来访者的组织和计划技能、对注意缺陷的管理、认知重构以及克服拖延（*Mastering Your Adult ADHD: Therapist Manual* by Safren et al.）。EBT
23. 给来访者布置与治疗模型相符的阅读任务，增加对 ADHD 及治疗的相关知识（*Mastering Your Adult ADHD: Client Workbook* by Safren et al.; *The New Attention Deficit Disorder in Adults Workbook* by Weiss）。EBT

14. 阅读相关的自助书籍，提高对 ADHD 及特点的理解。（24）

EBT 15. 学习并使用组织和计划技能。（25—28）

EBT 16. 学习并使用技能来降低注意分散的影响。（29—32）

24. 给来访者布置阅读自助书籍的任务，促进他们对 ADHD 的理解（*Delivered from Distraction* by Hallowell and Ratey; *ADHD: Attention Deficit Hyperactivity Disorder in Children, Adolescents, and Adults* by Wender; *Putting on the Brakes* by Quinn and Stern; *You Mean I'm Not Lazy, Stupid or Crazy?* by Kelly and Ramundo）；处理阅读的材料。

25. 教授来访者组织和计划技能，包括养成使用日历和每日任务清单的习惯。EBT

26. 建立一套流程，以便分类和管理邮件及其他文件。EBT

27. 教授来访者将问题解决技能（如，识别问题、头脑风暴所有可能选项、权衡利弊、选取最佳选项、行动、评估结果）作为一种规划的方法；对于每个计划，将其分解为可管理的限时步骤，以减少注意分散的影响。EBT

28. 布置家庭作业，要求来访者将问题解决技能应用到日常问题上（如，冲动控制、愤怒爆发、情绪波动、坚持任务、专注）；回顾并为改善提供纠正性反馈（或补充《练习手册》中的"问题解决：冲动行为的替代方案"）。EBT

29. 让来访者完成一些"无聊的"任务（如，账单分类、阅读无趣的东西），直到他们报告分心，以此评估来访者的"典型注意时长"。将此作为他们日常注意时长的近似标准。EBT

30. 教来访者将任务分解成能够在典型注意时长内完成的有意义的小单元。EBT

31. 教来访者使用计时器或者其他提示方式，提醒他们在分心前停止任务，努力减少花在分心和任务以外的时间（*Mastering Your Adult ADHD: Therapist Guide* by Safren et al.）。EBT

17. 识别、挑战并改变导致非适应性感受和行动的自我对话。（33—35）

EBT 18. 认识拖延和减少拖延行为的必要。（36）

EBT 19. 学习并使用减少拖延的技能。（37—39）

32. 教来访者刺激控制技术；使用外部事物（如，清单、提醒、文件、日常仪式）来改善专注度；移除环境中让人分心的刺激；鼓励来访者对成功的专注和跟进行为进行自我奖励。EBT

33. 使用认知治疗技术帮助来访者识别非适应性的自我对话（如，"我必须做到完美""这个可以之后做""我没法安排所有事情"）；挑战偏见，生成替代方案，进行行为实验来强化替代方案的有效性（*Cognitive Behavior Therapy* by Beck）。EBT

34. 使用元认知治疗方法，检查来访者"对想法的想法"（即来访者赋予 ADHD 相关的易感性的意义，以及他们对这些意义的想法），在新的、威胁更小的元认知评价基础上制订一个更具适应性的方案（*Metacognitive Therapy for Anxiety and Depression* by Wells）。

35. 分配家庭作业，要求来访者在出现过非适应性思维的任务中使用新的认知评估方式；回顾并强化成功经验；解决持续练习的阻碍。EBT

36. 协助来访者识别拖延的好处和坏处，以促进保持专注的目标。EBT

37. 教来访者在制订计划时应用新的问题解决技能，作为克服拖延的第一步；将每个计划分解成有时限的、便于管理的步骤，以减少分心的影响。EBT

38. 教授来访者应用新的认知调整技能来挑战那些鼓励拖延的想法（如，"这个可以之后做""我看完电视再做这个"），并接受鼓励行动的想法。EBT

39. 布置家庭作业，让来访者使用治疗中学到的技术，在不拖延的情况下完成规定的任务（或补充《练习手册》中的"自我监督/自我奖励项目"）；回顾并为技能的改善和拖延的减少提供纠正性反馈。EBT

EBT 20. 将治疗中所学的技能整合起来，形成一种新的管理 ADHD 的日常方法。（40—42）

21. 使用放松技术来减少紧张和躯体的不安。（43）

22. 列出用于管理 ADHD 症状的应对技能。（44）

23. 学习并练习正念冥想，提高注意力的集中度。（45）

24. 来访者独自或与重要他人一起参加 ADHD 支持团体。（46）

25. 不带防御地报告倾听技能的改善。（47）

—._____
_____

40. 教会来访者使用冥想和自我调控策略（如，"停、看、听、想"）来延迟即时满足的需求并抑制冲动，以达成更多有意义的长期目标。EBT

41. 在挑战性逐级增加的情境中应用 ADHD 管理策略，从容易成功的情境开始。EBT

42. 使用想象、行为预演、示范、角色扮演、现场暴露/行为实验等技术，帮助来访者巩固学到的 ADHD 管理技能。EBT

43. 引导来访者使用各种放松技术（如，深呼吸、冥想、引导性想象），鼓励来访者日常使用或者在压力大时使用（*The Relaxation and Stress Reduction Workbook* by Davis et al.；或补充《练习手册》中的"深呼吸练习"）。EBT

44. 与来访者一起回顾造成困扰的症状以及可以用来管理症状的新的应对技能（或补充《练习手册》中的"ADHD 的症状与修复"）。

45. 解释并教授来访者正念冥想，以增强对注意的调节能力；让来访者在能力范围内将此技术应用到其他需要集中注意的任务上。

46. 介绍来访者参加专门针对成人 ADHD 患者的团体治疗，以增进对 ADHD 的了解、提升自尊并获得他人的反馈；鼓励来访者的重要他人共同参与。

47. 使用角色扮演和示范技术来教授来访者如何倾听，并接受他人对来访者行为的反馈。

—._____
_____

诊断建议

ICD-10-CM	DSM-5 障碍、状况或问题
F90.0	注意缺陷/多动障碍，主要表现为注意缺陷

F90.1	注意缺陷/多动障碍，主要表现为多动/冲动
F90.9	未特定的注意缺陷/多动障碍
F90.8	其他特定的注意缺陷/多动障碍
F31.xx	双相Ⅰ型障碍
F34.0	环性心境障碍
F91.9	未特定的破坏性、冲动控制及品行障碍
F91.8	其他特定的破坏性、冲动控制及品行障碍
F10.20	酒精使用障碍，中度或重度
F10.10	酒精使用障碍，轻度
F12.20	大麻使用障碍，中度或重度
F12.10	大麻使用障碍，轻度

5 双相障碍——抑郁

问题定义

1. 情绪低落或易激惹。
2. 食欲减退或丧失。
3. 兴趣减退或快感缺失。
4. 精神运动性激越或迟滞。
5. 失眠或嗜睡。
6. 精力下降。
7. 注意力不集中、犹豫不决。
8. 社交退缩。
9. 自杀想法和/或行为。
10. 无望感、无价值感或不当的自罪。
11. 低自尊。
12. 存在未解决的哀伤议题。
13. 与情绪相关的幻觉或妄想。
14. 慢性或复发性抑郁史，曾服用抗抑郁药物、接受住院治疗、门诊治疗或电休克治疗。
15. 至少有过一次轻躁狂、躁狂或混合发作的病史。

—. _____
 _____

长期目标

1. 减轻抑郁症状，恢复既往有效的功能水平。
2. 发展对自己、他人和世界的健康的思维模式和信念，从而减轻抑郁并预防复发。
3. 发展健康的人际关系，从而减轻抑郁并防止复发。
4. 合理地哀悼丧失，使情绪正常化，并恢复既往适应性的功能水平。
5. 恢复正常的精力水平，恢复日常活动，保持良好的判断力、稳定的情绪，拥有更现实的期待和目标导向的行为。
6. 实现行为控制、情绪调节、拥有更审慎的言语和思维过程以及稳定的日常行为模式。
7. 优化睡眠和活动模式，从而减轻抑郁并预防复发。
8. 建立自尊，减少内疚、对被拒绝的恐惧、依赖或被遗弃的感觉。

一._____
_____

短期目标	治疗性干预
EBT 1. 与治疗师共同努力实现商定的治疗目标，同时在舒适和信任的基础上尽可能保持开放和坦诚。（1—2）	1. 与来访者建立融洽的关系，以达成牢固的治疗联盟；传达关怀、支持、温暖和共情；提供非评判性的支持，并与来访者建立一定程度的信任，让他们感到安全，从而可以讨论双相-抑郁及其对生活的影响。EBT
	2. 强化治疗过程中强大的关系因素，通过特别关注这些经验支持的因素来培养治疗联盟：在治疗过程中与来访者协同工作；就治疗的目标和期望达成一致；面对来访者的感受和挣扎，表现出一致的共情；用语言表达对来访者的积极关注和肯定；收集来访者对自己的治疗进展的看法，并提供反馈。EBT
2. 评估现在和既往的情绪变化经历以及它们对功能和生活质量的影响。（3）	3. 评估既往和现在的情绪发作对社会、职业和人际功能的影响及严重程度；如有需要，可补充使用半结构化量表［如，蒙哥马利抑郁评定量表（Montgomery-Asberg Depression Rating Scale）、抑郁诊断量表

3. 完成心理测试,以评估情绪问题的性质和影响。(4)

4. 使用客观工具评估双相障碍的相关特征,如症状、与家人/其他重要他人的沟通模式、表达的情绪[如,贝克抑郁量表-Ⅱ(Beck Depression Inventory-Ⅱ)和/或贝克绝望量表(Beck Hopelessness Scale)、感知批评量表(Perceived Criticism Measure)];评估结果并向来访者(及其家人)反馈;根据指示再次使用以评估治疗反应。

(Inventory to Diagnose Depression)];根据指示再次使用以评估治疗反应。

4. 配合完成医学评估。(5)

5. 安排医学评估,排除可能导致情绪症状的非精神医学和物质起因(如,甲状腺功能失调、镇静剂使用)。

5. 报告所有可能导致情绪脆弱或使治疗复杂化的物质使用史。(6)

6. 安排物质使用障碍评估,按照评估结果转介治疗(见本书"41 物质使用"章节)。

6. 提供行为、情绪、态度等信息,以评估与 DSM 诊断、疗效、治疗关系相关的指标。(7—10)

7. 评估来访者对"呈现的问题"的自知力水平(协调与不协调)(如,对"所描述的行为"的问题性质表现出良好的自知力,认可他人的关心,并有动力改变;或对"问题"表现出矛盾心理,不愿关注问题解决;或对承认"问题"表现出抗拒和不关心,也缺乏改变的动机)。

8. 评估是否存在现有研究证明会引起类似症状的障碍(如,对立违抗行为伴 ADHD、继发于焦虑障碍的抑郁)的证据,(如果合适)也考虑自杀易感性(如,当共病的抑郁症状明显时,自杀风险会增加)。

9. 评估所有有助于解释来访者当前的"问题行为"的年龄、性别、文化议题,并考虑可以帮助理解来访者行为的其他因素。

10. 评估来访者功能受损的严重程度,以确定合适的照护水平(如,行为在社会、关系、工作或职业活动中造成了轻度、中度、严重或非常严重的损害);持续评估损害的严重程度以及治疗效果(如,没有那

7. 报告过去和现在的所有自杀想法和行为史。（11）

8. 声明不再有自伤的想法。（12—13）

EBT 9. 配合进行药物评估，确定是否需要使用稳定症状的药物。（14）

EBT 10. 按照指示服用处方药物。（15）

EBT 11. 稳定症状，以参与有意义的心理治疗。（16）

EBT 12. 说明双相障碍——抑郁发作的原因、症状和治疗。（17—18）

EBT 13. 说明治疗的基本原理。（19）

EBT 14. 承诺接受精神病药物和坚持遵医嘱服药的意愿，包括可能的血液监测。（20—21）

么严重，但仍存在轻度或中度的损害）。

11. 评估来访者的自杀既往史和当前的自杀风险（如果存在自杀风险，请见本书"42 自杀意念"章节）。

12. 持续评估和监测来访者的自杀风险。

13. 如果认为来访者可能对自己或他人造成潜在伤害，无法完成基本的自我照护，或症状严重需要住院治疗，则安排或继续之前的住院治疗。

14. 安排医生进行药物评估，以确定合适的药物治疗方法（如，丙戊酸钠、拉莫三嗪、鲁拉西酮等）。EBT

15. 监测来访者对药物的依从性、药物的副作用和有效性；与医生商讨。EBT

16. 监测来访者的症状改善情况，确保稳定在可以参与个人或团体治疗的水平。EBT

17. 使用所有必要的方式对来访者及家属进行心理教育，包括回顾来访者情绪发作时的迹象、症状和阶段性复发的性质；去污名化并使之正常化（*Clinician's Guide to Bipolar Disorder* by Miklowitz and Gitlin）。EBT

18. 教授来访者双相障碍的压力素质模型，这个模型强调了生物易感性对情绪发作的强大作用，同时又易受可管理的压力的影响，强调坚持用药。EBT

19. 向来访者提供治疗的理由（包括目前的药物及心理社会治疗），以识别、管理和减少容易导致复发的生理和心理易感因素。EBT

20. 教授来访者坚持用药的重要性；告诉来访者停药会带来复发的风险，努力提升来访者的服药依从性。EBT

21. 评估导致来访者不遵医嘱的因素（如，想法、感受、压力）；制订计划来识别和解决它们（或补充《练习手册》中的"为什么我不喜欢吃药？"）。EBT

EBT 15. 参加团体活动，了解双相障碍的性质、原因和治疗以及管理技能。（22—23）

EBT 16. 让来访者和家庭成员表述对双相障碍及其影响因素、药物和治疗的重要作用的理解。（24）

EBT 17. 请家庭成员通过各种技能帮助来访者管理双相障碍，防止复发，并提高家庭及成员的生活质量。（25—29）

22. 组织或推荐来访者参加团体心理教育项目，这些项目旨在讲授双相障碍发展中的心理、生物和社会影响因素，以及相关的生物和心理治疗（*Psychoeducation Manual for Bipolar Disorder* by Colom and Vieta）。EBT

23. 教授团体成员疾病管理技能（如，早期预警信号、常见诱因、应对策略），关注生活目标的问题解决，强调规律作息、坚持服药和通过压力管理尽可能减少复发的个人照护方法（或补充《练习手册》中的"抑郁的早期预警信号"和"识别和处理诱因"）。EBT

24. 组织来访者和其他重要他人进行以家庭为中心的治疗，从心理教育开始，强调双相障碍的生物学性质，继以药物治疗和坚持药物治疗的必要性，复发的危险因素（如，个人和人际关系诱因），以及有效沟通、解决问题和早期干预的重要性（*Bipolar Disorder: A Family-Focused Treatment Approach* by Miklowitz and Goldstein）。EBT

25. 评估并教育来访者及其家庭成员不当的沟通（如，过度的情绪表达）在导致家庭困扰和来访者疾病复发中所起的作用。EBT

26. 使用认知行为技术（教育、示范、角色扮演、纠正性反馈和正强化）教授家庭成员沟通技能，包括提供正面反馈、积极倾听、向他人提出改变行为的积极请求、在减少消极情绪表达的同时以诚实和尊重的方式给予建设性的反馈。EBT

27. 协助来访者和家人识别可以通过问题解决技能处理的冲突。EBT

28. 使用认知行为技术（教育、示范、角色扮演、纠正性反馈和正强化）教授来访者和家庭成员问题解决技能，包括建设性并明确地定义问题、头脑风暴所有可能选项、评估选项、选择并执行、评估结果和调整计划。EBT

EBT 18. 进行"复发演练",在出现复发迹象时,就角色、分工和行动方案达成一致。(30)

EBT 19. 识别并替换可能引发躁狂或抑郁症状的想法和行为。(31—33)

20. 保持规律的日常活动节奏。(34—37)

29. 为来访者和家庭成员布置作业,让他们使用并记录新学到的沟通和问题解决技能,在会谈中处理结果以促进有效使用并解决障碍(或补充《练习手册》中的"行动前计划"或"问题解决:冲动行为的替代方案")。EBT

30. 帮助来访者和家庭成员制定一个"复发演练",详细描述角色和分工(如,谁将召集家庭会议来针对潜在的复发进行问题解决;谁打电话给来访者的医生,安排血清测定,或在需要的情况下联系急救服务);对障碍进行问题解决,并努力让来访者遵守计划。EBT

31. 使用认知治疗技术来评估、挑战和改变导致抑郁的认知偏见(*Cognitive Therapy for Bipolar Disorder* by Lam et al.)。EBT

32. 给来访者布置行为实验的家庭作业,分别测试认知偏见与替代方案,最终采用替代方案来评价自我、他人和环境(或补充《练习手册》中的"记录并替换自我贬低的想法");回顾并强化成功经验,解决持续练习的阻碍。EBT

33. 教导来访者认知行为应对和预防复发的技能,包括延迟冲动行为、安排规律的日常活动、保持规律的睡眠、避免不切实际的目标、使用放松技术、识别和避免发作的诱因(如,兴奋剂使用、酗酒、不规律作息或承受过高压力)(*Cognitive Therapy for Bipolar Disorder* by Lam et al.)。EBT

34. 进行人际社会节奏治疗,从使用访谈和社会节奏量表(Social Rhythm Metric)评估来访者的日常活动开始(*Treating Bipolar Disorder* by Frank)。

35. 协助来访者建立最佳社会节奏,包括睡眠、饮食、独处、社交、锻炼等日常活动的平衡模式;用一份表格来安排、评估和调整这些活动,并时常回顾,使它们每天以一种有益的、可预测的节奏进行（或补充《练习手册》中的"确定和安排愉快的活动"）。

36. 作为社会节奏的一部分，帮助来访者建立良好的睡眠周期，形成良好的睡眠习惯（或补充《练习手册》中的"睡眠模式记录"）；评估并进行相应的干预，直到来访者可以稳妥执行（见本书"37 睡眠失调"章节）。

37. 通过安排奖励而不是过度刺激的活动（或补充《练习手册》中的"确定和安排愉快的活动"），让来访者执行平衡的"行为激活"计划；使用活动和情绪监测来促进最佳的平衡；强化成功经验。

21. 讨论并解决令人困扰的个体和人际关系问题。（38—40）

38. 进入人际社会节奏治疗的人际部分，从评估来访者的"人际关系清单"开始，列出当前和过去的重要关系；评估未解决的哀伤、人际冲突、角色转换和人际隔阂的相关问题（*Treating Bipolar Disorder* by Frank；*The Guide to Interpersonal Psychotherapy* by Weissman et al.）。

39. 使用人际心理治疗技术来探索和解决哀伤、人际冲突、角色转换、隔阂和社交技能缺陷等问题；为解决特定的人际关系问题提供支持和策略。

40. 与来访者和其他重要成员达成"急救协议"，以识别和管理病情的恶化；包括药物治疗、恢复睡眠模式、维持日常生活节奏和无冲突的社会支持（或补充《练习手册》中的"保持日常节奏"）。

22. 定期参与"维持治疗"会谈。（41）

41. 在治疗结束后的最初几个月内定期举行"维持"会谈，以促进来访者的积极变化；强化成功经验，解决阻碍，实现持续的稳定。

23. 通过阅读推荐的相关书籍增加对双相障碍的理解。（42）

42. 要求来访者阅读一本关于双相障碍的书来巩固会谈中的心理教育（*The Bipolar Disorder Survival Guide* by Miklowitz and Goldstein；*The Bipolar Disorder Workbook* by Forester and Gregory；*Bipolar 101* by White and Preston）；回顾并处理通过阅读学到的概念。

24. 分辨真实和想象的损失、拒绝和抛弃。（43—45）

25. 说明对生活中真实或想象的损失的悲伤、恐惧和愤怒。（46—48）

26. 在日常生活中增加价值导向的行为，同时学习如何管理那些阻止或减少这些行为的想法和感受。（49）

27. 更多地用有希望的、积极的语言表达对自己、他人和未来的看法。（50—51）

__. _____

43. 承诺始终在场，帮助、倾听和支持来访者。
44. 探索来访者对被所爱之人与养育者抛弃的恐惧。
45. 帮助来访者分辨真实与想象、实际与夸大的损失。
46. 探索来访者生活中真实或感知到的损失。
47. 回顾替代损失的方法，并正确看待这些方法。
48. 探索来访者在原生家庭中低自尊和害怕被抛弃的原因。
49. 通过接纳承诺疗法（*ACT for Depression* by Zettle）帮助来访者减少回避，将想法与行为分离，接受体验而不是试图压抑或控制不想要的想法和感受，并根据更广泛的生活价值观行事；协助来访者明确目标和价值观，并承诺相应的行为；加入正念策略来加强关注当下的体验。
50. 要求来访者每天至少写一条关于自己和未来的积极肯定陈述（或补充《练习手册》中的"积极的自我对话"）。
51. 教授来访者更多关于抑郁的知识，以及如何将哀伤视为一种正常的情绪变化并识别和接纳它。

__. _____

诊断建议

ICD-10-CM	DSM-5 障碍、状况或问题
F31.1x	双相 I 型障碍，躁狂
F31.81	双相 II 型障碍
F34.0	环性心境障碍
F25.1	分裂情感性障碍，抑郁型
F31.9	未特定的双相及相关障碍
F07.0	由于其他躯体疾病所致的人格改变

6　双相障碍——躁狂

问题定义

1. 表现出异常的、持续性的心境高涨、扩张或易激惹，并伴有至少 3 种躁狂发作症状（自尊心膨胀或夸大，睡眠需求减少，交谈压迫感，思维奔逸，注意分散，有目标的活动增多或精神运动性激越，过度参与愉悦的高风险行为）。
2. 心境高涨或易激惹（躁狂）使职业功能、社交活动或人际关系明显受损。
3. 表现得更健谈或有持续讲话的压迫感。
4. 思维奔逸或意念飘忽。
5. 夸大的想法和 / 或被害妄想。
6. 有证据表明睡眠需求减少。
7. 食欲下降或无食欲。
8. 表现出活动增多或激越。
9. 难以持续集中注意，容易分心。
10. 丧失正常的抑制水平，不考虑负面后果，冲动、过度地追求享乐行为。
11. 怪异的着装和妆容。
12. 如果目标导向的行为受到阻碍，高涨的情绪就很容易变成不耐烦和易激惹。
13. 由于注意分散以及自律和目标导向能力受损，即使精力非常充沛，当下的行为也很难持续。

—. _____

_____

长期目标

1. 减轻躁狂/轻躁狂情绪，恢复既往有效的功能水平。
2. 恢复正常的精力水平，恢复日常活动，保持良好的判断力、稳定的情绪，拥有更现实的期待和目标导向的行为。
3. 减少激越、冲动和压迫性交谈，同时拥有对行为后果的敏感性和更现实的期望。
4. 实现行为控制、情绪调节、拥有更审慎的言语和思维过程以及稳定的日常行为模式。
5. 发展健康的思维模式和对自己、他人、世界的信念，从而减轻躁狂/轻躁狂并防止复发。
6. 探讨并寻求自知力，解决自罪、被拒绝的恐惧、依赖和抛弃等问题，这些问题导致了自我价值感低下。

一._____

_____

短期目标	治疗性干预
EBT 1. 与治疗师共同努力实现商定的治疗目标，同时在舒适和信任的基础上尽可能保持开放和坦诚。（1—2）	1. 与来访者建立融洽的关系，以达成牢固的治疗联盟；传达关怀、支持、温暖和共情；提供非评判性的支持，并与来访者建立一定程度的信任，让他们感到安全，从而可以讨论双相障碍及其对生活的影响。EBT
	2. 强化治疗过程中强大的关系因素，通过特别关注这些经验支持的因素来培养治疗联盟：在治疗过程中与来访者协同工作；就治疗的目标和期望达成一致；面对来访者的感受和挣扎，表现出一致的共情；用语言表达对来访者的积极关注和肯定；收集来访者对自己的治疗进展的看法，并提供反馈。EBT
2. 记录情绪状态、精力水平、对想法的控制程度和睡眠模式。（3）	3. 评估过去和目前情绪发作的次数、严重程度以及对社会、职业和人际功能的影响，包括躁狂发作（即压迫性交谈、冲动行为、情绪高涨、思维奔逸、睡眠需求减少、自尊心膨胀和精力旺盛）；或补充半

3. 完成心理测试，以评估情绪问题的性质和影响。（4）

4. 配合完成医学评估。（5）

5. 报告所有可能导致双相并使治疗复杂化的物质使用史。（6）

6. 提供行为、情绪、态度等信息，以评估与DSM诊断、疗效、治疗关系相关的指标。（7—10）

结构化量表［如，杨氏躁狂评定量表（Young Mania Rating Scale）、临床监测表格（Clinical Monitoring Form）］；根据指示再次使用以评估治疗反应。

4. 使用客观工具评估双相障碍的相关特征，如与家属/其他重要他人的沟通模式，特别是表达的情绪（如，感知批评量表）；评估结果并向来访者（及其家人）反馈。

5. 安排医学评估，排除可能导致情绪症状的非精神医学和物质起因（如，甲状腺功能失调、兴奋剂使用）。

6. 安排物质滥用评估，按照评估结果转介治疗（见本书"41 物质使用"章节）。

7. 评估来访者对"呈现的问题"的自知力水平（协调与不协调）（如，对"所描述的行为"的问题性质表现出良好的自知力，认可他人的关心，并有动力改变；或对"问题"表现出矛盾心理，不愿关注问题解决；或对承认"问题"表现出抗拒和不关心，也缺乏改变的动机）。

8. 评估是否存在现有研究证明会引起类似症状的障碍（如，对立违抗行为伴ADHD、继发于焦虑障碍的抑郁）的证据，（如果合适）也考虑自杀易感性（如，当共病的抑郁症状明显时，自杀风险会增加）。

9. 评估所有有助于解释来访者当前的"问题行为"的年龄、性别、文化议题，并考虑可以帮助理解来访者行为的其他因素。

10. 评估来访者功能受损的严重程度，以确定合适的照护水平（如，行为在社会、关系、工作或职业活动中造成了轻度、中度、严重或非常严重的损害）；持续评估损害的严重程度以及治疗效果（如，没有那么严重，但仍存在轻度或中度的损害）。

7. 报告过去和现在的所有自杀想法和行为史。(11)

8. 声明不再有自伤的想法。(12—13)

[EBT] 9. 配合进行药物评估以减轻症状、稳定情绪。(14)

[EBT] 10. 按照指示服用处方药物。(15—16)

[EBT] 11. 稳定症状,以参与有意义的心理治疗。(17)

[EBT] 12. 说明躁狂/轻躁狂发作的原因、症状和治疗。(18—20)

[EBT] 13. 承诺接受精神病药物和坚持遵医嘱服药的意愿,包括可能的血液监测。(21—22)

11. 评估来访者的自杀既往史和当前的自杀风险(如果存在自杀风险,请见本书"42 自杀意念"章节)。

12. 持续评估和监测来访者的自杀风险。

13. 如果认为来访者可能对自己或他人造成潜在伤害,无法完成基本的自我照护,或症状严重需要住院治疗,则安排或继续之前的住院治疗。

14. 安排医生进行药物评估,以确定合适的药物治疗方法(如,丙戊酸钠、拉莫三嗪、鲁拉西酮等)。[EBT]

15. 与门诊系统护理团队联系,为来访者管理药物并提供支持服务(*Structured Group Psychotherapy for Bipolar Disorder* by Bauer and McBride)。[EBT]

16. 监测来访者对药物的依从性、药物的副作用和有效性;与医生商讨。[EBT]

17. 监测来访者的症状改善情况,确保稳定在可以参与个人或团体治疗的水平。[EBT]

18. 使用所有必要的方式对来访者及家属进行心理教育,包括回顾来访者躁狂发作时的迹象、症状和阶段性复发的性质;去污名化并使之正常化(*Psychoeducation Manual for Bipolar Disorder* by Colom and Vieta)。[EBT]

19. 教授来访者双相障碍的压力素质模型,这个模型强调了生物易感性对情绪发作的强大作用,同时又易受可管理的压力的影响,强调坚持用药。[EBT]

20. 向来访者提供治疗的理由(包括目前的药物及心理社会治疗),以识别、管理和减少容易导致复发的生理和心理易感因素。[EBT]

21. 教授来访者坚持用药的重要性;告诉来访者停药会带来复发的风险,努力提升来访者的服药依从性。[EBT]

22. 评估导致来访者不遵医嘱的因素(如,想法、感受、压力);制订计划来识别和解决它们(或补充《练习手册》中的"为什么我不喜欢吃药?")。[EBT]

EBT 14. 参加团体活动，了解双相障碍的性质、原因和治疗以及管理技能。（23—24）

15. 识别并替换可能引发躁狂或抑郁症状的想法和行为。（25—27）

16. 让来访者和家庭成员表述对双相障碍及其影响因素、药物和治疗在管理疾病中的重要作用的理解。（28—29）

23. 组织或推荐来访者参加团体心理教育项目，这些项目旨在讲授双相障碍发展中的心理、生物和社会影响因素，以及相关的生物和心理治疗（*Structured Group Psychotherapy for Bipolar Disorder* by Bauer and McBride; *Psychoeducation Manual for Bipolar Disorder* by Colom and Vieta）。EBT

24. 教授团体成员疾病管理技能（如，早期预警信号、常见诱因、应对策略），关注生活目标的问题解决，强调规律作息、坚持服药和通过压力管理尽可能减少复发的个人照护方法（或补充《练习手册》中的"识别和处理诱因"或"认识冲动行为的负面后果"）。EBT

25. 使用认知治疗技术识别、挑战和改变使来访者容易出现躁狂或抑郁发作的认知评价（*Cognitive Therapy for Bipolar Disorder* by Lam et al.）。

26. 给来访者布置行为实验的家庭作业，分别测试认知偏见与替代预测（或补充《练习手册》中的"记录并替换自我贬低的想法"）；使用引导发现进行回顾，并强化持续改善的收获。

27. 教导来访者认知行为应对和预防复发的技能，包括延迟冲动行为、安排规律的日常活动、保持规律的睡眠、避免不切实际的目标、使用放松技术、识别和避免发作的诱因（如，兴奋剂使用、酗酒、不规律作息或承受过高压力）（*Cognitive Therapy for Bipolar Disorder* by Lam et al.）。

28. 组织来访者和其他重要他人进行以家庭为中心的治疗，从心理教育开始，强调双相障碍的生物学性质，继以药物治疗和坚持药物治疗的必要性，复发的危险因素（如，个人和人际关系诱因），以及有效沟通、解决问题和早期干预的重要性（*Bipolar Disorder: A Family-Focused Treatment Approach* by Miklowitz and Goldstein）。

17. 请家庭成员通过各种技能帮助来访者管理双相障碍，并提高家庭及成员的生活质量。（30—32）

18. 进行"复发演练"，在出现复发迹象时，就角色、分工和行动方案达成一致。（33）

19. 保持规律的日常活动模式。（34—37）

29. 评估并教育来访者及其家庭成员不当的沟通（如，过度的情绪表达）在导致家庭困扰和来访者疾病复发中所起的作用。

30. 使用认知行为技术（教育、示范、角色扮演、纠正性反馈和正强化）教授家庭成员沟通技能，包括提供正面反馈、积极倾听、向他人提出改变行为的积极请求、以诚实和尊重的方式给予建设性的反馈。

31. 使用认知行为技术（教育、示范、角色扮演、纠正性反馈和正强化）教授来访者和家庭成员问题解决技能，包括建设性并明确地定义问题、头脑风暴所有可能选项、评估选项、选择并执行、评估结果和调整计划。

32. 为来访者和家庭成员布置作业，让他们使用并记录新学到的沟通和问题解决技能（或补充《练习手册》中的"行动前计划"或"问题解决：冲动行为的替代方案"）；在会谈中处理结果以促进有效使用；强化收获；解决持续有效使用的阻碍。

33. 帮助来访者和家庭成员制定一个"复发演练"，详细描述角色和分工（如，谁将召集家庭会议来针对潜在的复发进行问题解决；谁打电话给来访者的医生，安排血清测定，或在需要的情况下联系急救服务）；对障碍进行问题解决，并努力让来访者遵守计划。

34. 进行人际社会节奏治疗，从使用访谈和社会节奏量表评估来访者的日常活动开始（*Treating Bipolar Disorder* by Frank）。

35. 协助来访者建立最佳社会节奏，包括睡眠、饮食、独处、社交、锻炼等日常活动的平衡模式；用一份表格来安排、评估和调整这些活动，并时常回顾，使它们每天以一种可预测的节奏进行（或补充《练习手册》中的"保持日常节奏"）。

| | 36. 教授来访者睡眠卫生习惯（或补充《练习手册》中的"睡眠模式记录"）；评估并进行相应的干预，以达到持续有效的使用（见本书"37 睡眠失调"章节）。

37. 通过安排奖励而不是过度刺激的活动（或补充《练习手册》中的"确定和安排愉快的活动"），让来访者执行平衡的"行为激活"计划；使用活动和情绪监测来促进最佳的平衡；强化收获；解决持续练习的阻碍。

20. 讨论并解决令人困扰的个体和人际关系问题。（38—40）

38. 进入人际社会节奏治疗的人际部分，从评估来访者当前和过去的重要关系开始；评估哀伤、人际冲突、角色转换和人际隔阂的相关问题（*Treating Bipolar Disorder* by Frank; *The Guide to Interpersonal Psychotherapy* by Weissman et al.）。

39. 使用人际心理治疗技术来探索和解决哀伤、人际冲突、角色转换和人际隔阂等问题；为解决特定的人际关系问题提供支持和策略。

40. 与来访者和其他重要成员达成"急救协议"，以识别和管理病情的恶化；包括药物治疗、恢复睡眠模式、维持日常生活节奏和无冲突的社会支持——如果有需要。

21. 定期参与"维持治疗"会谈。（41）

41. 在治疗结束后的最初几个月内定期举行"维持"会谈，以促进来访者的积极变化；解决阻碍以保持改善和预防复发。

22. 通过阅读或浏览有关双相障碍及管理的信息增加对双相障碍的了解。（42）

42. 要求来访者阅读或浏览有关双相障碍的材料（如，网络资料）以强化会谈中的心理教育（*The Bipolar Disorder Survival Guide* by Miklowitz and Goldstein; *The Bipolar Disorder Workbook* by Forester and Gregory; *Bipolar 101* by White and Preston）；回顾并处理通过阅读学到的概念。

23. 分辨真实和想象的损失、拒绝和抛弃。（43—45）

43. 承诺始终在场，帮助、倾听和支持来访者。

44. 探索来访者对被所爱之人与养育者抛弃的恐惧。

24. 说明对生活中真实或想象的损失的悲伤、恐惧和愤怒。（46—47）

25. 承认隐藏在夸大背后的低自尊和对被拒绝的恐惧。（48—49）

__. _____

45. 帮助来访者分辨真实与想象、实际与夸大的损失。
46. 探索来访者生活中真实或感知到的损失。
47. 回顾来访者看待损失的方法。

48. 探索来访者在原生家庭的经历中低自尊和害怕被抛弃的原因。
49. 逐步但坚定地面质来访者的夸大和苛刻，强调来访者的优点（或补充《练习手册》中的"我的优点是什么？"或"承认我的优势"）。

__. _____

诊断建议

ICD-10-CM	DSM-5 障碍、状况或问题
F31.1x	双相 I 型障碍，躁狂
F31.81	双相 II 型障碍
F34.0	环性心境障碍
F25.0	分裂情感性障碍，双相型
F31.9	未特定的双相及相关障碍
F07.0	由于其他躯体疾病所致的人格改变

7 边缘型人格障碍[①]

问题定义

1. 一种人际关系、自我形象和情感不稳定以及明显冲动的普遍模式，始于成年早期，存在于各种情境中。
2. 极力避免真实的或想象的遗弃。
3. 一种不稳定的、紧张的人际关系模式，其特点是对关系的理解在极端理想化和极端贬低之间交替。
4. 身份紊乱：显著的、持续且不稳定的自我形象或自我意识。
5. 在至少2个方面有潜在的自我伤害的冲动（如，消费、性行为、物质滥用、危险驾驶、暴食）。
6. 反复出现自杀行为、自杀姿态、威胁或自伤行为。
7. 由显著的心境反应导致的情感不稳定（如，持续数小时的、强烈的阵发性烦躁，易激惹或焦虑，通常持续几个小时，很少持续数天）。
8. 长期存在的空虚感。
9. 不恰当的、强烈的愤怒或难以控制发怒（如，频繁发脾气、持续愤怒、重复性斗殴）。
10. 短暂的、与压力相关的偏执观念或严重的分离症状。
11. 容易感到被不公平对待，并认为他人不可信。
12. 以非黑即白的方式做出评估（如，对/错，黑/白，可信/不可信），而

[①] 本章关于辩证行为治疗的内容由伊利诺伊大学医学院行为医学和精神病学系的琼·克洛（Jean Clore）博士提供。

不考虑特殊或复杂情况。

13. 有童年创伤史。

___. _____

_____

长期目标

1. 培养和展示调节情绪强度和过度反应的技能，也包括愤怒管理技能。
2. 培养控制冲动行为的能力。
3. 在人际关系和情境中，使用容忍不确定性和复杂性的能力取代非黑即白思维。
4. 学习和运用有效的人际交往技能和恰当的自主性沟通策略。
5. 用有效的危机管理技能取代自我破坏行为（如，物质滥用、危险驾驶、危险性行为、暴饮暴食或自杀行为）。
6. 通过进行基于价值的行为来建立稳定的自我意识，从而创造有价值的生活。

___. _____

_____

短期目标	治疗性干预
EBT 1. 与治疗师共同努力实现商定的治疗目标，同时在舒适和信任的基础上尽可能保持开放和坦诚。（1—2）	1. 与来访者建立融洽的关系，以达成牢固的治疗联盟；传达关怀、支持、温暖和共情；考虑来访者的特殊情况，承认来访者的痛苦和困难是可理解的；提供非评判性的支持，并与来访者建立一定程度的信任，让他们感到安全，从而可以讨论边缘型人格障碍及其对生活的影响。EBT
	2. 强化治疗过程中强大的关系因素，通过特别关注这些经验支持的因素来培养治疗联盟：在治疗过程中与来访者协同工作；就治疗的目标和期望达成一致；面对来访者的感受和挣扎，表现出一致的共情；用语言表达对来访者的积极关注和肯定；收集来访者对自己的治疗进展的看法，并提供反馈。EBT

2. 开放地讨论导致寻求治疗的认知、情绪以及行为问题既往史。(3—4)

3. 处理任何可能导致边缘型人格和/或使治疗复杂化的物质使用史。(5—6)

4. 提供行为、情绪、态度等信息，以评估与 DSM 诊断、疗效、治疗关系相关的指标。(7—10)

3. 评估来访者经历的痛苦与障碍，识别可能成为治疗目标的行为（如，自伤、暴怒、能力夸大、积极被动）、情绪失调（如，心境摇摆、敏感、痛苦的空虚感）和认知（如，非黑即白、过度概括及灾难化思维等认知偏差）。

4. 探讨来访者有关虐待、遗弃和/或失能的历史（即导致发展出对自我和情绪的不适及不信任感的经历）。

5. 评估物质使用情况，明确在治疗边缘型人格障碍（borderline personality disorder, BPD）的背景下，不太严重的物质使用行为是可以被当作自我伤害和/或冲动行为来治疗，还是需要单独的物质使用治疗。

6. 如有必要，安排物质滥用评估，并在评估结果建议时将来访者转介进行相关治疗（见本书"41 物质使用"章节）。

7. 评估来访者对"呈现的问题"的自知力水平（协调与不协调）（如，对"所描述的行为"的问题性质表现出良好的自知力，认可他人的关心，并有动力改变；或对"问题"表现出矛盾心理，不愿关注问题解决；或对承认"问题"表现出抗拒和不关心，也缺乏改变的动机）。

8. 评估是否存在现有研究证明会引起类似症状的障碍（如，对立违抗行为伴 ADHD、继发于焦虑障碍的抑郁）的证据，（如果合适）也考虑自杀易感性（如，当共病的抑郁症状明显时，自杀风险会增加）。

9. 评估所有有助于解释来访者当前的"问题行为"的年龄、性别、文化议题，并考虑可以帮助理解来访者行为的其他因素。

10. 评估来访者功能受损的严重程度，以确定合适的照护水平（如，行为在社会、关系、工作或职业活动中造成了轻度、中度、严重或非常严重的损害）；持续评估损害的严重程度以及治疗效果（如，没有那么严重，但仍存在轻度或中度的损害）。

EBT 5. 配合进行药物评估，如果医生开了处方，就需要坚持服药。（11—13）

EBT 6. 对辩证行为治疗（Dialectical Behavior Therapy, DBT）的结构、过程和治疗目标，包括BPD发展的生物社会理论有一定了解。（14—16）

EBT 7. 承诺与治疗师合作，实现商定的治疗目标，并抵制威胁生命、自我伤害的冲动。（17）

EBT 8. 说出所有自伤和自杀冲动及行为的既往史。（18—22）

11. 评估来访者的用药需求（如，选择性5-羟色胺再摄取抑制剂、心境稳定剂），并在需要时安排药物评估。EBT

12. 监测和评估药物的疗效、副作用和来访者对物质的依从性；根据需要促进来访者与医生的沟通或咨询。EBT

13. 与医生协作照护，以降低药物误用和致死风险。EBT

14. 向来访者介绍DBT，强调多个方面（如，支持、协作、正念、痛苦耐受、应对和人际交往技能建立）；突出DBT对交流和协商、平衡理性和情绪、接纳和改变策略的使用（*Dialectical Behavior Therapy in Clinical Practice* by Dimeff and Koerner；*DBT Skills Training Manual* by Linehan）。EBT

15. 教授并与来访者合作探讨边缘型人格的辩证/生物社会观点，包括来访者的生物和环境易感性。EBT

16. 在治疗过程中，要求来访者阅读可以强化治疗干预的选定材料（*DBT Skills Training Handouts and Worksheets* by Linehan or *The Dialectical Behavior Therapy Skills Workbook* by McKay, Wood, and Brantley）。EBT

17. 使用承诺策略和动机式访谈，征得来访者同意，协作使用DBT方法，包括在指定时间段内坚持接受治疗；参加安排好的治疗会谈；减少自伤和自杀行为；参加技能培训，以处理治疗中行为、情绪和认知的易感性。EBT

18. 收集来访者完整的自伤和自杀史。EBT

19. 评估自杀想法和行为的发生、频率、触发因素、严重性/风险、方式、方式的接触途径、意图和可能强化或维持自伤行为的直接后果（即它们的功能）。EBT

| EBT | 9. 同意在有强烈的自伤冲动时主动联系治疗师或拨打求助热线。（23—24）

20. 如果确定来访者存在危及生命的自伤高风险，视需要安排住院治疗。EBT

21. 布置自我监控表格（如，DBT 日记卡），在每次治疗开始时回顾上周的情况，以快速评估自伤风险，并确定是否需要进一步的评估（要意识到一定程度的自杀意念和冲动可能是长期存在的，无须在每次治疗中进行评估或讨论）。EBT

22. 为来访者提供 24 小时紧急求助热线。EBT

23. 向来访者提供治疗师的电话号码，对治疗中学到的技能进行电话指导，以促进来访者在其他情境中应用技能；关于如何恰当地使用电话提供明确的指引，包括建立限制（如，可拨打时间、合理的回电等待时间等）。EBT

24. 与来访者达成协议，在自伤或自杀冲动变得强烈时，或者在自伤行为发生之前，他们将主动联系治疗师（或补充《练习手册》中的"不自伤合约"）；在治疗过程中持续评估来访者的自杀风险，并进行相应干预。EBT

| EBT | 10. 减少威胁生命和自伤的行为。（25—26）

25. 教来访者如何应用 DBT 痛苦耐受技能和链分析来识别和干预自伤及自杀，以减少相应行为。EBT

26. 布置自我监控作业（如，DBT 日记卡）来帮助指导治疗中的链分析和问题解决。EBT

| EBT | 11. 减少干扰参与治疗的行为。（27）

27. 持续监督、面质和解决干扰来访者参与治疗的行为，比如失约、迟到、不坚持治疗和 / 或突然离开治疗。EBT

| EBT | 12. 降低干扰来访者生活品质的非适应性行为、想法和感受的频率。（28）

28. 使用验证、辩证（如，隐喻、"魔鬼代言人"）和认知行为策略（如，成本效益分析、链分析、问题解决），帮助来访者管理、减少或调节非适应性行为、认知偏差和感受（*Dialectical Behavior Therapy in Clinical Practice* by Dimeff and Koerner；或补充《练习手册》中的"行动前计划"）。EBT

[EBT] 13. 参加团体（更好）或个人技能培训课程。（29—30）

29. 针对来访者的个人易感性和技能不足，开展团体或个人技能培训，包括个人行为分析、正念、人际效能、情绪调节和痛苦耐受技能（*DBT Skills Training Manual* by Linehan. 个人技能培训见 *The Dialectical Behavior Therapy Skills Workbook* by McKay, Wood, and Brantley）。[EBT]

30. 使用行为策略来教授已说明的技能（如，指导、示范、建议），加强技能（如，带有反馈和强化的角色扮演），促进技能融入来访者的日常生活（如，家庭作业）。[EBT]

[EBT] 14. 讨论过去或者当前存在的创伤后应激。（31）

31. 在适应性行为模式和情绪调节技能变得明显后，与来访者一起处理创伤后遗症，减少回避或否认，增加对其影响的自知力，减少对创伤相关刺激的适应不良情绪和/或行为反应，减少自责，增加接纳和耐受，以促进创伤后成长。[EBT]

[EBT] 15. 识别、挑战并用基于现实的、积极的自我对话取代有偏见的、恐惧的自我对话。（32—34）

32. 探索来访者对创伤相关恐惧及其他恐惧的自我对话、潜在假设和图式；识别偏见挑战；协助来访者生成能够纠正负性偏见的想法、接受不确定性并建立自信。[EBT]

33. 布置家庭作业练习，识别恐惧的自我对话，并创造基于现实的替代方案；回顾并强化成功经验，解决持续练习的阻碍（或补充《练习手册》中的"记录并替换自我贬低的想法"或"Daily Record of Dysfunctional Thoughts" in *Cognitive Therapy of Depression* by Beck et al.）。[EBT]

34. 强化来访者积极的、基于现实的认知信息，这些信息可以减少个人痛苦、增强自信并增加适应性行为。[EBT]

[EBT] 16. 进行创伤相关记忆的想象和/或现场暴露，直到谈论或回想创伤不会引起明显的痛苦。（35—38）

35. 指导和协助来访者建立恐惧和回避的创伤相关刺激的等级。[EBT]

36. 让来访者描述选定的创伤经历来进行想象暴露，不断提高细节程度，但注意让来访者自己选择；整合认知重组，并不断重复此过程，直到完成新的适应性学习方式；将治疗过程录音，让来访者在会谈间隔听（*Dialectical Behavior Therapy in Clinical Practice* by Dimeff and Koerner 或补充《练习手册》中的"分享痛苦记忆"）。EBT

37. 为来访者布置家庭作业，进行暴露练习并录音，或听治疗中的暴露录音（*Dialectical Behavior Therapy in Clinical Practice* by Dimeff and Koerner）；回顾并强化成功经验；解决阻碍。EBT

38. 对于共病创伤后应激障碍（posttraumatic stress disorder, PTSD）的来访者，进行延长暴露治疗或认知加工治疗（见本书"34 创伤后应激障碍"章节）。EBT

EBT 17. 表达不被他人意见左右的自尊感。（39）

39. 帮助来访者澄清、重视、相信和信任自己的自我评价以及对他人和各种情境的评价，使用能建立自我依赖但又不与他人隔离的方式，不带防御且不被他人意见左右地检视这些评价。EBT

EBT 18. 参与有助于提高持续性愉悦感的练习。（40）

40. 帮助来访者选择能够加强自我意识、个人价值观和珍惜生活的经历，以促进来访者个人和人际关系的成长以及"持续快乐的能力"（如，参与价值一致的活动、精神实践以及其他相关的生活体验）。EBT

EBT 19. 学习问题解决技能并将其应用于解决日常生活中的冲突。（41）

41. 教来访者问题解决的技能（如，明确定义问题、头脑风暴多种解决方案、列出每个解决方案的利弊、征求他人意见、选择和执行相应的行动计划、预估结果并在必要时重新调整计划）；使用角色扮演和示范将这种技能应用到日常生活中（或补充《练习手册》中的"行动前计划"）。EBT

20. 探索与治疗师的即时互动，以深入了解自我、他人和个人心理发展历程的影响。（42）

42. 运用治疗师与来访者的交流进行移情焦点治疗，以帮助来访者整合分裂的自体表征，并发展更有效的自控能力（*Psychotherapy for Borderline Personality* by Clarkin et al.）。

21. 探索及改变因过去的关系和经历而产生的自我挫败的信念与行为。(43)

22. 学习和运用心智化技能,改善个人和人际关系。(44)

—. _____

43. 使用以认知、行为和情绪为中心的技术,进行图式治疗,帮助来访者学习和改变根深蒂固的自我挫败模式,专注于与治疗师的关系、治疗之外的日常生活和早期心理发展经历,包括创伤(*Schema Therapy* by Young, Klosko, and Weishaar)。

44. 开展心智化治疗,通过对个人欲望、需求、感受、信念和理智等心理状态进行有意义和理解性的检查,让来访者学会解释自己和他人的行为(*Mentalization-based Treatment for Borderline Personality Disorder* by Bateman and Fonagy)。

—. _____

诊断建议

ICD-10-CM	DSM-5 障碍、状况或问题
F34.1	持续性抑郁障碍(心境恶劣)
F33.x	重性抑郁障碍,反复发作
F60.3	边缘型人格障碍
F60.9	未特定的人格障碍
F43.10	创伤后应激障碍

8　童年创伤

问题定义

1. 在童年期遭受过身体、性和/或情绪虐待。
2. 父母因为物质依赖、过于繁忙、长期缺席等原因,造成对来访者的身体或情绪忽视。
3. 童年生活混乱,父母因为物质滥用(或有精神疾病、反社会等),导致频繁搬家、有多个虐待配偶的伴侣、频繁更换替代照料者、经济压力或有许多继兄弟姐妹。
4. 父母情绪压抑,表现为死板、完美主义、威胁、贬低、吹毛求疵或过分笃信宗教。
5. 存在与痛苦的早期生活经历相关的非理性恐惧、压抑的愤怒、低自尊、身份认同冲突、抑郁或焦虑的不安全感。
6. 由童年情绪痛苦引起非适应性的应对机制,出现解离现象(分离性身份障碍、分离性遗忘症或人格解体/现实解体障碍)。

—._____
_____

长期目标

1. 认识童年问题如何影响及持续影响一个人的家庭生活。
2. 处理曾经的童年/家庭问题,减少愤怒和抑郁,提高自尊、安全感和自信。
3. 释放与过去童年/家庭问题相关的情绪,从而减少怨恨,得到平静。
4. 放下责备,原谅他人在童年期给自己带来的痛苦。

———．————————————————
————————————————————

短期目标	治疗性干预
[EBT] 1. 与治疗师共同努力实现商定的治疗目标，同时在舒适和信任的基础上尽可能保持开放和坦诚。（1—2）	1. 与来访者建立融洽的关系，以达成牢固的治疗联盟；传达关怀、支持、温暖和共情；提供非评判性的支持，并与来访者建立一定程度的信任，让他们感到安全，从而可以讨论童年创伤及其对生活的影响。[EBT]
	2. 强化治疗过程中强大的关系因素，通过特别关注这些经验支持的因素来培养治疗联盟：在治疗过程中与来访者协同工作；就治疗的目标和期望达成一致；面对来访者的感受和挣扎，表现出一致的共情；用语言表达对来访者的积极关注和肯定；收集来访者对自己的治疗进展的看法，并提供反馈。[EBT]
2. 描述在家庭环境中长大的情况。（3）	3. 绘制来访者的家谱图和/或症状线，并帮助他们识别家庭内部的功能失调模式。
3. 确认由童年创伤导致的解离现象。（4—5）	4. 帮助来访者理解解离在自我保护中的作用——使他们免受童年期虐待性背叛的痛苦（见本书"13 分离障碍"章节）。
	5. 评估来访者解离现象的严重程度，并在必要时安排住院治疗保护来访者。
4. 明确物质滥用在处理童年情绪痛苦中的作用。（6）	6. 评估来访者的物质滥用行为，该行为在一定程度上已成为应对童年创伤感受的一种手段。如果发现酒精或药物滥用已构成问题，应鼓励针对性治疗（见本书"41 物质使用"章节）。
5. 提供行为、情绪、态度等信息，以评估与 DSM 诊断、疗效、治疗关系相关的指标。（7—10）	7. 评估来访者对"呈现的问题"的自知力水平（协调与不协调）（如，对"所描述的行为"的问题性质表现出良好的自知力，认可他人的关心，并有动力改变；或对"问题"表现出矛盾心理，不愿关注问题解决；或对承认"问题"表现出抗拒和不关心，也缺乏改变的动机）。

8. 评估是否存在现有研究证明会引起类似症状的障碍（如，对立违抗行为伴 ADHD、继发于焦虑障碍的抑郁）的证据，（如果合适）也考虑自杀易感性（如，当共病的抑郁症状明显时，自杀风险会增加）。

9. 评估所有有助于解释来访者当前的"问题行为"的年龄、性别、文化议题，并考虑可以帮助理解来访者行为的其他因素。

10. 评估来访者功能受损的严重程度，以确定合适的照护水平（如，行为在社会、关系、工作或职业活动中造成了轻度、中度、严重或非常严重的损害）；持续评估损害的严重程度以及治疗效果（如，没有那么严重，但仍存在轻度或中度的损害）。

6. 描述每个家庭成员，并确定他们在家庭中所扮演的角色。（11）

11. 帮助来访者澄清自己在家庭中扮演的角色以及相关的感受。

7. 识别原生家庭内的虐待、忽视或遗弃模式，包括当前和过去的、核心家庭和拓展家族的。（12—13）

12. 让来访者询问父母自己的家庭背景，并深入了解行为模式和父母功能失调的原因。

13. 探讨来访者痛苦的童年经历（或补充《练习手册》中的"分享痛苦记忆"）。

8. 识别与童年期重大创伤事件以及父母养育方式相关的感受。（14—16）

14. 支持并鼓励来访者表达与家庭虐待或忽视有关的愤怒、悲伤、恐惧的感受。

15. 让来访者在日记中记录与童年创伤经历相关的记忆、行为和情绪（或布置《练习手册》中的"创伤如何影响我？"作为作业）。

16. 请来访者阅读关于童年期忽视和虐待造成的情绪影响的书籍（*It Will Never Happen to Me* by Black; *Outgrowing the Pain* by Gil; *Healing the Child Within* by Whitfield）；处理获得的洞察。

9. 确定自己的教养方式如何受到童年经历的影响。（17）

17. 让来访者将自己的教养行为与童年期的父母形象进行比较；鼓励来访者认识到，人们很容易重复伴随自己成长的模式。

10. 参加辩证行为治疗。(18)

11. 参加创伤后应激的治疗。(19)

12. 运用放松技术缓解回忆童年创伤带来的压力和焦虑。(20)

13. 能在言语中肯定自己不需要对虐待负责，从而减少羞耻感。(21—24)

14. 找出原谅所有施虐者对自己的积极意义。(25—27)

15. 减少作为受害者的陈述，同时增加反映个人赋能的陈述。(28—29)

18. 对于当前因 BPD 导致痛苦和/或失能的来访者，为他们提供辩证行为治疗或转介至辩证行为治疗师处（见本书"7 边缘型人格障碍"章节）。

19. 对于表现出 PTSD 的来访者，为他们推荐或转介至延长暴露治疗、认知加工治疗或眼动脱敏再加工治疗的治疗师处（见本书"34 创伤后应激障碍"章节）。

20. 对来访者进行深度肌肉放松和深呼吸技术训练，释放因回忆创伤带来的紧张感（或补充《练习手册》中的"深呼吸练习"）。

21. 让来访者给母亲、父亲或其他施虐者写封信，在信中表达自己对虐待的感受。

22. 进行联合治疗，让来访者在治疗中面质施虐者的虐待。

23. 指导来访者运用空椅子技术与虐待相关的关键人物（即施虐者、兄弟姐妹或父母）进行练习，强化来访者将虐待或忽视归咎于看护人的信念。

24. 不断重申虐待的责任在于施虐的成年人，而不是幸存的孩子（孩子认为自己"应该受到虐待"），并且强化准确的陈述——将施虐归咎于肇事者和没有尽到保护、抚养责任的成年人。

25. 让来访者给施虐者写一封宽恕信（或布置《练习手册》中的"感受和宽恕信"作为作业）；和来访者一起处理这封信。

26. 与来访者探讨宽恕施虐者（不是忘记，也不是与之友好相处）将会带来的益处（释放伤害和愤怒，把问题留在过去，打开信任他人的大门等）。

27. 推荐来访者阅读宽恕主题的书籍（*Forgive and Forget* by Smedes; *When Bad Things Happen to Good People* by Kushner）。

28. 要求来访者完成一项练习，分别明确作为受害者以及作为幸存者的积极和消极因素；对比并处理以上因素的列表。

16. 增强对他人的信任，展现出更高的社会化水平和对亲密的容忍度。（30—31）

29. 鼓励并强化来访者脱离受害者角色并转向对个人赋能、视自己为幸存者的陈述（或布置《练习手册》中的"从受害者变为幸存者"作为作业）。
30. 教来访者在建立关系信任的过程中使用分享-检查法（分享一些信息，试探接收者对该信息的反应敏感度）。
31. 给来访者合适的时间去评估他人，教会来访者用信任的方式与人交往带来的好处。

—. _____

—. _____

诊断建议

ICD-10-CM	DSM-5 障碍、状况或问题
F34.1	持续性抑郁障碍（心境恶劣）
F32.x	重性抑郁障碍，单次发作
F33.x	重性抑郁障碍，反复发作
F42	强迫症
F41.1	广泛性焦虑障碍
F43.10	创伤后应激障碍
F44.81	分离性身份障碍
F44.0	分离性遗忘症
F48.1	人格解体/现实解体障碍
T74.22XA	儿童性虐待，已确认（初诊）
T74.22XD	儿童性虐待，已确认（复诊）
T74.12XA	儿童躯体虐待，已确认（初诊）

9 慢性疼痛

问题定义

1. 超过正常愈合过程的疼痛（六个月或更久），严重限制身体活动。
2. 报告许多关节、肌肉和骨骼的全身疼痛，妨碍正常功能。
3. 使用越来越多的药物，但疼痛几乎没有缓解。
4. 紧张、偏头痛、密集的头痛或每日不明原因的慢性头痛。
5. 背部或颈部疼痛、间质性膀胱炎或糖尿病性神经病变。
6. 间歇性疼痛，如风湿性关节炎或肠易激综合征。
7. 因为疼痛减少或停止工作、家务、社交、锻炼、性或其他愉快的活动。
8. 身体不适增加（如，疲劳、盗汗、失眠、肌肉紧张、身体疼痛）。
9. 表现出抑郁的迹象和症状。
10. 出现许多抱怨、沮丧的陈述，比如"我不能做以前做的事了""没有人理解我""为什么是我？""这一切什么时候才能过去？""我再也无法忍受这种痛苦了""我坚持不下去了"。

__._____
_____

长期目标

1. 学习和使用必要的疼痛管理技能。
2. 调节疼痛，以最大限度地发挥日常功能，并回归正常工作和生活。
3. 从痛苦中寻找解脱，在日常生活中建立新的满足和快乐。
4. 找到一条从痛苦中解脱的途径。

5. 接受慢性疼痛，尽可能继续生活。
6. 减轻日常的痛苦。

—._____
_____

短期目标	治疗性干预
[EBT] 1. 与治疗师共同努力实现商定的治疗目标，同时在舒适和信任的基础上尽可能保持开放和坦诚。（1—2）	1. 与来访者建立融洽的关系，以达成牢固的治疗联盟；传达关怀、支持、温暖和共情；提供非评判性的支持，并与来访者建立一定程度的信任，让他们感到安全，从而可以讨论慢性疼痛及其对生活的影响。[EBT]
	2. 强化治疗过程中强大的关系因素，通过特别关注这些经验支持的因素来培养治疗联盟：在治疗过程中与来访者协同工作；就治疗的目标和期望达成一致；面对来访者的感受和挣扎，表现出一致的共情；用语言表达对来访者的积极关注和肯定；收集来访者对自己的治疗进展的看法，并提供反馈。[EBT]
2. 描述慢性疼痛的性质、病史、影响和已知的原因。（3—4）	3. 评估慢性疼痛的表现、病史、状态、诱因和应对方法（*The Handbook of Pain Assessment* by Turk and Melzack）。
	4. 评估疼痛对来访者日常生活功能的影响，包括情绪、态度、社会、职业和家庭/婚姻角色的变化。
3. 完成全面的医学评估，排除任何其他原因的疼痛，并揭示新的治疗可能性。（5）	5. 将来访者转介去医生处或诊所，进行全面的医学评估，以排除所有未诊断的疾病，并获得关于进一步治疗方案的建议。
4. 询问和了解任何可能导致慢性疼痛或使治疗复杂化的物质使用史。（6）	6. 安排物质滥用评估，根据评估建议，决定是否将来访者转介（见本书"41 物质使用"章节）。
5. 提供行为、情绪、态度等信息，以评估与DSM诊断、疗效、治疗关系相关的指标。（7—10）	7. 评估来访者对"呈现的问题"的自知力水平（协调与不协调）（如，对"所描述的行为"的问题性质表现出良好的自知力，认可他人的关心，并有动力改变；或对"问题"表现出矛盾心理，不愿关注问题

解决；或对承认"问题"表现出抗拒和不关心，也缺乏改变的动机）。

8. 评估是否存在现有研究证明会引起类似症状的障碍（如，对立违抗行为伴 ADHD、继发于焦虑障碍的抑郁）的证据，（如果合适）也考虑自杀易感性（如，当共病的抑郁症状明显时，自杀风险会增加）。

9. 评估所有有助于解释来访者当前的"问题行为"的年龄、性别、文化议题，并考虑可以帮助理解来访者行为的其他因素。

10. 评估来访者功能受损的严重程度，以确定合适的照护水平（如，行为在社会、关系、工作或职业活动中造成了轻度、中度、严重或非常严重的损害）；持续评估损害的严重程度以及治疗效果（如，没有那么严重，但仍存在轻度或中度的损害）。

6. 让来访者参与疼痛管理或康复项目，持续跟进转介情况。（11—13）

11. 向来访者提供疼痛管理专家或康复计划的信息，帮助来访者决定这两种选择是不是有用的治疗辅助方法。

12. 将来访者转介到他们所选择的疼痛管理专家处或诊所，让相关专家签署适当的病情证明，以便治疗师了解最新进展并调整治疗方案。

13. 从来访者那里得到与疼痛管理专家或康复计划合作的承诺。

7. 由治疗慢性疼痛或头痛的专家进行全面的医学评估和检查。（14）

14. 让来访者完成全面的医学评估，并请慢性疼痛专科人员复查；与医生讨论，并与来访者一起决定药物在治疗计划中的作用。

EBT 8. 参与疼痛管理的认知行为团体治疗。（15）

15. 建立一个小型、封闭的认知行为治疗团体（4~8 名来访者）来进行疼痛管理（"Group Therapy for Patients with Chronic Pain" by Keefe et al.；或补充推荐 *Managing Chronic Pain* by Otis；*Managing Pain Before It Manages You* by Caudill）。 EBT

| EBT | 9. 表达对疼痛的理解。（16）

16. 教授来访者以下重要的概念：康复与生物学的疗愈、保守与积极的医疗干预方式、急性与慢性疼痛、良性与非良性疼痛、治疗与管理、适当使用药物、自我调节技术的作用和其他疼痛管理策略的关键概念。| EBT |

| EBT | 10. 表达对治疗基本原理的理解。（17—18）

17. 教授来访者治疗的基本原理，帮助来访者理解可能影响疼痛的想法、感受和行为；帮助来访者了解能用来适应和应对疼痛的技术和技能；强调来访者在管理疼痛中能够发挥的作用。| EBT |

18. 请来访者阅读描述慢性疼痛的状况及相关认知行为治疗的材料（如，书籍、治疗手册、在线资源中的章节）(*Managing Chronic Pain* by Otis; *The Chronic Pain Control Workbook* by Catalano and Hardin)。| EBT |

| EBT | 11. 识别和监测特定的疼痛诱因。（19）

19. 教授来访者自我监测症状；建议来访者书写疼痛日记，记录每天疼痛的时间、地点、当时在做什么、压力程度、疼痛类型和严重程度、所有明显的疼痛诱因以及为减轻疼痛所做的努力（或补充《练习手册》中的"疼痛和压力日记"）；与来访者一起探讨疼痛日记，以增加对疼痛本质的理解，并学习认知、情感、行为因素和/或诱因的影响，以及目前使用的应对策略的积极或消极影响。| EBT |

| EBT | 12. 学习和练习平静技术来缓解疼痛，如放松、生物反馈或正念冥想。（20—24）

20. 教授来访者放松技术（如，渐进式肌肉放松、引导想象、缓慢的腹式呼吸）或正念冥想，解释这些技术的原理以及如何应用到日常生活中（或补充《练习手册》中的"深呼吸练习"；或见 *New Directions in Progressive Muscle Relaxation* by Bernstein, Borkovec, and Hazlett-Stevens）。| EBT |

21. 开展或转介开展生物反馈训练（如，肌张力相关疼痛的肌电图）；在家里练习相关技术。| EBT |

22. 识别生活中的场景，让来访者可以运用在放松练习或生物反馈中学到的技术。| EBT |

23. 布置家庭作业，让来访者开展躯体疼痛管理训练并

EBT 13. 把物理治疗融入日常生活。（25）

EBT 14. 学习心理应对技术，并与所学的躯体技术共同应用，来管理急性疼痛。（26）

EBT 15. 针对慢性疼痛，参与接纳承诺疗法的治疗。（27）

EBT 16. 通过确定和参与有回报的、价值一致的活动，增加活动的水平和范围。（28）

EBT 17. 把锻炼纳入日常生活。（29—30）

记录结果；在会谈期间回顾并反馈；强化成功经验；解决持续练习的阻碍。EBT

24. 作为治疗的辅助，让来访者阅读相关书籍或治疗手册中关于渐进式肌肉放松和其他放松策略的内容（*The Relaxation and Stress Reduction Workbook* by Davis, et al.; *Living Beyond Your Pain* by Dahl and Lundgren）。EBT

25. 如果疼痛性质不明［由痛觉、神经病变或混合致病机制（包括其他慢性疾病的复杂相互作用）引起］，建议来访者进行物理治疗。EBT

26. 教授来访者分散注意力的技术（如，愉快的意象、计算技术、替代焦点、认知扩散），并指导如何与放松技术一起使用，以管理急性疼痛发作（或补充《练习手册》中的"控制对躯体问题的关注"）。EBT

27. 开展包括正念练习在内的接纳承诺疗法的治疗；减少回避，断开想法与行为的联系，接受经历而不是试图改变或控制症状，按照更广泛的生活价值观行事，澄清目标和价值观，致力于价值驱动的行为（*Acceptance and Commitment Therapy for Chronic Pain* by Dahl et al.）。EBT

28. 要求来访者列出愉快的、有回报的和符合既定目标及价值观的活动清单；和来访者探讨清单，制订计划，逐步增加参与选定活动的频率，以达成一个平衡的、有益的活动时间表。EBT

29. 帮助来访者认识到定期锻炼的好处，鼓励来访者在日常生活中锻炼并监测结果（*Exercising Your Way to Better Mental Health* by Leith）；定期随访，强化成功经验，解决持续练习的阻碍。EBT

30. 推荐来访者加入运动俱乐部，在医生的建议下，定制运动或物理治疗方案。EBT

| EBT | 18. 运用睡眠卫生习惯建立可靠和舒适的睡眠模式。（31）

31. 教授和鼓励来访者运用睡眠卫生习惯（如，有利于睡眠的就寝习惯、兴奋性物质的管理、固定的起床时间），以建立可靠和充足的睡眠周期；强化成功经验，解决持续练习和建立良好睡眠周期的阻碍。 EBT

| EBT | 19. 识别、挑战和改变关于疼痛和疼痛管理的非适应性想法和信念，用更适应性的想法和信念取代它们。（32—36）

32. 探索来访者的自我对话、潜在的假设和调节疼痛意识与反应的图式，挑战偏见，帮助来访者形成纠正偏见的想法，促进应对，建立管理疼痛的信心。 EBT

33. 布置家庭作业，让来访者识别与疼痛相关的非适应性自我对话和适应性替代方案（或补充《练习手册》中的"记录并替换自我贬低的想法"）；回顾并强化成功经验，为改善提供纠正性反馈。 EBT

34. 使用认知治疗技术，帮助来访者改变对痛苦的看法，从难以承受到可以忍受。 EBT

35. 使用认知治疗技术，帮助来访者改变在疼痛管理中的自我概念和角色，从被动的、反应性的、无助的到主动的、有预见的、有能力的。 EBT

36. 作为治疗的辅助，让来访者阅读有关疼痛管理的认知行为方法的相关书籍或治疗手册（*Managing Chronic Pain* by Otis; *The Pain Survival Guide* by Turk and Winter; *Managing Pain Before it Manages You* by Caudill）。 EBT

| EBT | 20. 学习和使用具体的应对技术，包括何时、如何使用这些技术来管理疼痛及后果。（37）

37. 根据需求评估，教会来访者具体的、量身定制的应对技术（如，问题解决、社交/沟通、冲突解决、目标设定）。 EBT

| EBT | 21. 认识和关注自己及生活中的积极面，而不是选择性地关注令人沮丧和消极的想法。（38）

38. 帮助来访者重塑对生活的观点——除了痛苦，还有许多积极因素；要求来访者列出自己以及生活的积极方面（或补充《练习手册》中的"积极的自我对话"和/或"我和我的生活有什么好？"）。 EBT

EBT	22. 整合和执行所有新学习的心理、躯体和行为策略，来管理疼痛。（39）	39. 协助来访者整合在治疗中学到的疼痛管理技术（如，放松、认知应对、分散注意力、活动列表、问题解决）；随着来访者熟练程度的提高，从治疗过渡到日常生活；回顾并强化成功经验，解决持续有效融入日常生活的阻碍。EBT
EBT	23. 执行预防复发的措施，以面对未来的挑战。（40—42）	40. 与来访者讨论波动与复发之间的区别，将波动与痛苦或旧习惯的初始、可逆的返回联系起来（如，"糟糕的一天"），将复发与疼痛和先前加重疼痛的认知与行为习惯的持续返回联系起来。EBT
		41. 识别并与来访者演练未来可能发作的情况，使用治疗期间学到的策略来管理它们。EBT
		42. 定期随访；解决困难，强化成功经验。EBT
	24. 改变饮食习惯，促进健康。（43）	43. 建议来访者向营养师咨询饮食和营养模式；讨论来访者和营养师协商的结果，确定来访者可以做出的改变以及可能如何开始改变。
	25. 研究替代治疗在疼痛管理中的应用。（44）	44. 探索来访者对替代治疗（如，针灸、催眠、治疗性按摩）的开放程度；如果有需要，建议来访者向相关专业人员咨询。
	26. 发掘更多的社会资源和社会支持系统。（45）	45. 评估来访者的社会支持网络，鼓励来访者与那些促进或支持他们的积极改变的人联系。
	27. 探索疼痛体验的起源、背景以及与当前疼痛可能的关系。（46）	46. 与来访者探讨慢性疼痛的起源以及它是否被用作一种不再必要的应对功能（如，应对压力、忽视、虐待）；教授相关的替代应对策略。
	—. _____	—. _____

诊断建议

ICD-10-CM	DSM-5 障碍、状况或问题
F54	影响其他躯体疾病的心理因素
F45.1	躯体症状障碍，主要表现为疼痛

F45.1	躯体症状障碍
F44.x	转换障碍
F33.x	重性抑郁障碍，反复发作
F42	强迫症
F52.9	未特定的性功能失调
F13.20	镇静、催眠或抗焦虑药物使用障碍，中度或重度

10 认知受损[①]

问题定义

1. 来访者或家属对来访者的记忆力、注意力、"思考能力"、判断力、社交行为或完成任务的能力表示担忧。
2. 在学习或工作上收到负面反馈,但他们往常的表现是令人满意的。
3. 在曾经能准确完成的日常活动中经常出错。
4. 在准时赴约、按时支付账单、回忆近期的对话和处理邮件等日常事务上的表现明显变差。
5. 难以回忆近期发生的事件。
6. 出现不恰当或令人尴尬的社交行为,但过去能有效实现社会功能。
7. 出现驾驶安全问题,但无法由视力因素解释。
8. 对闲暇时间的安排发生了明显变化,减少了完成需要集中注意力的任务(如,阅读、木工、编织、写作、拼图、网络搜索)的时间。
9. 报告在完成认知方面有难度的任务(如,整理所得税信息、做出财务决策、完成职业任务)时,比平时感到更大的压力。

__._____

_____

[①] 本章的内容由米歇尔·拉辛(Michele Rusin)提供,她是阿瑟的合著者 [*The Rehabilitation Psychology Treatment Planner* (2001). Wiley]。

长期目标

1. 通过使用认知辅助手段和策略保持日常功能有效运转。
2. 与提供帮助或监督的人合作，根据认知能力调整活动和责任。
3. 保持身心健康，最大限度地提高大脑健康状况并优化认知表现。
4. 在应对认知症状和由此导致的生活方式改变的同时，体验到生活的满足感。

—.＿＿＿＿＿＿＿＿＿＿＿＿＿＿＿＿＿＿＿＿＿＿＿＿＿＿＿＿＿＿＿
＿＿＿＿＿＿＿＿＿＿＿＿＿＿＿＿＿＿＿＿＿＿＿＿＿＿＿＿＿＿＿＿

短期目标	治疗性干预
EBT 1. 与治疗师共同努力实现商定的治疗目标，同时在舒适和信任的基础上尽可能保持开放和坦诚。（1—2）	1. 与来访者建立融洽的关系，以达成牢固的治疗联盟；传达关怀、支持、温暖和共情；提供非评判性的支持，并与来访者建立一定程度的信任，让他们感到安全，从而可以讨论认知受损及其对生活的影响。EBT
	2. 强化治疗过程中强大的关系因素，通过特别关注这些经验支持的因素来培养治疗联盟：在治疗过程中与来访者协同工作；就治疗的目标和期望达成一致；面对来访者的感受和挣扎，表现出一致的共情；用语言表达对来访者的积极关注和肯定；收集来访者对自己的治疗进展的看法，并提供反馈。EBT
2. 描述认知问题的病史、性质和严重程度。（3—5）	3. 询问来访者和（经同意的）家庭/支持系统，了解来访者认知问题的类型、持续时间、进程（突然的/渐进的/间歇性的）以及在发病前出现的明显压力源。
	4. 询问来访者和（经同意的）家庭/支持系统，了解来访者使用处方和非处方药物及其他物质（酒精、毒品、草药）的情况。
	5. 询问来访者和（经同意的）家庭/支持系统，和/或医生，了解来访者的医疗记录，关注可能影响认知功能的情况（如，甲状腺功能减退、糖尿病、高血压、中风等）。

3. 开展简短的心理测量评估，量化评定认知和情绪功能，并筛查是否有酒精滥用的情况。（6—8）

4. 允许治疗师与他人谈论来访者认知受损的类型和持续时间，同时制订治疗计划。（9）

EBT 5. 配合完成综合评估程序，评估认知及影响认知问题的其他因素。（10）

6. 提供行为、情绪、态度等信息，以评估与 DSM 诊断、疗效、治疗关系相关的指标。（11—14）

6. 通过测试量化评定认知表现模式［如，重复性成套神经心理状态测验（Repeatable Battery for the Assessment of Neuropsychological Status）］或筛查痴呆/认知障碍［如，简明精神状态检查量表（Mini Mental State Examination）、痴呆评定量表 -2（Dementia Rating Scale-2）、记忆障碍筛查量表（Memory Impairment Screen）］，注意年龄、教育水平和文化背景对分数解释的影响。

7. 让来访者完成问卷，评估抑郁［如，贝克抑郁量表、老年抑郁量表（Geriatric Depression Scale）］、焦虑［如，贝克焦虑量表（Beck Anxiety Inventory）、状态-特质焦虑量表（State-Trait Anxiety Inventory）］、创伤后应激障碍［如，创伤后应激评估（Detailed Assessment of Posttraumatic Stress）］或一般情绪状态［90 项症状自评量表（Symptom Checklist 90-R）、18 项简明症状清单（Brief Symptom Inventory-18）］。

8. 进行测试，筛查是否存在酒精滥用［如，CAGE 量表（Cut, Annoyed, Guilty, Eye）、酒精依赖性疾患识别测验（Alcohol Use Disorders Identification Test）］。

9. 在经来访者同意后，与来访者及家人谈论对来访者的初步印象，咨询医生了解来访者的症状、病史、评估结果，并就认知问题的治疗计划达成一致。

10. 将来访者转介给能进行深入认知障碍评估的医疗健康专业人员（如，神经内科医生、康复医学医生、神经心理学家、康复心理专家）或对转介提供支持。 EBT

11. 评估来访者对"呈现的问题"的自知力水平（协调与不协调）（如，对"所描述的行为"的问题性质表现出良好的自知力，认可他人的关心，并有动力改变；或对"问题"表现出矛盾心理，不愿关注问题解决；或对承认"问题"表现出抗拒和不关心，也缺乏改变的动机）。

12. 评估是否存在现有研究证明会引起类似症状的障碍（如，对立违抗行为伴 ADHD、继发于焦虑障碍的抑郁）的证据，（如果合适）也考虑自杀易感性（如，当共病的抑郁症状明显时，自杀风险会增加）。

13. 评估所有有助于解释来访者当前的"问题行为"的年龄、性别、文化议题，并考虑可以帮助理解来访者行为的其他因素。

14. 评估来访者功能受损的严重程度，以确定合适的照护水平（如，行为在社会、关系、工作或职业活动中造成了轻度、中度、严重或非常严重的损害）；持续评估损害的严重程度以及治疗效果（如，没有那么严重，但仍存在轻度或中度的损害）。

EBT 7. 请来访者和/或家属描述他们对评估结果和建议的理解。（15—16）

15. 与来访者及家属讨论评估结果，说明目前已知的认知受损性质和治疗方案。EBT

16. 通过询问来访者及家属如何看待来访者的认知受损领域、受损原因和典型的临床病程，评估他们对来访者认知功能的评价现实程度；与来访及其家属讨论他们的看法与专业人士的说法之间的差异。EBT

8. 同意对可能影响认知功能的情绪障碍和/或物质依赖/滥用进行治疗。（17）

17. 针对可能会影响来访者认知功能的抑郁、焦虑和/或物质滥用等问题，制订并执行治疗计划（见本书" 12 抑郁——单相"" 3 焦虑"或" 41 物质使用"章节）。

EBT 9. 持续使用书面记录和/或闹钟提醒自己约定和计划的活动。（18—19）

18. 为了解决各程度的记忆问题，建议来访者使用书面的、可视的外部辅助（如，日程表、记忆簿、日历、写字板）和/或闹钟提示自己约定和计划的活动（或补充《练习手册》中的"记忆辅助——个人信息组织"）；教来访者使用这些辅助工具。EBT

19. 询问来访者使用外部书面记忆辅助工具的情况，强化持续使用经验。EBT

$\boxed{\text{EBT}}$ 10. 持续使用电子设备，弥补认知功能的不足。（20—21）

20. 协助来访者根据自己的偏好、预算和学习能力，选择电子设备（如，全球定位系统导航、智能手机）；教来访者使用这些辅助工具。$\boxed{\text{EBT}}$

21. 询问来访者使用电子设备的情况，强化使用经验。$\boxed{\text{EBT}}$

$\boxed{\text{EBT}}$ 11. 使用内部或隐性的认知策略来提高有效的任务表现。（22—26）

22. 向有轻微认知损伤的来访者演示如何使用重复和丰富想象（如，想要记住一个人的名字时，可以在谈话中重复这个名字，然后将名字与身体特征联系起来，如，"张扬"的眉毛是向上"扬"起的）。$\boxed{\text{EBT}}$

23. 对有轻微认知损伤的来访者演示如何使用分类［如，将购物清单上的东西分门别类：（4 种水果：香蕉、蓝莓、柠檬、草莓；3 种乳制品：黄油、牛奶、酸奶；2 种烘焙食品：百吉饼、面包）；记住这三个类别，然后记住每一类别中的东西，而不是随便记住 9 个东西］，从而集中注意力，丰富想象，减少认知负荷，促进信息的检索。$\boxed{\text{EBT}}$

24. 教有轻微认知损伤的来访者使用单词谐音（1 是"衣"，2 是"鹅"，等等；参见 *How to Strengthen Memory by a New Process* by Sambrook），并演示如何用谐音结合夸张的想象来增强信息的回忆［如，根据押韵在脑海中形成一幅画面来记忆手机号码。如，573-8821 记作"一个人在跳舞（5），拎着油漆（7），油漆桶上画着一座山（3）；旁边有两扇大（8，8）门，门后面有一只鹅（2），穿着一件衣（1）服"］。$\boxed{\text{EBT}}$

25. 建议来访者默默提示自己（如，"专心""坚持做事"），来保持专注并坚持。$\boxed{\text{EBT}}$

26. 询问来访者使用其他隐性辅助的情况（或补充《练习手册》中的"记忆增强技巧"），强化使用经验。$\boxed{\text{EBT}}$

$\boxed{\text{EBT}}$ 12. 运用系统性的方法解决问题。（27）

27. 教来访者使用系统性的问题解决策略［如，SOLVE（S=特定的情境，O=列出各选项的利弊，

L=听取他人的意见，V=做出选择、实践选择，E=评估结果）；参见 *Overcoming Grief and Loss After Brain Injury* by Niemeier and Karol ］。EBT

13. 将新的活动与现有的日常活动联系起来。（28）

14. 接受并应对环境变化，以提高日常表现。（29）

EBT 15. 参加认知康复治疗并完成家庭作业练习。（30）

EBT 16. 挑战自我，完成由保健专业人士认定为"安全"的困难认知任务。（31）

EBT 17. 采取行动改善身体健康状况。（32）

18. 与治疗师一起解决影响治疗计划依从性的问题。（33）

EBT 19. 请家庭成员做出适当调整以应对来访者的认知受损。（34）

20. 请来访者和家属表述由来访者认知功能变化引发的问题、焦虑、悲伤和其他情绪。（35）

28. 建议来访者运用行为链策略，将新的活动添加到现有的日常活动中（如，建议来访者在每顿饭结束时查看日程表）。

29. 探讨如何改变来访者的环境（如，减少杂乱，减少干扰，保持常用的物品放在固定的位置，标记常用物品的位置，确定一个惯常使用的钱包），以此增强日常功能。

30. 将来访者转介接受认知康复服务，处理认知受损并学习应对技能。EBT

31. 与来访者一起找到具有挑战性但在合理范围内的认知活动（如，阅读、拼图、麻将、坚持体育运动），将其融入日常生活。EBT

32. 与来访者谈论健康生活方式（如，有氧运动、健康饮食、充足睡眠）对维持和改善认知的积极影响，并询问来访者实践这些活动的情况。EBT

33. 支持并定期强化来访者对建议（如，坚持用药、行为建议、参与认知康复、策略和辅助手段的使用、环境改变）的执行情况，解决依从治疗计划的阻碍。

34. 对家庭成员进行心理教育，告知他们，来访者的认知能力改变是一个家庭问题；谈论最常见的问题和应对方法，与家人一起明确应对资源，鼓励照料者不时休息，并建议他们参与娱乐、社交和精神活动。EBT

35. 协助来访者及家属克服悲痛、愤怒以及其他与来访者认知功能变化相关的情绪，处理来访者对未来的期望。

21. 表达在应对认知受损的同时，希望体验到满足、爱和快乐。（36）

22. 参与驾驶技能评估，接受评估结果和建议。（37—40）

23. 使用公共交通工具，或接受搭乘家人和朋友的交通工具。（41）

24. 考虑专业人士和其他人的建议，选择投入"安全"的活动。（42）

25. 家庭和来访者在执行限制时要为来访者保留选择的体验，同时减少冲突。（43）

36. 与来访者及其家庭合作，对来访者的能力提出合理的期望；增强大家的信心，让他们相信，在处理这个问题时，每个人都有能力获得满意的生活。

37. 与来访者及家庭成员讨论认知受损对来访者驾驶安全的潜在影响。

38. 与来访者及家人制订计划，非正式地评估来访者的驾驶技能（如，让来访者通过空停车场，观察来访者是否有能力保持适当车速、让车辆保持在车道内、将车停进停车位、观察指示标志）。

39. 将来访者转介给经过专业培训的人员，进行驾驶技能评估，评估认知障碍对驾驶相关能力的影响。

40. 与来访者和/或其家庭讨论州法律的规定——上报对驾驶技能有影响的医疗状况；依据州法律和《健康保险携带和责任法案》采取措施（如，直接向州机构报告，与来访者的医生讨论有关驾驶的问题）；建议来访者自愿交出驾照，并承诺不开车。

41. 协助来访者找到替代的交通方式（如，公共交通、残疾人无障碍公共交通、志愿司机、朋友、家族成员）；如果可以，建议来访者在学习使用这些方式时接受监督。

42. 与医疗团队和家庭一起明确哪些活动是安全的，哪些限制是必要的；为来访者提供咨询，决定哪些活动可以自由参加，哪些可能需要监督或部分限制，哪些必须放弃。

43. 在可能的情况下，为日常活动提供安全的选择（如，让来访者在钱包里放小额的零花钱、提供低额度的信用卡、在来访者开具的支票寄出前进行检查）；如有必要，为来访者从事危险行为设置障碍（如，保管来访者的车钥匙、断开汽车电池）。

[EBT] 26. 家庭成员共情来访者的体验并回应，允许来访者在能力范围内承担责任和解决问题。（44）

27. 搜寻与潜在疾病/损伤相关的可靠信息、建议和支持来源。（45）

28. 咨询律师，完成有关代理决策和其他法律问题的法律文件。（46）

29. 表达对相关法律和政策的理解，了解在学习、工作或社区环境中寻求便利的方式。（47）

30. 明确并申请因残疾发放的福利。（48）

—._____

44. 为家庭成员讲授共情回应和情感支持的积极作用；说明如果提供过多的工具性支持或"过度帮助"来访者，会对其功能产生负面影响。[EBT]

45. 通过教育、技能培养和情感支持，为来访者和家庭提供可以提高应对有效性的资源；建议使用书面材料、网络资源（参见附录 A 中的阅读治疗建议）和社区支持团体。

46. 与来访者及其家庭讨论认知障碍会如何影响一个人的能力，影响他们做出具有法律约束力的决定（如，合同、预先指示、委托书的指定、遗嘱）；将来访者/家人转介给专精于这些领域（如，老年法）的律师。

47. 与来访者及其家人谈论相关法律和政策，并了解该法案如何允许来访者在学校、工作或其他环境中获得便利。

48. 为来访者及其家人讲解潜在的经济支持福利（如，残疾保险福利、残疾人社会保险、激活长期护理政策福利），以及如何申请这些福利。

—._____

诊断建议

ICD-10-CM	DSM-5 障碍、状况或问题
R41.9	未特定的轻度神经认知障碍
F02.81	［特定的障碍］所致的可能的重度神经认知障碍，伴行为异常
F02.80	［特定的障碍］所致的可能的重度神经认知障碍，无行为异常
G31.9	［特定的障碍］所致的可疑的重度神经认知障碍
G31.84	［特定的障碍］所致的轻度神经认知障碍

F01.51	血管病所致的可能的重度神经认知障碍，伴行为异常
F01.50	血管病所致的可能的重度神经认知障碍，无行为异常
G31.9	血管病所致的可疑的重度神经认知障碍
G31.84	血管病所致的轻度神经认知障碍
F07.0	由于其他躯体疾病所致的人格改变
F06.8	由于其他躯体疾病所致的其他特定的精神障碍
F02.80	由于其他躯体疾病所致的重度神经认知障碍，无行为异常
F02.81	由于其他躯体疾病所致的重度神经认知障碍，伴行为异常
F10.27	酒精所致的重度神经认知障碍，非遗忘−虚构型，伴有中或重度使用障碍
F10.26	酒精所致的重度神经认知障碍，遗忘−虚构型，伴有中或重度使用障碍
F10.288	酒精所致的轻度神经认知障碍，伴有中或重度使用障碍

11　依赖

问题定义

1. 拒绝自给自足，始终依靠父母提供经济支持、住房支持或照顾。
2. 有多段"无缝衔接"的感情史，两段关系之间间隔（如果有）很短。
3. 当亲密关系结束、面对孤独时，会产生强烈的恐慌、恐惧和无助感。
4. 容易因批评而受伤，一心想取悦他人。
5. 在没有他人充分保证的情况下，无法做出决定或采取行动。
6. 经常担心被抛弃。
7. 所有的自我价值感、幸福感和成就感都源于关系。
8. 在至少两段关系中，曾受到过身体虐待但难以从关系中脱离。
9. 因害怕被拒绝而避免与他人意见相左。

___._____

_____

长期目标

1. 增强信心，提高满足自身需求和耐受孤独的能力。
2. 在独立和依赖之间取得健康的平衡。
3. 减少对人际关系的依赖，开始满足自己的需求、树立信心、锻炼自信。
4. 摆脱所有凌虐关系。
5. 将自己从对父母的情感和经济依赖中解放出来。
6. 在康复的过程中，强调来访者对治疗决策的责任以及对自己能正常生活、工作和充分参与社区活动的期望。

一.＿＿＿＿＿＿＿＿＿＿＿＿＿＿＿＿＿＿＿＿

短期目标	治疗性干预

EBT 1. 与治疗师共同努力实现商定的治疗目标，同时在舒适和信任的基础上尽可能保持开放和坦诚。（1—2）

1. 与来访者建立融洽的关系，以达成牢固的治疗联盟；传达关怀、支持、温暖和共情；提供非评判性的支持，并与来访者建立一定程度的信任，让他们感到安全，从而可以讨论依赖问题及其对生活的影响。EBT

2. 强化治疗过程中强大的关系因素，通过特别关注这些经验支持的因素来培养治疗联盟：在治疗过程中与来访者协同工作；就治疗的目标和期望达成一致；面对来访者的感受和挣扎，表现出一致的共情；用语言表达对来访者的积极关注和肯定；收集来访者对自己的治疗进展的看法，并提供反馈。EBT

2. 描述人际关系中情感依赖的类型和模式。（3）

3. 探索来访者的情感依赖史，自未被满足的童年期需求起，至当前的关系状况。

3. 说明对依赖性觉察的增强。（4—5）

4. 建立家谱图，增强来访者对家庭关系中依赖模式的认识，并评估来访者在当前关系中是如何重复这些模式的。

5. 鼓励来访者阅读书籍（*Codependent No More* by Beattie; *Women Who Love Too Much* by Norwood）；处理关键想法。

4. 提供行为、情绪、态度等信息，以评估与DSM诊断、疗效、治疗关系相关的指标。（6—9）

6. 评估来访者对"呈现的问题"的自知力水平（协调与不协调）（如，对"所描述的行为"的问题性质表现出良好的自知力，认可他人的关心，并有动力改变；或对"问题"表现出矛盾心理，不愿关注问题解决；或对承认"问题"表现出抗拒和不关心，也缺乏改变的动机）。

7. 评估是否存在现有研究证明会引起类似症状的障碍（如，对立违抗行为伴ADHD、继发于焦虑障碍的抑郁）的证据，（如果合适）也考虑自杀易感性（如，当共病的抑郁症状明显时，自杀风险会增加）。

8. 评估所有有助于解释来访者当前的"问题行为"的年龄、性别、文化议题，并考虑可以帮助理解来访者行为的其他因素。

9. 评估来访者功能受损的严重程度，以确定合适的照护水平（如，行为在社会、关系、工作或职业活动中造成了轻度、中度、严重或非常严重的损害）；持续评估损害的严重程度以及治疗效果（如，没有那么严重，但仍存在轻度或中度的损害）。

5. 说明自己对不由自主讨好他人行为的觉察。（10—12）

10. 探讨来访者在原生家庭中被情感抛弃的经历。
11. 协助来访者确定害怕让人失望的原因（或补充《练习手册》中的"采取行动走向独立"）。
12. 与来访者一起阅读《弗里德曼寓言》(*Friedman's Fables*)中的"桥（The Bridge）"一文；处理寓言的意义。

6. 列出自己好的一面。（13—14）

13. 协助来访者列出自己的积极面和曾经取得的成就（或补充《练习手册》中的"承认我的优势"）。
14. 鼓励来访者养成习惯，每天从5～10分钟的独处开始，专注于个人肯定。

7. 识别并替换与自信、独处、独立等行为相关的扭曲的自动化思维。（15—18）

15. 探索并澄清来访者的恐惧或其他与自我独立相关的负面感受。
16. 使用认知重构技术（教授认知、情绪和行为之间的联系；识别相关的自动思维和自己潜在的信念或偏见；挑战认知偏见；发展其他积极的观点；通过行为实验测试偏见和替代信念），帮助来访者取代与自信、孤独、不满足他人需求相关的消极自动化思维。
17. 协助来访者发展和强化积极的、基于现实的信息，以取代与独立行为相关的扭曲的、消极的自我对话（或补充《练习手册》中的"用积极信息取代恐惧"）。

| | 18. 给来访者布置作业练习（《练习手册》中的"记录并替换自我贬低的想法"），让来访者识别使自己更加恐惧的自我对话和自我对话中的偏见，产生替代方案，并通过行为实验测试；回顾并强化成功经验，为改善提供纠正性反馈。|

8. 说明对批评的敏感性的降低。（19—21）

19. 探索来访者对批评的敏感性，并帮助来访者开发新的面对、处理、回应批评的方法。
20. 鼓励来访者阅读关于自信的书籍（*Your Perfect Right: Assertiveness and Equality in Your Life and Relationships* by Alberti and Emmons）。
21. 探讨并强化来访者表现出的所有关于自信和独立的迹象。

9. 学会对他人的要求说不。（22）

22. 在一个星期的时间里，鼓励来访者在没有过多解释的情况下说"不"，并与来访者一起处理这个问题。

10. 记录口头表达自己意见的事件。（23—24）

23. 对来访者进行自信训练，可以通过团体治疗的形式，通过讲课和布置作业来促进和发展来访者的社交技能。
24. 鼓励来访者在某一天说出自己的想法，并和来访者一起处理这样做的结果。

11. 识别自己的情感和社交需求，以及满足这些需求的方法。（25—26）

25. 要求来访者列出自己的情感和社交需求以及可能满足这些需求的方法；处理这份清单（或补充《练习手册》中的"满足未满足的情感需求"）。
26. 要求来访者列出独立的方式；然后确定两三个现在就可以开始的项目，并征得来访者的同意。监测跟进和自我改变的感觉。

12. 记录接受他人的好意而不觉得有必要回报的例子。（27）

27. 鼓励来访者允许他人为自己做一些事情，并且只接受而不给予。处理与这项任务有关的进展和感受。

13. 说明自我责任感的增强，同时降低对他人的责任感。（28—30）

28. 协助来访者确定并执行提高独立水平和在日常生活中自己做决定的方法（或补充《练习手册》中的"自己做决定"或"采取行动走向独立"）。
29. 协助来访者不为他人的行为或感受承担责任；建议

阅读书籍（*Taking Responsibility: Self-Reliance and the Accountable Life* by Branden）。

30. 促进与来访者的重要他人的联合会谈，专注于探索在关系中增加独立性的方法。

14. 说明自己对边界和边界被侵犯的觉察的增强。（31—33）

31. 鼓励来访者每天通过日记记录为自己和他人负责的边界，以及觉察到边界被打破的情况。

32. 鼓励来访者阅读（*Boundaries: Where You End and I Begin* by Katherine）并处理关键想法。

33. 要求来访者阅读《给自己的礼物》（*A Gift to Myself*）一书中关于设置界限和限制的章节，并完成附加的关于个人界限的调查；处理调查的关键想法和结果。

15. 增加与他人口头界定边界的频率。（34）

34. 强化来访者的自我边界和限制。

16. 增加自信地做决定的频率。（35—38）

35. 面对来访者做决策时出现的回避倾向，鼓励来访者努力执行主动做决策的计划（或布置《练习手册》中的"自己做决定"作为作业）。

36. 教授来访者问题解决的技能，包括清楚地定义问题、头脑风暴多种解决方案、列出每个解决方案的优缺点、寻求他人的意见、选择并执行行动计划、评估结果，并根据需要重新调整计划（或补充《练习手册》中的"行动前计划"）。

37. 示范并进行角色扮演，将问题解决的方法应用于回避决策的行为（或补充《练习手册》中的"将问题解决应用于人际冲突"）；鼓励执行行动计划，强化成功经验，纠正失败。

38. 对来访者做出的每一个及时的、深思熟虑的决定给予积极的肯定和表扬，从而达到强化的目的。

17. 参与婚姻治疗和/或家庭治疗。（39）

39. 开展婚姻治疗或家庭治疗，目标是改变根深蒂固的功能失调的婚姻或家庭模式，从而支持来访者从依赖中走出来。

18. 参加匿名互助会。(40)

19. 制订终止凌虐关系的计划，并在治疗师的指导下执行该计划。(41—43)

__. _____

40. 介绍来访者参加匿名互助会或其他合适的自助团体，来强化打破依赖伴侣的循环模式的努力。

41. 鼓励来访者阅读《言语虐待关系》(*The Verbally Abusive Relationship*)，处理关键想法和见解。

42. 将来访者转介至为受虐待妇女提供咨询服务的安全之家。

43. 将来访者转介至专门针对家庭暴力的项目，并监督和鼓励来访者继续参与该项目。

__. _____

诊断建议

ICD-10-CM	DSM-5 障碍、状况或问题
F34.1	持续性抑郁障碍
Z69.11	对配偶或伴侣躯体暴力的受害者的心理健康服务
F60.6	回避型人格障碍
F60.3	边缘型人格障碍
F60.7	依赖型人格障碍

12　抑郁——单相

问题定义

1. 情绪低落或易激惹。
2. 食欲减退或丧失。
3. 兴趣减退或快感缺失。
4. 精神运动性激越或迟滞。
5. 失眠或嗜睡。
6. 精力下降。
7. 注意力不集中、犹豫不决。
8. 社交退缩。
9. 自杀想法和/或行为。
10. 无望感、无价值感或不当的自罪。
11. 低自尊。
12. 存在未解决的哀伤议题。
13. 与情绪相关的幻觉或妄想。
14. 慢性或复发性抑郁史，曾服用抗抑郁药物或接受住院治疗、门诊治疗、电休克治疗。

—. _____
_____

长期目标

1. 缓解抑郁症状，恢复既往的功能水平。
2. 识别、接纳和调节抑郁情绪。
3. 发展对自己、他人和世界的健康的思维模式和信念，从而促进康复并预防复发。
4. 发展健康的人际关系，从而促进康复并预防复发。
5. 合理地哀悼丧失，使情绪正常化，并恢复既往适应性的功能水平。

——._____

_____

短期目标	治疗性干预
EBT 1. 与治疗师共同努力实现商定的治疗目标，同时在舒适和信任的基础上尽可能保持开放和坦诚。（1—2）	1. 与来访者建立融洽的关系，以达成牢固的治疗联盟；传达关怀、支持、温暖和共情；提供非评判性的支持，并与来访者建立一定程度的信任，让他们感到安全，从而可以讨论抑郁及其对生活的影响。EBT
	2. 强化治疗过程中强大的关系因素，通过特别关注这些经验支持的因素来培养治疗联盟：在治疗过程中与来访者协同工作；就治疗的目标和期望达成一致；面对来访者的感受和挣扎，表现出一致的共情；用语言表达对来访者的积极关注和肯定；收集来访者对自己的治疗进展的看法，并提供反馈。EBT
2. 描述当前和过去与抑郁症相关的经历，包括抑郁对来访者功能的影响和治疗动机。（3）	3. 评估当前和过去的抑郁发作，包括特征、频率、严重程度和持续时间（或补充使用半结构化访谈或量表，如抑郁诊断量表）。
3. 完成心理测试，以评估抑郁的严重程度、抗抑郁药物治疗的必要性以及自杀干预措施。（4）	4. 安排客观的心理评估，评估来访者的抑郁情绪和自杀风险（如，贝克抑郁量表-Ⅱ、贝克绝望量表）；评估结果，并向来访者反馈；根据指示再次使用以评估治疗反应。
4. 报告过去和现在的自杀想法和自杀行为。（5）	5. 评估来访者的自杀既往史和当前的自杀风险（如果存在自杀风险，请见本书"42 自杀意念"章节）。

5. 监测来访者的自伤想法。（6—7）

6. 完成医学评估，以评估医学情况或物质使用情况对抑郁症的可能影响。（8）

7. 了解所有可能导致抑郁发作或增加治疗难度的物质使用史。（9）

8. 提供行为、情绪、态度等信息，以评估与DSM诊断、疗效、治疗关系相关的指标。（10—13）

EBT 9. 配合医生进行药物评估。（14—15）

6. 持续评估和监测来访者的自杀风险。

7. 当来访者被判定有自伤风险时，安排住院治疗。

8. 将来访者转介给医生进行医学评估，排除医学或物质使用引发的抑郁症状。

9. 安排物质滥用评估，按照评估结果转介治疗（见本书"41 物质使用"章节）。

10. 评估来访者对"呈现的问题"的自知力水平（协调与不协调）（如，对"所描述的行为"的问题性质表现出良好的自知力，认可他人的关心，并有动力改变；或对"问题"表现出矛盾心理，不愿关注问题解决；或对承认"问题"表现出抗拒和不关心，也缺乏改变的动机）。

11. 评估是否存在现有研究证明会引起类似症状的障碍（如，对立违抗行为伴ADHD、继发于焦虑障碍的抑郁）的证据，（如果合适）也考虑自杀易感性（如，当共病的抑郁症状明显时，自杀风险会增加）。

12. 评估所有有助于解释来访者当前的"问题行为"的年龄、性别、文化议题，并考虑可以帮助理解来访者行为的其他因素。

13. 评估来访者功能受损的严重程度，以确定合适的照护水平（如，行为在社会、关系、工作或职业活动中造成了轻度、中度、严重或非常严重的损害）；持续评估损害的严重程度以及治疗效果（如，没有那么严重，但仍存在轻度或中度的损害）。

14. 评估来访者接受精神药物治疗的需求和期望，如果必要，安排医生进行药物治疗评估。EBT

15. 监测和评估来访者对药物的依从性、药物的有效性和不良反应；如有必要，与医生商讨。EBT

[EBT] 10. 说明对抑郁的明确理解。（16）

[EBT] 11. 说明对抑郁治疗原理的理解。（17）

[EBT] 12. 识别和替换与抑郁相关的想法和信念。（18—22）

16. 与治疗模型一致，讨论认知、行为、人际和/或其他有助于理解抑郁发作的因素（如，家族史）。[EBT]

17. 与治疗模型一致，讨论治疗如何改变认知、行为、人际和其他方面，以帮助来访者缓解抑郁并恢复到以前有效的功能水平。[EBT]

18. 开展认知行为治疗（*Cognitive Behavior Therapy: Basics and Beyond* by Beck; *Overcoming Depression* by Gilson et al.），首先向来访者说明认知、抑郁情绪和行为之间的相互关系。[EBT]

19. 让来访者在生活日记中对想法、感受和行为进行自我监控（或补充《练习手册》中的"消极想法触发消极情绪"；或 "Daily Record of Dysfunctional Thoughts" in *Cognitive Therapy of Depression* by Beck et al.）；处理日记的内容，以识别、挑战和改变抑郁的认知模式，用有现实基础的想法来取代它们。[EBT]

20. 在治疗室内和治疗室外布置"行为实验"，检验来访者原有的抑郁相关的自动思想和信念，以及新的有更多现实基础的想法，促进来访者的持续转变，增强来访者的治疗希望、动机、信心和积极的自我概念。[EBT]

21. 促进并巩固来访者的转变，从原来歪曲的抑郁的自我对话和信念，转向以现实为基础的替代，提高适应性功能（或补充《练习手册》中的"积极的自我对话"）。[EBT]

22. 探索来访者的认知歪曲，重构来访者的基本假设和认知图式，降低复发风险；帮助来访者建立与"从不讨人喜欢""无价值""无助"或"无能"对应的替代性思维。[EBT]

[EBT] 13. 学习和执行克服抑郁的行为策略。（23—24）

23. 促进来访者"行为激活"，增加他们的活动水平并优化奖励机制，同时识别阻碍来访者的过程或障碍（见 *Behavioral Activation* by Martell et al.；或补充

《练习手册》中的"确定和安排愉快的活动");根据需要,使用指导、预演、角色扮演、角色互换等方法,促进来访者在日常生活中的活动;强化成功经验,解决持续练习的阻碍。EBT

24. 帮助来访者发展相关技能,增加获得快感的可能性,理解行为激活的意义(如,自信心训练、发展锻炼计划、少一点向内/多一点向外的关注、增加社会参与);强化成功经验;解决持续有效练习的阻碍。EBT

EBT 14. 识别来访者成长经历中(过去的或当前的)重要他人,描述这些人际关系的质量,包括好的或不好的。(25)

25. 开展人际心理治疗(*The Guide to Interpersonal Psychotherapy* by Weissman et al.),从评估来访者过去和现在的重要人际关系开始;进行个案概念化,将来访者的抑郁与哀伤、人际冲突、角色转换和/或人际隔阂等联系起来。EBT

EBT 15. 说明对来访者当前人际关系问题的理解和解决方法。(26—29)

26. 针对哀伤,促进来访者表达哀悼,逐渐帮助来访者发展新的活动与关系,作为对丧失的弥补,并增强来访者的个人及社交能力。EBT

27. 针对人际冲突,帮助来访者探究冲突的本质,判断关系是否已经陷入僵局,发展可行的问题解决方法,包括学习和练习冲突解决技能(或补充《练习手册》中的"将问题解决应用于人际冲突");如果关系已经陷入僵局,就想办法改变僵局或结束关系。EBT

28. 针对角色转换(如,开始或结束一段关系或职业、搬迁、晋升、退休、毕业),帮助来访者表达失去旧角色带来的悲伤,同时探索新角色的积极和消极方面,并采取策略逐渐熟悉新角色。EBT

29. 针对人际隔阂,帮助来访者学习并练习新的人际关系技能,发展有效的人际关系。EBT

EBT 16. 学习和练习问题解决与决策技能。(30—31)

30. 开展问题解决治疗(*Problem-Solving Therapy* by Nezu et al.),利用心理教育、示范、角色扮演等技术,教导来访者解决问题的技能(定义一个具体问

EBT 17. 学习和练习冲突解决的技能，以解决人际关系问题。（32—33）

EBT 18. 学习和练习预防复发的技能。（34—36）

EBT 19. 练习正念冥想来预防复发。（37—38）

题，发展可能的解决方案，评估每个解决方案的利弊，选择一种执行，评估执行的效果，接受或修改方案）；针对现实生活中的问题，进行问题解决的角色扮演（或补充《练习手册》中的"将问题解决应用于人际冲突"）。EBT

31. 鼓励来访者发展积极的问题解决导向的态度，并视其为生活的一部分，而不是感到恐惧、绝望或回避；强化持续有效使用的成功经验。EBT

32. 教授来访者冲突解决的技能（如，共情、积极倾听、"我"信息、尊重的沟通、自信而不攻击性、协商等）；使用心理教育、示范、角色扮演、预演等方法练习解决当前的冲突；布置家庭作业；回顾和重复这些技能练习，将它们融入来访者的生活。EBT

33. 通过使用安慰与支持、澄清冲突的认知和情绪诱发因素以及积极的问题解决策略（或补充《练习手册》中的"将问题解决应用于人际冲突"），帮助来访者解决与人际相关的抑郁问题。EBT

34. 与来访者讨论波动和复发之间的区别，将波动视为治疗中常见的、暂时的返回，例如再次出现的抑郁想法和/或退缩和回避的冲动（也许和某些丧失或冲突有关）；而复发是一种持续回到抑郁想法和感受中的模式，通常伴有人际退缩和/或回避。EBT

35. 识别并与来访者预演对未来可能出现的波动情境的管理。EBT

36. 帮助来访者识别复发的早期预警信号，并反复使用在治疗期间学到的应对技能，发展来访者预防复发的能力。EBT

37. 使用正念冥想和认知治疗技术，帮助来访者学习识别和调节与抑郁相关的消极思维过程，并改变来访者与这些想法的关系（*Mindfulness-Based Cognitive Therapy for Depression* by Segal et al.）。EBT

EBT 20. 针对丧失进行工作，促进来访者恢复有意义的生活。（39）

21. 参与伴侣治疗以减轻抑郁和改善关系。（40）

22. 说明"健康的"和"不健康的"情绪，促进来访者使用健康的情绪指导行动。（41）

23. 向来访者解释过去的关系如何影响当前的抑郁。（42—45）

38. 通过治疗进步，建立来访者的个人优势，帮助来访者提高对生活幸福感的新体验（或补充《练习手册》中的"承认我的优势"和/或"我的优点是什么？"）。EBT

39. 开展复杂性创伤治疗，同时关注丧失和生活康复；评估来访者的成长经历和丧失经历，识别来访者的个人目标，运用想象和情境再现等方法进行暴露治疗，请来访者分享自己的记忆或大脑中的图像，促进想象中与逝者的对话，促进来访者接纳丧失，允许自然的哀悼，并重新投入生活（*Complicated Grief Treatment* by Shear）。EBT

40. 开展伴侣治疗，重点关注改善伴侣之间的交流的行为干预，包括主动沟通和问题/冲突解决；持续使用尊重、坚定的沟通方式，增加伴侣间的相互关心，培养合作解决问题的能力（*Integrative Couples Therapy* by Jacobson and Christensen）。

41. 使用过程体验的方法和情绪聚焦治疗，为来访者创造一个安全、有益健康的治疗环境，让他们可以处理情绪，学会识别和调节不健康的情绪，产生适应性情绪并指导行动（*Emotion-Focused Therapy for Depression* by Greenberg and Watson）。

42. 开展简短的心理动力学治疗，帮助抑郁症来访者增加对过去的关系模式可能影响当前抑郁发作的易感性的洞察；识别核心的冲突问题；促进来访者朝着改变当前人际模式现状的方向前进（"Supportive-Expressive Dynamic Psychotherapy of Depression" by Luborsky et al.）。

43. 探索与来访者当前抑郁发作相关的童年经历。

44. 鼓励来访者分享对童年痛苦的愤怒情绪，这些经历可能与当前的抑郁有关。

45. 向来访者解释未被表达的（压抑的）愤怒（和无助）情绪与当前抑郁状态之间的联系。

24. 学习、使用正念和接纳技术，帮助来访者减少回避，增加有价值感的行为。（46）

25. 阅读"战胜抑郁"的书籍。（47）

26. 增加来访者关于自己、他人、未来的乐观和积极表达。（48—49）

—._____

46. 开展接纳承诺疗法（*ACT for Depression* by Zettle），使用正念技术帮助来访者减少经验性回避，把想法和行动分开，接纳个人经历而不是试图改变或控制症状，按照来访者认同的核心价值观行动；帮助来访者澄清目标与价值，并做出相应的行为（或补充《练习手册》中的"发展非竞争性的价值观"）。

47. 作为辅助治疗，推荐来访者阅读与治疗方法一致的自助书籍，帮助来访者补充和培养对核心概念的深入理解（*A Cognitive Behavioral Workbook for Depression* by Knaus; *Solving Life's Problems* by Nezu et al.; *The Interpersonal Solution to Depression* by Pettit and Joiner; *The Mindfulness and Acceptance Workbook for Depression* by Strosahl and Robinson; *The 10-Step Depression Relief Workbook* by Rego and Fader）；处理阅读的材料。

48. 指导来访者每天至少写一条关于自己和未来的积极的句子（或补充《练习手册》中的"积极的自我对话"）。

49. 教授来访者更多抑郁症相关的知识，以及如何识别悲伤，并接纳悲伤为一种正常的情绪体验。

—._____

诊断建议

ICD-10-CM	DSM-5 障碍、状况或问题
F43.21	适应障碍，伴抑郁心境
F31.xx	双相Ⅰ型障碍
F31.81	双相Ⅱ型障碍
F34.1	持续性抑郁障碍（心境恶劣）
F34.0	环性心境障碍

F32.x	重性抑郁障碍，单次发作
F33.x	重性抑郁障碍，反复发作
F25.0	分裂情感性障碍，双相型
F25.1	分裂情感性障碍，抑郁型
F07.0	由于其他躯体疾病导致的人格改变
Z63.4	非复杂性的丧亲之痛

13　分离障碍

问题定义

1. 存在 2 种或 2 种以上截然不同的人格状态，且反复地、完全地控制此人的行为。
2. 突然无法回忆重要的个人身份信息，区别于普通的健忘。
3. 持续或反复出现人格解体的体验，感觉好像脱离或超脱个体的内心体验或躯体，在此过程中现实检验仍然完整。
4. 持续或反复出现人格解体的体验，感觉是自动的或像是在梦中。
5. 这种人格解体持久而严重，造成日常生活的显著痛苦。

—.＿＿＿＿＿＿＿＿＿＿＿＿＿＿＿＿＿＿＿＿＿＿＿＿＿＿＿＿＿＿＿＿
＿＿＿＿＿＿＿＿＿＿＿＿＿＿＿＿＿＿＿＿＿＿＿＿＿＿＿＿＿＿＿＿＿

长期目标

1. 整合不同人格。
2. 减少分离发作的频率和持续时间。
3. 解决分离背后的情感创伤。
4. 降低由分离导致的日常痛苦的程度。
5. 恢复完整的记忆。

—.＿＿＿＿＿＿＿＿＿＿＿＿＿＿＿＿＿＿＿＿＿＿＿＿＿＿＿＿＿＿＿＿
＿＿＿＿＿＿＿＿＿＿＿＿＿＿＿＿＿＿＿＿＿＿＿＿＿＿＿＿＿＿＿＿＿

短期目标	治疗性干预
[EBT] 1. 与治疗师共同努力实现商定的治疗目标，同时在舒适和信任的基础上尽可能保持开放和坦诚。（1—2）	1. 与来访者建立融洽的关系，以达成牢固的治疗联盟；传达关怀、支持、温暖和共情；提供非评判性的支持，并与来访者建立一定程度的信任，让他们感到安全，从而可以表达解离带来的脆弱及其对生活的影响。[EBT]
	2. 强化治疗过程中强大的关系因素，通过特别关注这些经验支持的因素来培养治疗联盟：在治疗过程中与来访者协同工作；就治疗的目标和期望达成一致；面对来访者的感受和挣扎，表现出一致的共情；用语言表达对来访者的积极关注和肯定；收集来访者对自己的治疗进展的看法，并提供反馈。[EBT]
2. 识别每一种人格并让每一种人格讲述自己的故事。（3—4）	3. 在避免不当鼓励和引导的情况下，探查和评估控制来访者的每一种人格。
	4. 对与分离状态及其解决方案相关的变量进行功能分析，包括思维、感受、行动、人际、后果以及继发性获益。
3. 完成心理测验，进一步了解分离体验和人格的本质及程度。（5）	5. 完成或参考分离相关的心理测验［如，分离体验量表（The Dissociative Experiences Scale）］和/或正常与异常的人格特征特质测验［如，明尼苏达多相人格量表-2（Minnesota Multiphasic Personality Inventory-2）］。
4. 配合转介，以排除遗忘的器质性因素。（6）	6. 把来访者转介给神经内科医生，评估导致记忆丧失体验的器质性因素。
5. 提供行为、情绪、态度等信息，以评估与DSM诊断、疗效、治疗关系相关的指标。（7—10）	7. 评估来访者对"呈现的问题"的自知力水平（协调与不协调）（如，对"所描述的行为"的问题性质表现出良好的自知力，认可他人的关心，并有动力改变；或对"问题"表现出矛盾心理，不愿关注问题解决；或对承认"问题"表现出抗拒和不关心，也缺乏改变的动机）。

| | 8. 评估是否存在现有研究证明会引起类似症状的障碍（如，对立违抗行为伴 ADHD、继发于焦虑障碍的抑郁）的证据，（如果合适）也考虑自杀易感性（如，当共病的抑郁症状明显时，自杀风险会增加）。 |

9. 评估所有有助于解释来访者当前的"问题行为"的年龄、性别、文化议题，并考虑可以帮助理解来访者行为的其他因素。

10. 评估来访者功能受损的严重程度，以确定合适的照护水平（如，行为在社会、关系、工作或职业活动中造成了轻度、中度、严重或非常严重的损害）；持续评估损害的严重程度以及治疗效果（如，没有那么严重，但仍存在轻度或中度的损害）。

6. 配合医生完成精神药物评估。（11）

11. 为来访者安排精神药物评估。

7. 按处方规律服用精神药物。（12）

12. 监控和评估来访者用药的依从性、药物的有效性及副作用。

8. 参与治疗以解决分离症状导致的个体和人际关系的易感性。（13）

13. 对那些与临床症状（如，PTSD）或人格障碍（如，BPD）有功能性相关的分离，开展或参考这类障碍的循证治疗（如，认知加工治疗或辩证行为治疗）。

9. 识别触发分离状态的关键事件。（14—16）

14. 探索触发来访者分离状态的感受和创伤性事件（见本书"8 童年创伤"及"36 性虐待受害者"章节）。

15. 探索来访者的情感痛苦或创伤的来源以及恐惧、不满足、被拒绝或虐待的感受（或补充《练习手册》中的"描述创伤"）。

16. 帮助来访者接受分离与回避面对情绪冲突/问题和痛苦体验（经验性回避）。

10. 减少人格转变的次数和持续时间。（17—18）

17. 支持和鼓励来访者聚焦现实而非通过分离去逃避，促进其人格的整合（或补充《练习手册》中的"保持聚焦当下的现实"）。

18. 向来访者强调此时此地聚焦现实的重要性，而不是聚焦于过往的创伤和与固着相关的分离症状。强化此时此地的行为的实例。

11. 练习放松和深呼吸，以减轻促发分离的焦虑。（19—21）

19. 教授来访者放松技术（如，渐进式肌肉放松、呼吸诱导放松、平静意象、线索控制放松、应用放松），作为减少促发分离的慢性或急性生理紧张的特殊策略。

20. 进行角色扮演练习，在想象的压力场景中运用放松和认知应对技术，从低压力场景到高压力场景。让来访者在日常生活中以及面对压力情境时，使用放松和认知技术；讨论结果，强化成功经验并解决障碍。

21. 引导来访者在参考书或者治疗手册上学习渐进式肌肉放松以及其他放松技术（*The Relaxation and Stress Reduction Workbook* by Davis, Robbins-Eshelman, and McKay; *Mastery of Your Anxiety and Worry: Workbook* by Craske and Barlow）。

12. 识别、挑战并用能更好地调节情绪的自我对话取代引发消极情绪反应的自我对话。（22—24）

22. 探索来访者调节强烈的负面/痛苦感受和行为的自我对话（如，"我无法面对它"）；识别和处理偏见，帮助他们习得纠正偏见的评价和自我对话，并促进更现实、更规范化的应答。将新的自我对话和放松技术作为应对策略的一部分来管理消极情绪。

23. 进行角色扮演练习，在想象的情绪激发场景中运用放松和认知应对技术，从低挑战场景到高挑战场景。让来访者在日常生活中以及面对激发情境时，使用放松和认知技术；讨论结果，强化成功经验并解决障碍。

24. 给来访者布置家庭作业，让他们识别有偏见的自我对话，并建立帮助调节情绪反应的替代方案（或补充《练习手册》中的"记录并替换自我贬低的想法"）；回顾并强化成功经验，为改善提供纠正性反馈。

13. 说明并让来访者接受，短暂的分离状态只是暂时的现象，而非惊恐的基础。（25—29）

25. 教会来访者在面对短暂的分离状态时保持冷静并聚焦当下，以免促发焦虑症状。

26. 使用接纳承诺疗法（ACT）帮助来访者体验、接受那些令人不安和痛苦的想法及感受，避免受到过度影响，并将更多时间和精力投入确定的、对自身有价值的活动中（*Acceptance and Commitment Therapy* by Hayes, Strosahl, and Wilson）。

27. 教授来访者正念冥想，帮助他们改变与痛苦想法/感受的关系，建立适当反应的接纳［*Guided Mindfulness Meditation* (Audio CD) by Kabat-Zinn］。

28. 为来访者布置家庭作业，让他们练习正念冥想和ACT，将这些方法融入日常生活。

29. 安排来访者阅读有关正念和ACT的内容（*Finding Life Beyond Trauma: Using Acceptance and Commitment Therapy to Heal from Post-Traumatic Stress and Trauma-Related Problems* by Follette and Pistorello）。

14. 探讨失忆前和失忆后的时期。（30—31）

30. 探索来访者痛苦情绪和创伤的来源以及恐惧、不确定性、被拒绝或虐待的感受（或补充《练习手册》中的"描述创伤"）。

31. 安排和鼓励来访者与重要他人会面，帮助来访者找回遗忘的个人信息。

15. 用照片和其他纪念物激发来访者对自身经历的回忆。（32—33）

32. 引导来访者放松并耐心地找回失去的记忆。

33. 回顾照片和其他纪念物，缓慢唤醒来访者的回忆。

__. _____

__. _____

诊断建议

ICD-10-CM	DSM-5 障碍、状况或问题
F10.20	酒精使用障碍，中度或重度
F44.81	分离性身份障碍
F44.0	分离性遗忘症
F48.1	人格解体/现实解体障碍
F44.9	未特定的分离障碍
F44.89	其他特定的分离障碍

14　进食障碍与肥胖

问题定义

1. 拒绝让体重保持在或高于相应年龄、身高对应的正常体重范围（体重低于预期值的 85%）。
2. 即使体重已经显著低于标准，仍然强烈害怕体重增加或长胖。
3. 因对超重的不当认知而产生持续的对自身体像的关注。
4. 因体重或体型对自我评价产生不当影响。
5. 强烈排斥对目前低体重的严重性的认识。
6. 月经已来潮的女性出现闭经（至少 3 个连续的月经周期未来月经）。
7. 由于进食障碍导致水和电解质失衡加剧。
8. 反复出现不适当的代偿行为以防止体重增加，如催吐、滥用泻药、利尿剂、灌肠剂或其他物质、禁食、过度运动。
9. 反复出现暴食行为（在短时间内大量进食，并且对进食行为缺乏控制感）。
10. 进食速度远快于正常水平。
11. 进食直到出现不适的饱腹感。
12. 在没有感受到饥饿时大量进食。
13. 因进食量过大感到尴尬而单独进食。
14. 大量进食后对自己感到厌恶、抑郁或非常内疚。
15. 因体脂比例异常升高而出现相对于身高的高体重（身体质量指数大于等于 30）。

—．_____

_____

长期目标

1. 恢复正常的进食模式，保持健康的体重以及对体型的现实性评估。
2. 通过水和电解质的平衡来稳定身体状况，恢复能维持生命和回到正常体重的进食模式。
3. 终止暴食和清除的行为模式，恢复适量进食有营养食物的模式。
4. 终止暴食，改变生活方式以减重并改善健康状况。
5. 发展健康的认知模式和自我信念，达成积极的身份认同，防止进食障碍复发。
6. 建立健康的人际关系，帮助减轻和预防进食障碍复发。
7. 制定应对策略（如，识别感受、问题解决、自信），以解决可能导致进食障碍复发的情绪问题。

一._____
_____

短期目标	治疗性干预
EBT 1. 与治疗师共同努力实现商定的治疗目标，同时在舒适和信任的基础上尽可能保持开放和坦诚。（1—2）	1. 与来访者建立融洽的关系，以达成牢固的治疗联盟；传达关怀、支持、温暖和共情；提供非评判性的支持，并与来访者建立一定程度的信任，让他们感到安全，从而可以讨论进食障碍/肥胖及其对生活的影响。EBT
	2. 强化治疗过程中强大的关系因素，通过特别关注这些经验支持的因素来培养治疗联盟：在治疗过程中与来访者协同工作；就治疗的目标和期望达成一致；面对来访者的感受和挣扎，表现出一致的共情；用语言表达对来访者的积极关注和肯定；收集来访者对自己的治疗进展的看法，并提供反馈。EBT
2. 如实描述进食模式，包括进食的类型、频率、数量。（3—5）	3. 评估来访者的病程，包括进食量、类型以及进食模式（如，吃得太少、吃得太多、暴食或囤积食物），从中找到来访者个人以及人际关系中的促发因素和个人目标。
	4. 对比来访者的卡路里摄入量，以衡量是摄入过量还

3. 描述那些经常出现的、不健康的控制体重的行为。(6)

4. 完成心理测试，以评估和监测来访者的饮食模式和不健康的减重方式。(7)

5. 提供行为、情绪、态度等信息，以评估与 DSM 诊断、疗效、治疗关系相关的指标。(8—11)

是摄入不足，女性成人平均每天摄入 1900 卡路里，男性成人平均每天摄入 2500 卡路里*。

5. 给来访者测量体重，评估是否为最低限值，并评估来访者进食障碍的相关行为以及扭曲的思维和自我体像。

6. 评估来访者是否存在反复出现的、不恰当的清除，或非清除的代偿行为，如催吐、滥用泻药、利尿剂、灌肠剂或其他物质，禁食或过度运动。持续监控（这些行为）。

7. 为来访者提供能够客观评估进食障碍的心理测试［如，进食问卷（Eating Inventory）、斯特林进食障碍量表（Stirling Eating Disorder Scales）或进食障碍问卷 -3（Eating Disorders Inventory-3）］，向来访者提供有关评估结果的反馈；根据指示再次使用以评估疗效。

8. 评估来访者对"呈现的问题"的自知力水平（协调与不协调）（如，对"所描述的行为"的问题性质表现出良好的自知力，认可他人的关心，并有动力改变；或对"问题"表现出矛盾心理，不愿关注问题解决；或对承认"问题"表现出抗拒和不关心，也缺乏改变的动机）。

9. 评估是否存在现有研究证明会引起类似症状的障碍（如，对立违抗行为伴 ADHD、继发于焦虑障碍的抑郁）的证据，（如果合适）也考虑自杀易感性（如，当共病的抑郁症状明显时，自杀风险会增加）。

10. 评估所有有助于解释来访者当前的"问题行为"的年龄、性别、文化议题，并考虑可以帮助理解来访者行为的其他因素。

11. 评估来访者功能受损的严重程度，以确定合适的照护水平（如，行为在社会、关系、工作或职业活动

---

* 1900 卡路里约等于 7950 焦耳，2500 卡路里约等于 10460 焦耳。——译者注

6. 配合完成完整的医学评估。（12）

7. 配合完成营养评估。（13）

8. 配合完成口腔检查。（14）

EBT 9. 配合进行药物评估，如果医生开了处方，就需要坚持服药。（15—16）

EBT 10. 如有需要，配合接受住院治疗。（17）

EBT 11. 准确说明进食障碍是如何发展的。（18）

EBT 12. 探讨对治疗基本原理和目标的理解，并承诺参与其中。（19—21）

中造成了轻度、中度、严重或非常严重的损害）；持续评估损害的严重程度以及治疗效果（如，没有那么严重，但仍存在轻度或中度的损害）。

12. 将来访者转介至医生处，以评估未能维持足够体重和过度代偿的负面后果；就来访者的医疗状况与医生密切沟通。

13. 将来访者转介至在进食障碍方面有经验的营养学家处，进行营养康复评估；协调护理计划。

14. 将来访者转介至牙医处，进行牙科检查，以评估清除行为和/或营养不良可能对牙齿造成的损害。

15. 评估来访者对精神药物的需求（如，选择性5-羟色胺再摄取抑制剂）；如果有需要，安排医生来评估和开具精神药物。 EBT

16. 监测来访者对药物的依从性、药物的副作用和有效性；如有需要，与医生商讨。 EBT

17. 如果来访者体重减轻加剧，身体健康受到损害，或因严重精神障碍（如，严重抑郁和自杀倾向）对自己或他人构成危险，必要时建议住院治疗。 EBT

18. 向来访者说明进食障碍发展的模型，包括社会文化压力、在形成自我形象时对自身体型的高估、不良的饮食习惯（如，禁食、暴饮暴食）、非适应性的代偿性体重管理行为（如，清除、运动）以及由此产生的低自尊感（*Eating Disorders: A Transdiagnostic Protocol* by Fairburn and Cooper）。 EBT

19. 讨论与模型一致的治疗原理，包括认知、行为、人际关系、生活方式和/或营养因素如何导致不好的自我形象，不受控制的饮食和不健康的代偿行为，以及改变这些将如何帮助发展出促进身体和心理健康的饮食习惯。 EBT

20. 使用动机式访谈技术探索来访者对做出参与治疗的承诺的矛盾心理。 EBT

| EBT | 13. 记录食物消耗的情况。（22） |

21. 请来访者阅读与治疗模式一致的关于进食障碍或肥胖的书籍或治疗手册的心理教育章节（*Overcoming Binge Eating* by Fairburn; *Overcoming Your Eating Disorders* by Apple and Agras; *Helping Your Teenager Beat an Eating Disorder* by Lock and Le Grange; *The LEARN Program for Weight Management* by Brownell; *Effective Weight Loss* by Forman and Butryn）。 EBT

22. 安排来访者自我监控和记录食物摄入量（或补充《练习手册》中的"现实日记：食物、体重、想法和感受"）；处理日记的内容，以加强和促进改变的动机。 EBT

| EBT | 14. 通过规律饮食和摄入最佳的每日卡路里来建立有规律的饮食模式。（23—25） |

23. 为来访者建立一个适当的每日卡路里摄入量，并协助他们计划饮食。 EBT

24. 根据身体质量指数、身高和体重表或其他一些公认的标准，为来访者建立健康的体重目标。 EBT

25. 监控来访者的体重（如，每周），并提供关于体重的现实反馈。 EBT

| EBT | 15. 获得并保持水和电解质平衡以及恢复生殖功能。（26—27） |

26. 监控来访者的水和电解质摄入量，维持平衡；就实现平衡目标的进展给予真实的反馈。 EBT

27. 如果由于进食模式不良而需要监测水和电解质，让来访者定期咨询医生。 EBT

| EBT | 16. 识别并制定不健康饮食或减肥行为的高风险情况清单。（28—29） |

28. 评估所有内部和外部因素（人、物品和情境）和个体因素（想法、意象和冲动），这些因素会导致不受控制的进食和／或代偿性体重管理行为。 EBT

29. 指导和协助来访者为不受控制的饮食和／或代偿性体重管理行为构建高风险的内部和外部触发层级；与来访者一起研究环境和行为变化，限制接触刺激，并增加对刺激反应的管理。 EBT

| EBT | 17. 学习和管理对不健康饮食或减肥的冲动的技能。（30） |

30. 指导来访者运用特定的技能来管理高风险的情况，包括延迟和分散注意力、积极的自我对话、问题解

EBT 18. 参与锻炼,以建立管理非适应性的体重控制行为的技能。(31)

EBT 19. 识别、挑战并替代促进厌食症或贪食症的自我对话和信念。(32—34)

决、冲突应对(如,共情、积极倾听、"我"信息、尊重的沟通、自信而不攻击性、协商)或其他社交/沟通技能;使用示范、角色扮演和行为训练来处理当前的情况。EBT

31. 布置家庭作业,让来访者练习和强化在治疗中学到的技能;选择最有可能带来成功应对经验的初始高风险情境;准备和演练管理风险情境的计划;回顾和处理来访者在现实生活的技能应用情况,强化成功经验,为改善提供纠正性反馈。EBT

32. 开展认知行为治疗(*Cognitive Behavior Therapy and Eating Disorders* by Fairburn),帮助来访者了解暴食和清除的不良影响;自我监测体重和饮食模式,建立有规律的进食模式(或补充《练习手册》中的"现实日记:食物、体重、想法和感受");处理日记内容。EBT

33. 开展第二阶段的认知行为治疗:转移注意力以避免节食;减少对体重和身体形象的担忧;教授来访者问题解决技能;进行认知重构以识别、挑战并替代消极认知信息,这些信息导致了引发非适应性饮食和体重控制的感受和行为(或补充《练习手册》中的"恐惧如何控制我的饮食?")。EBT

34. 开展第三阶段的认知行为治疗,以协助来访者制订维持计划和复发预防计划,包括自我监测进食和暴食的触发因素,持续使用问题解决和认知重构,并设定短期目标以保持疗效。EBT

EBT 20. 解决暴食行为,明确过去和现在的重要人物,并描述这些人际关系的质量(好或者坏)。(35)

35. 开展人际心理治疗(*Interpersonal Psychotherapy for Bulimia Nervosa* by Fairburn),评估来访者过去和现在重要关系的"人际清单",强调可能促进进食障碍的部分(如,人际冲突、角色转换冲突、未解决的哀伤和/或人际隔阂)。EBT

14 进食障碍与肥胖 | 119

[EBT] 21. 探讨当前人际关系问题的解决和由此导致的暴食行为的结束。(36—39)

[EBT] 22. 患厌食症的青少年以及父母同意参与三个阶段的基于家庭的治疗。(40—42)

36. 对于哀伤，教来访者如何哀悼，并逐渐帮助来访者发现新的活动和人际关系来弥补丧失。[EBT]

37. 对于冲突，帮助来访者探讨关系、冲突的性质、是否陷入僵局以及解决问题的可行选择，包括学习和执行解决冲突的技能；如果关系陷入僵局，考虑如何改变僵局或结束关系。[EBT]

38. 对于角色转换（如，开始或结束一段关系或职业、搬家、晋升、退休、毕业），帮助来访者表达对失去旧角色的哀悼，同时认识新角色的积极和消极方面，并逐步适应新角色。[EBT]

39. 对于人际关系隔阂，帮助来访者发展新的人际交往技能和人际关系。[EBT]

40. 进行基于家庭的治疗（Family-Based Treatment, FBT）的第一阶段（会谈 1—10，参见 *Treatment Manual for Anorexia Nervosa* by Lock et al.），在会谈中确认家属的参与意图并严格遵守治疗计划，确认进食障碍的病史，确保父母将对来访者的体重恢复负责，建立健康体重目标，并要求家庭成员参与家庭聚餐；与父母和医生确定并建立来访者每日的最低热量摄入量，并关注他们的饮食计划；如果因营养不良而需要监测水和电解质平衡，应咨询医生和/或营养师。[EBT]

41. 进行 FBT 的第二阶段（会谈 11—16），通过密切监测体重增加，关注医生/营养师的报告；随着急性饥饿的解决，摄入量接近正常预期，体重增加，逐渐将进食决定的控制权重新交给青少年。[EBT]

42. 进行 FBT 的第三阶段（会谈 17—20），通过监督和强化进展，增加体重；关注青少年的发展问题，教导并练习问题解决和复发预防的技能。[EBT]

| EBT | 23. 帮助来访者建立一个基于性格、特质、关系和内在价值的身份认知，而不是基于体重和外表。(43)

| EBT | 24. 完成并保持减肥计划。(44—45)

| EBT | 25. 探讨对复发预防的理解以及波动和复发之间的区别。(46—47)

| EBT | 26. 执行预防复发的策略，以预防和管理未来的症状波动。(48—50)

27. 参加支持性团体，帮助来访者维持疗效。(51)

43. 通过回顾来访者的才能、成就、积极个性、对他人的重要性和内在精神价值，帮助来访者明确除身体形象之外的自我价值。| EBT |

44. 对来访者进行全面的行为减重干预（*The LEARN Program for Weight Management* by Brownell；*Cognitive Behavioral Treatment of Obesity* by Cooper et al.；*The Look AHEAD Program* by the Look AHEAD Research Group），这些干预涉及减肥和维持减肥的关键领域（如，积极的生活方式；增加锻炼；均衡营养；最佳总热量摄入；刺激识别、清除和管理；认知重构；个人和人际关系技能建设）。| EBT |

45. 在每周的会谈中，系统地执行行为减肥计划，教授每个部分，强化成功经验，解决持续执行的阻碍。| EBT |

46. 与来访者讨论波动和复发之间的区别，将波动与痛苦、冲动或回避的初始和可逆的返回联系起来，将复发与决定回到非适应性的想法与行为循环联系起来（如，感到焦虑，暴食，然后出现清除行为）。| EBT |

47. 明确来访者未来可能发生波动的情境或环境。| EBT |

48. 制订"维持计划"，让来访者持续地、常规地使用在治疗中学到的策略（如，个人和人际交往技能、进食模式、活动水平），以防止复发。| EBT |

49. 与来访者制订一个"波动应对计划"，描述如何管理在治疗中学到的技能，减少症状波动的发生，并回到在治疗中习得的模式。| EBT |

50. 安排定期的"维持"会谈，帮助来访者保持疗效，并适应没有进食障碍的生活。| EBT |

51. 让来访者参与致力于维持治疗收益、防止进食障碍和肥胖复发的支持性团体。

二. _____   二. _____
_____   _____

诊断建议

ICD-10-CM	DSM-5 障碍、状况或问题
F50.02	神经性厌食，暴食/清除型
F50.01	神经性厌食，限制型
F50.2	神经性贪食
E66.9	超重或肥胖
F50.9	未特定的喂食或进食障碍
F50.8	其他特定的喂食或进食障碍
F60.7	依赖型人格障碍

15　教育缺损

问题定义

1. 未能完成中学学业。
2. 不具备职场就业技能，需要职业训练。
3. 功能性文盲。
4. 在学校或其他学习环境中表现出困难，但不涉及行为问题。
5. 对学习能力缺乏信心。
6. 在需要学习新知识、新技能的情境中感到焦虑。

—._____
_____

长期目标

1. 认识到中学毕业的必要性，并报名必要的课程，获得相应证书。
2. 寻求职业训练，获得职场就业技能。
3. 提升读写能力。
4. 克服学习相关的焦虑问题。
5. 确定存在的学习障碍，并培养技能，克服障碍。

—._____
_____

短期目标	治疗性干预
EBT 1. 与治疗师共同努力实现商定的治疗目标，同时在舒适和信任的基础上尽可能保持开放和坦诚。（1—2）	1. 与来访者建立融洽的关系，以达成牢固的治疗联盟；传达关怀、支持、温暖和共情；提供非评判性的支持，并与来访者建立一定程度的信任，让他们感到安全，从而可以讨论教育缺损及其对生活的影响。EBT
	2. 强化治疗过程中强大的关系因素，通过特别关注这些经验支持的因素来培养治疗联盟：在治疗过程中与来访者协同工作；就治疗的目标和期望达成一致；面对来访者的感受和挣扎，表现出一致的共情；用语言表达对来访者的积极关注和肯定；收集来访者对自己的治疗进展的看法，并提供反馈。EBT
2. 明确导致教育中止的因素。（3—4）	3. 了解来访者对教育的态度以及导致教育终止的家庭、同伴和/或学校经历。
	4. 收集来访者的教育史，包括家庭的既往教育成就和来访者在特定科目（如，阅读、数学）上遇到的困难。
3. 沟通并确认来访者是否需要完成中学学业。（5—9）	5. 建议来访者需要接受进一步教育。
	6. 运用动机式访谈的方法，帮助来访者探索达到教育目标的动机障碍和激励措施。
	7. 帮助来访者列出清单，列举未完成中学学业可能对生活产生的负面影响。
	8. 支持并指导来访者获得进一步的教育培训。
	9. 通过指出社会关系、经济和自尊方面的优势，增强和鼓励来访者寻求教育和/或职业训练的意愿（或补充《练习手册》中的"教育的优势"）。
4. 完成评估，明确来访者的学习风格，并确定或排除特定的学习障碍。（10）	10. 开展测试，或将来访者转介至教育专家处接受学习风格和认知能力测试，以确定或排除学习障碍。
5. 完成健康状况的医学评估。（11）	11. 将来访者转介给医生接受医学评估，评估可能影响教育表现和/或动机的医学情况（如，甲状腺功能减退导致的精力/动力低下）。

6. 配合进行心理评估，评估可能影响或已经影响教育成就的其他精神障碍的症状。（12）
7. 引出任何可能导致并加重教育缺损的物质使用史。（13）
8. 提供行为、情绪、态度等信息，以评估与DSM诊断、疗效、治疗关系相关的指标。（14—17）

9. 配合转介，由医生开展精神药物使用的评估。（18—20）

12. 开展心理评估，或转介来访者接受心理评估，评估注意缺陷多动障碍（见本书"4 注意缺陷多动障碍——成人"章节）；或其他可能影响教育表现或动机的精神障碍（如，抑郁症、焦虑症）。
13. 安排来访者接受物质滥用评估，如果评估结果建议治疗，则转介来访者接受治疗（见本书"41 物质使用"章节）。
14. 评估来访者对"呈现的问题"的自知力水平（协调与不协调）（如，对"所描述的行为"的问题性质表现出良好的自知力，认可他人的关心，并有动力改变；或对"问题"表现出矛盾心理，不愿关注问题解决；或对承认"问题"表现出抗拒和不关心，也缺乏改变的动机）。
15. 评估是否存在现有研究证明会引起类似症状的障碍（如，对立违抗行为伴ADHD、继发于焦虑障碍的抑郁）的证据，（如果合适）也考虑自杀易感性（如，当共病的抑郁症状明显时，自杀风险会增加）。
16. 评估所有有助于解释来访者当前的"问题行为"的年龄、性别、文化议题，并考虑可以帮助理解来访者行为的其他因素。
17. 评估来访者功能受损的严重程度，以确定合适的照护水平（如，行为在社会、关系、工作或职业活动中造成了轻度、中度、严重或非常严重的损害）；持续评估损害的严重程度以及治疗效果（如，没有那么严重，但仍存在轻度或中度的损害）。
18. 转介来访者接受药物评估，治疗ADHD或其他会影响教育表现或动机的精神障碍（如，抑郁症、焦虑症）。
19. 鼓励来访者服用医生开具的精神药物，并报告药物的疗效和副作用。
20. 监测和评估来访者对药物的依从性、药物的有效性

10. 执行评估的建议。（21）
11. 了解与来自父母、老师或同伴的负性和批评性教育相关的事件和感受。（22—23）

12. 表达与学习情境相关的焦虑和消极情绪降低。（24—27）

13. 找出自己在学习和职业方面的长处。（28）
14. 明确教育成就的优势和缺乏教育的劣势。（29）

和副作用。

21. 鼓励来访者执行教育、心理和医学评估的建议。
22. 请来访者列出自己曾在学习环境中经历的，与老师、父母和同伴相关的负性事件清单，并和心理治疗师探讨这些内容。
23. 帮助来访者对因缺乏阅读能力、学业成就或职业技能而产生的羞耻感或尴尬保持开放态度。
24. 在来访者努力提高自己的受教育水平时给予鼓励和言语肯定。
25. 教授来访者放松技术（如，渐进式肌肉放松、想象、腹式呼吸、深度放松的言语线索等），更好地区分放松和紧张的感觉以及应用这些技术来应对学习环境中的恐惧和焦虑（*The Relaxation and Stress Reduction Workbook* by Davis, Robbins-Eshelman, and McKay）。
26. 要求来访者每天完成至少15分钟的放松训练，并把这些技术运用在学习情境中（或补充《练习手册》中的"深呼吸练习"）；回顾并强化成功经验，为改善提供纠正性反馈。
27. 让来访者阅读有关渐进式肌肉放松和其他平静策略的书籍或治疗手册（*The Relaxation and Stress Reduction Workbook* by Davis, Robbins-Eshelman, and McKay; *Mastery of Your Anxiety and Worry: Workbook* by Craske and Barlow）。
28. 帮助来访者认识现实存在的学习和职业优势（或补充《练习手册》中的"我的学习和职业优势"）。
29. 请来访者列出一个清单，列举追求提升学历目标的好处和缺乏教育的坏处（或补充《练习手册》中的"教育的优势"）；鼓励来访者设定现实可行的教育目标，并付诸行动。

15. 识别并取代关于受教育机会和能力水平的负面想法。（30—32）

16. 同意寻求教育辅助以掌握阅读技能。（33—34）

17. 承诺接受进一步的学业或职业训练。（35）

18. 进行必要的联系，了解中学或职业学校的入学情况。（36—37）

19. 坚持上课，直到获得学位或完成职业培训课程。（38）

—._____
_____

30. 运用认知重构技术（即教授来访者思维、感受与行为之间的联系；识别相关的自动思维及潜在信念或认知偏差；挑战认知偏差，建立替代的积极视角；通过行为实验验证偏差和替代信念）帮助来访者替换关于教育与学习能力的负性自动思维。

31. 鼓励来访者发现和应用更多积极的、基于现实的信息，代替与教育和学习能力相关的扭曲的、消极的自我对话（或补充《练习手册》中的"用积极信息取代恐惧"）。

32. 给来访者布置家庭作业（或补充《练习手册》中的"记录并替换自我贬低的想法"），在练习中识别恐惧的自我对话和自我暗示中的认知偏差，找出替代想法，并通过行为实验检验；回顾并强化成功经验，为改善提供纠正性反馈。

33. 评估来访者的阅读缺陷。

34. 向来访者推荐学习阅读的资源，监督并鼓励来访者持之以恒。

35. 争取让来访者承诺寻求进一步的学业或职业训练。

36. 为来访者提供有关成人教育、中学和职业技能训练的社区资源的信息。

37. 让来访者初步联系职业或教育培训机构，并反馈具体情况。

38. 监督和支持来访者坚持接受教育或参加职业课程。

—._____
_____

诊断建议

ICD-10-CM	DSM-5 障碍、状况或问题
Z55.9	学业或教育问题
Z56.9	与就业相关的其他问题
F81.2*	特定学习障碍，伴书面表达受损
F81.0	特定学习障碍，伴阅读受损
R41.83	边缘性智力功能
F70	智力障碍，轻度
F71	智力障碍，中度

---

* 根据 DSM-5 中文版，编码 F81.2 对应的是"特定学习障碍，伴数学受损"；而"特定学习障碍，伴书面表达受损"对应的编码是 F81.81。——译者注

16　家庭冲突

问题定义

1. 与父母和/或兄弟姐妹持续或频繁地发生冲突。
2. 家庭成员之间很少或没有联系,导致家庭缺乏积极支持的稳定资源。
3. 与父母存在持续冲突,其特征是父母助长孩子的依赖性,导致过度参与。
4. 与父母住在一起,并且在短时间内无法独立生活。
5. 长期不与父母沟通,把自己描述成"害群之马"。
6. 父母都是再婚,并都把上一段婚姻中的孩子带入目前的婚姻生活中。
7. 父母在未成年子女的养育方法和方式上有冲突。

___. _____
_____

长期目标

1. 父母与子女相处时加强合作和相互支持。
2. 安排独立的生活,让子女以健康的方式开始脱离父母的束缚。
3. 减少当下与父母之间的冲突,同时开始放下或解决过去的冲突。
4. 家庭成员相互支持、帮助和关心,实现良好的沟通与和谐关系。
5. 成为一个功能良好并且家庭成员彼此联结的重组/混合家庭。
6. 降低压力水平、提高满意度,并改善与家庭成员和/或其他权威的沟通。

___. _____
_____

短期目标	治疗性干预
[EBT] 1. 与治疗师共同努力实现商定的治疗目标，同时在舒适和信任的基础上尽可能保持开放和坦诚。（1—2）	1. 与来访者建立融洽的关系，以达成牢固的治疗联盟；传达关怀、支持、温暖和共情；提供非评判性的支持，并与来访者建立一定程度的信任，让他们感到安全，从而可以讨论冲突及其对生活的影响。[EBT]
	2. 强化治疗过程中强大的关系因素，通过特别关注这些经验支持的因素来培养治疗联盟：在治疗过程中与来访者协同工作；就治疗的目标和期望达成一致；面对来访者的感受和挣扎，表现出一致的共情；用语言表达对来访者的积极关注和肯定；收集来访者对自己的治疗进展的看法，并提供反馈。[EBT]
2. 描述自己和父母之间的冲突及原因。（3—4）	3. 告知来访者拥有并且能够表达自己的感受、想法和观点，培养对家庭的自主感。
	4. 探索来访者家庭冲突的本质及家庭成员对冲突的认识。
3. 参与以减少冲突为重点的家庭治疗。（5—6）	5. 与来访者及父母开展家庭治疗，促进健康的沟通（重点是克制、互惠、尊重的思想和情感沟通）、冲突解决并正常化自立的过程。
	6. 对家庭成员进行心理教育：要改变家庭的沟通模式，阻力通常很高，需要所有成员共同努力。
4. 提供行为、情绪、态度等信息，以评估与DSM诊断、疗效、治疗关系相关的指标。（7—10）	7. 评估来访者对"呈现的问题"的自知力水平（协调与不协调）（如，对"所描述的行为"的问题性质表现出良好的自知力，认可他人的关心，并有动力改变；或对"问题"表现出矛盾心理，不愿关注问题解决；或对承认"问题"表现出抗拒和不关心，也缺乏改变的动机）。
	8. 评估是否存在现有研究证明会引起类似症状的障碍（如，对立违抗行为伴ADHD、继发于焦虑障碍的抑郁）的证据，（如果合适）也考虑自杀易感性（如，当共病的抑郁症状明显时，自杀风险会增加）。

5. 明确自己和其他家庭成员在家庭冲突中的角色（11—12）

6. 通过分享关于家庭动力、角色和期望的想法与感受，家庭成员表现出更开放的态度。（13—14）

7. 明确物质依赖行为在触发家庭冲突中可能的影响。（15）

8. 说明家庭关系压力在引发物质滥用或导致复发中的作用。（16—17）

9. 通过安排各种活动，促进家庭的积极互动。（18—20）

9. 评估所有有助于解释来访者当前的"问题行为"的年龄、性别、文化议题，并考虑可以帮助理解来访者行为的其他因素。

10. 评估来访者功能受损的严重程度，以确定合适的照护水平（如，行为在社会、关系、工作或职业活动中造成了轻度、中度、严重或非常严重的损害）；持续评估损害的严重程度以及治疗效果（如，没有那么严重，但仍存在轻度或中度的损害）。

11. 对来访者回避在家庭冲突中需要承担的责任进行面质，并促进来访者意识到自己在家庭冲突中的角色和作用。

12. 请来访者阅读有关解决家庭冲突的资料（*Making Peace with Your Parents* by Bloomfield and Felder）；鼓励和监督来访者选择可以用于冲突解决的概念。

13. 通过家庭会谈，绘制完整的家谱图，包括家庭成员间的互动方式、规则和秘密。

14. 帮助每个家庭成员表达，为了促成一个功能更良好的家庭，他们的关注和期望是什么。

15. 评估来访者或家庭成员是否存在物质依赖行为；强调物质依赖治疗的必要性；如有需要，重点安排治疗（见本书"**41** 物质使用"章节）。

16. 帮助来访者了解家庭冲突中物质依赖复发的诱因。

17. 请来访者阅读与物质依赖相关的家庭因素的材料，从中学习处理关键的家庭诱因（*It Will Never Happen to Me* by Black; *Bradshaw On: The Family* by Bradshaw）；处理通过阅读习得的关键家庭诱因。

18. 推荐全家人在周末时去家庭教育中心参与体验活动，以学习建立共同合作的技能和信心（可以考虑增加身体自信的绳索攀爬课程）。

19. 请父母阅读有关积极养育方法的书籍（*Raising Self-Reliant Children in a Self-Indulgent World* by Glenn

10. 请父母报告他们是如何参与家庭生活和养育过程的。（21—22）

11. 确定可以加强父母协作的方法。（23）

EBT 12. 父母学习并运用有效的养育方法，以减少在养育过程中与孩子的冲突。（24—28）

and Nelsen; *Between Parent and Child* by Ginott; *The Everyday Parenting Toolkit* by Kazdin and Rotella）；处理阅读习得的关键概念。

20. 协助来访者制定一份促进家庭和谐关系的积极活动清单（如，打保龄球、钓鱼、桌游、做工作项目等），并将这些活动安排到家庭日历中。

21. 从父母那里了解他们各自在家庭中的角色以及对养育子女的看法。

22. 在家庭治疗过程中阅读和讨论寓言"养育凯恩"或"灰姑娘"的故事（*Friedman's Fables* by Friedman）。

23. 帮助父母确定在"父母团队"需要加强的方面，然后与他们一起强化这些部分（或补充《练习手册》中的"学习像团队一样做父母"）。

24. 请家长阅读父母养育方式的书籍，学习管理破坏性的儿童行为（*The Kazdin Method for Parenting the Defiant Child* by Kazdin; *Defiant Children* by Barkley; *Defiant Teens* by Barkley and Robin）。EBT

25. 介绍家庭教育管理训练的方法，指导家长如何与孩子互动，从而鼓励孩子的积极行为或减少消极行为；改变这些互动中的关键因素（如，激发和强化积极行为）来促进积极的变化（*Parent Management Training* by Kazdin）。EBT

26. 教授父母学会如何明确定义和识别问题行为，并识别和确认自己的反应是否增加或减少了问题行为，为问题行为寻找替代方案（或补充《练习手册》中的"在养育中使用强化原则"）。EBT

27. 让父母持续执行重要的教养方式，包括为可接受和不可接受的行为建立现实的、与年龄相符的规则，激发环境中的积极行为，运用积极强化鼓励该行为（如，表扬和明确具体的奖励），使用冷静、明确直接的指示、暂停和其他方式应对持续的问题行为

（或补充《练习手册》中的"结构化养育计划"）。EBT

28. 给父母布置家庭练习，记录执行和练习的结果（或补充 "Clear Rules, Positive Reinforcement, Appropriate Consequences" from the *Adolescent Psychotherapy Homework Planner* by Jongsma, Peterson, and McInnis）；之后在家庭会谈中回顾，为改善、恰当和持续地运用提供纠正性反馈。EBT

EBT 13. 大龄儿童和青少年学习管理愤怒以及和平解决问题的技能。（29—30）

29. 运用示范、角色扮演和行为演练指导来访者愤怒控制的技能，包括自信训练、放松技术、"我"信息、暂停、思考和行动以及认知问题解决技能（或补充《练习手册》中的"破坏性愤怒的替代方案"）；将角色扮演技能运用在生活中的多种情境下。EBT

30. 让来访者在日常生活中运用愤怒控制和问题解决的技能（或补充《练习手册》中的"将问题解决应用于人际冲突"）；回顾问题事件；强化并为持续有效的使用提供纠正性反馈。EBT

EBT 14. 报告更多通过冷静、自信的交谈而非攻击和防御性的谈话来解决与父母的冲突的案例。（31—32）

31. 运用角色扮演、角色转换、示范和行为演练帮助来访者发展坚定的沟通方法，来解决与父母的冲突（*Your Perfect Right* by Alberti and Emmons；或补充《练习手册》中的"坚定的愤怒沟通"）。EBT

32. 让父母阅读有关减少兄弟姐妹冲突的书籍（*Siblings Without Rivalry* by Faber and Mazlish）；理解核心概念，并鼓励他们执行干预。EBT

15. 父母要加强家庭内部的结构。（33—34）

33. 帮助父母建立一些家庭仪式规范（如，晚餐时间、睡前阅读、每周的家庭活动时间），以此稳固家庭结构并促进家庭关系。

34. 帮助父母加强家庭结构，制定一起吃饭的时间，限制访客人数，制定熄灯时间、打电话时间、外出归家时间、"家庭会议"时间等。

16. 每个家庭成员画一幅家庭画，然后描述他们在家庭中的角色是怎样的。(35—36)

17. 家庭成员显示出对一种新的关系的渴望和憧憬。(37—39)

18. 明确导致依赖家庭的因素，并说明克服这些因素的步骤。(40—41)

19. 增强来访者的独立水平。(42—43)

35. 进行一次家庭会谈，让所有家庭成员都创作一幅与自己家庭有关的画；让每个人描述他们的画，然后把绘画作品汇集到一本相册里。

36. 让家庭成员从杂志上选择喜欢的图片，剪下并制作"家庭"拼贴画；并/或让他们设计融合了家庭成员元素的徽章。

37. 在家庭会谈中，制定外出郊游或休闲的任务；在接下来的会谈中，与家庭成员一起讨论活动经历，在适当的时候给予正强化。

38. 与所有新加入的家庭成员进行一次会谈，在会谈中绘制家谱图，收集家庭史，并直观地展示新的家庭关系将会是怎样的。

39. 让父母和家人一起阅读书籍（*Changing Families* by Fassler, Lash, and Ives），并谈谈他们在家庭治疗过程中的感受。

40. 请来访者在清单中列出依赖父母的方式。

41. 对每个促使来访者依赖父母的因素，制订建设性的计划来减少依赖（或补充《练习手册》中的"采取行动走向独立"）。

42. 面质来访者通过情感依赖和回避经济责任让自己继续和父母生活的问题；帮助来访者制订健康且负责任的分离计划，如果条件允许，给他们提供支持，包括找工作、存钱、社交、找一个自己的住所（或补充《练习手册》中的"采取行动走向独立"）。

43. 探讨来访者对分离的恐惧；强化走向独立的个人优势（或补充《练习手册》中的"承认我的优势"）；帮助来访者识别恐惧的想法，并用积极的信息代替这些想法（或补充《练习手册》中的"用积极信息取代恐惧"）。

—. _____

—. _____

诊断建议

ICD-10-CM	DSM-5 障碍、状况或问题
F34.1	持续性抑郁障碍（心境恶劣）
F41.8	其他特定的焦虑障碍
F41.9	非特定的焦虑障碍
F63.81	间歇性暴怒障碍
F10.20	酒精使用障碍，中度或重度
F14.20	可卡因使用障碍，中度或重度
F60.2	反社会型人格障碍
F60.7	依赖型人格障碍
F60.3	边缘型人格障碍
F60.9	未特定的人格障碍
Z63.8	家庭内的高情感表达水平

17　女性性功能障碍

问题定义

1. 对性愉悦或性行为的期待始终很低，甚至没有。
2. 强烈避免和／或排斥所有或几乎所有的性接触，即使是在相互关心和尊重的关系中。
3. 反复出现缺乏通常的性兴奋和性唤起的生理反应（生殖器润滑和充血）。
4. 在性行为中始终缺乏主观享受和愉悦感。
5. 尽管有敏感的性体验，但在性唤起后持续延迟或无法达到高潮。
6. 在性交前、性交中或性交后出现生殖器疼痛。
7. 持续或反复出现阴道不自主痉挛，导致无法完成性交。

—.＿＿＿＿＿＿＿＿＿＿＿＿＿＿＿＿＿＿＿＿＿＿＿＿＿＿＿＿＿＿＿

长期目标

1. 增加对性活动的欲望和愉悦体验。
2. 性交时获得并保持生理上的兴奋反应。
3. 在合理的时间、强度和对性刺激的投入下达到高潮。
4. 消除性交前、性交中、性交后的疼痛，获得主观快感。
5. 消除性交时的阴道痉挛，获得性交的放松享受感。

—.＿＿＿＿＿＿＿＿＿＿＿＿＿＿＿＿＿＿＿＿＿＿＿＿＿＿＿＿＿＿＿

短期目标	治疗性干预
[EBT] 1. 与治疗师共同努力实现商定的治疗目标，同时在舒适和信任的基础上尽可能保持开放和坦诚。（1—2）	1. 与来访者建立融洽的关系，以达成牢固的治疗联盟；传达关怀、支持、温暖和共情；提供非评判性的支持，并与来访者建立一定程度的信任，让他们感到安全，从而可以讨论性功能障碍及其对生活的影响。[EBT]
	2. 强化治疗过程中强大的关系因素，通过特别关注这些经验支持的因素来培养治疗联盟：在治疗过程中与来访者协同工作；就治疗的目标和期望达成一致；面对来访者的感受和挣扎，表现出一致的共情；用语言表达对来访者的积极关注和肯定；收集来访者对自己的治疗进展的看法，并提供反馈。[EBT]
2. 提供详细的性经历，探讨这些经历如何影响来访者当前对性的态度、感受和相应行为。（3—5）	3. 进行全面的生物、心理和社会的性功能检查，检查来访者目前的性功能以及童年和青少年期的性经验、性知识的水平和来源、性行为及频率、病史、物质和酒精使用情况、生活方式等因素。
	4. 评估来访者对性的态度和知识储备、对性的情绪反应以及可能导致性功能障碍的自我对话。
	5. 探究可能导致性功能障碍的原生家庭因素，如对性的消极态度、抵制感、低自尊、内疚、恐惧或排斥（或补充《练习手册》中的"影响消极性态度的因素"）。
3. 报告任何关于抑郁迹象以及可能导致性困难的抑郁情绪。（6）	6. 评估抑郁在来访者性功能障碍中可能起到的作用，如果障碍是抑郁所致，则安排相应治疗（见本书"12 抑郁——单相"章节）。
4. 如实报告物质滥用的情况，并配合治疗师的建议解决它。（7）	7. 探索来访者使用或滥用情绪改变物质的情况及对性功能的影响；转介参与针对物质滥用的治疗。
5. 提供行为、情绪、态度等信息，以评估与 DSM 诊断、疗效、治疗关系相关的指标。（8—11）	8. 评估来访者对"呈现的问题"的自知力水平（协调与不协调）（如，对"所描述的行为"的问题性质表现出良好的自知力，认可他人的关心，并有动力改变；或对"问题"表现出矛盾心理，不愿关注问题

6. 真诚、公开地讨论关系的质量，包括冲突、未满足的需求和愤怒。（12）

7. 配合医生完成医学评估；与治疗师讨论结果。（13）

8. 结合医生的建议，解决可能导致当前性问题的医疗状况或药物使用情况。（14）

9. 探讨躯体疾病或药物对性功能障碍的影响。（15）

10. 参与药物评估，探索可能抑制或增强性功能的药物。（16）

解决；或对承认"问题"表现出抗拒和不关心，也缺乏改变的动机）。

9. 评估是否存在现有研究证明会引起类似症状的障碍（如，对立违抗行为伴 ADHD、继发于焦虑障碍的抑郁）的证据，（如果合适）也考虑自杀易感性（如，当共病的抑郁症状明显时，自杀风险会增加）。

10. 评估所有有助于解释来访者当前的"问题行为"的年龄、性别、文化议题，并考虑可以帮助理解来访者行为的其他因素。

11. 评估来访者功能受损的严重程度，以确定合适的照护水平（如，行为在社会、关系、工作或职业活动中造成了轻度、中度、严重或非常严重的损害）；持续评估损害的严重程度以及治疗效果（如，没有那么严重，但仍存在轻度或中度的损害）。

12. 评估关系的质量，包括关系双方的满意度、痛苦、彼此的吸引力、沟通和对性方面的保留，从而决定是将治疗重点放在性问题还是更广泛的伴侣关系问题上（或补充《练习手册》中的"对关系的积极和消极贡献：我的和你的"）。

13. 将来访者转介给医生接受全面的医学评估，排除所有一般性医学问题或物质使用导致的性功能障碍原因（如，血管、内分泌、药物），如果需要，安排妇科检查和盆底肌肉评估（如，有性疼痛症状）。

14. 关于治疗诊断出的疾病或可能导致性问题的药物，鼓励来访者遵循医生的建议。

15. 讨论诊断出的疾病或物质使用可能对来访者的性功能产生的影响。

16. 推荐来访者接受药物评估；如果开具了处方，监测药物的疗效和副作用；如有需要，请咨询医生。

| EBT | 11. 与伴侣一起参加性治疗，如果伴侣不在，也可单独参加。（17）

| EBT | 12. 参加伴侣/婚姻治疗，作为解决性问题的一部分。（18）

| EBT | 13. 通过学习和讨论关于性功能的信息，展示对性具有健康的接受度和准确认识。（19—20）

| EBT | 14. 表述探索处理性关系的新方法的意愿。（21—22）

| EBT | 15. 列出对性唤起有积极影响的条件和因素，如环境、时间、气氛。（23）

| EBT | 16. 识别并替换在性行为中引发消极情绪反应的负面认知信息。（24—26）

17. 与伴侣一起接受认知行为的性治疗，如果伴侣不在，也可单独参加治疗（*Enhancing Sexuality—Therapist Guide* by Wincze; *Sexual Dysfunction* by Wincze and Weisberg）。 EBT

18. 对于性欲低下或超出性功能障碍范围的问题，在伴侣治疗的背景下开展性治疗（"Does Marital Therapy Enhance the Effectiveness of Treatment for Sexual Dysfunction?" by Zimmer；或见本书"21 亲密关系冲突"章节）。 EBT

19. 通过鼓励双方自由、尊重地谈论与性相关的身体部位、性想法、感受、态度和行为，进行脱敏和教育。 EBT

20. 鼓励来访者自由地、全面地、积极地谈论关于性的想法、感受和行为。 EBT

21. 与来访者和伴侣进行联合治疗，专注于冲突解决、情感表达和性教育。 EBT

22. 安排来访者阅读书籍，提供准确的性信息和/或消除压抑并加强性感觉的性练习（*Sexual Awareness: Your Guide to Healthy Couple Sexuality* by McCarthy and McCarthy; *Enhancing Sexuality—Workbook* by Wincze）。 EBT

23. 让伴侣双方列出对性唤起有积极影响的条件和因素；处理列表中的信息，创造有利于性唤起的环境。 EBT

24. 探究来访者在性交前、性交中、性交后的自动思维，这些思维引发了恐惧、羞耻、愤怒、悲伤等消极情绪。 EBT

25. 协助来访者识别积极的替代性想法，以取代功能失调的自动思维，并激发愉悦、放松的感受，以及消除压抑。 EBT

17 女性性功能障碍 | 139

|EBT| 17. 指导来访者练习自慰和感觉专注，可以独自练习或与伴侣一起，并分享与活动相关的感受。(27—29)

26. 协助来访者做出行为改变，挑战功能失调的信念和情绪；如果有必要，提高来访者对导致当前功能失调的性观念发展影响的理解，并/或讨论改变的利弊。|EBT|

27. 对于性快感缺失的来访者，指导她们进行自慰练习，以达到最大程度的性唤起；指导来访者与伴侣一起进行渐进的性快感练习，以减少来访者的焦虑，并专注于体验性唤起的感受[*Enhancing Sexuality—Therapist Guide* by Wincze；或补充《练习手册》中的"记录对非需求的性愉悦的反应（感官专注）"]。|EBT|

28. 对于性欲低下的来访者，进行高潮一致性训练，包括自慰训练、感觉集中、男性自我控制技术和性交对准技术。|EBT|

29. 安排来访者阅读资料，作为会谈中的教育和技术培训的补充（*Enhancing Sexuality—Workbook* by Wincze；*Rekindling Desire* by McCarthy and McCarthy）。|EBT|

|EBT| 18. 报告与伴侣逐步进行自我控制性交的进展。(30—32)

30. 安排来访者开展身体探索和感受练习，以减少对性的压抑并对消极情绪反应脱敏（或补充《练习手册》中的"研究你的身体：穿着和不穿着"）。|EBT|

31. 指导来访者使用自慰和/或阴道扩张器来松弛阴道，强化成功体验。|EBT|

32. 指导来访者的伴侣开展性练习，允许来访者控制刺激程度，逐渐增强性交能力[或补充《练习手册》中的"记录对非需求的性愉悦的反应（感官专注）"]。|EBT|

19. 学习和练习正念冥想，并将其应用于性交场合。(33)

33. 指导来访者开展正念冥想练习；完成练习后让来访者将聚焦于当下的技术应用到性交场景中，以减少注意力不集中的影响，并改善有性欲低下和性唤起障碍的来访者的性感受。

20. 陈述来访者如何理解家庭养育（包括信仰）对性思想、感觉和行为产生负面影响。（34—35）

21. 说明对性创伤或性虐待经历的感受。（36—37）

22. 说明对童年性别角色榜样影响的理解。（38）

23. 探讨曾经失败的亲密关系和现在的恐惧之间的联系。（39）

24. 讨论关于隐秘性关系的感受，并做出终止这段关系的决定。（40—41）

25. 公开承认和讨论性取向以及性伴侣之间的匹配度。（42）

26. 讨论影响性功能的低自尊问题，鼓励来访者表达积极的自我形象。（43）

27. 讨论因感知到伴侣在性方面过于挑剔、评判或攻击性太高而产生的畏惧感。（44）

28. 表达积极的身体形象。（45—46）

34. 探讨来访者的原生家庭教育在她对性的消极态度方面的作用（或补充《练习手册》中的"影响消极性态度的因素"）；朝着洞察和改变的目标前进。

35. 探索来访者与信仰相关的经历，认识到这些经历在发生性行为和出现性想法时强化了她的内疚和羞耻感；引导来访者向觉察和改变的目标前进。

36. 了解来访者的性创伤经历或性虐待史。

37. 处理来访者与性有关的创伤情绪（见本书"36 性虐待受害者"章节）。

38. 探索来访者童年或青少年时期的性角色榜样，以及他们是如何影响来访者的态度和行为的。

39. 探索来访者对亲密关系的恐惧，以及是否有证据表明她们在亲密关系中反复受挫。

40. 探索隐秘的性关系，这些关系可能是来访者当前性功能障碍的原因。

41. 终止一段因不诚实和不忠诚而导致内部冲突的关系的决定。

42. 探索来访者的性取向及与伴侣的性匹配度，以进一步探索可能影响性吸引力和性功能的冲突领域。

43. 探索来访者对不配作为性伴侣的恐惧及其导致的性回避。

44. 探索来访者因伴侣在性方面过于挑剔、评判或攻击性太高而感到的畏惧。

45. 让来访者列出身体的资源；直面那些不切实际的扭曲和批评（或补充《练习手册》中的"研究你的身体：穿着和不穿着"）。

29. 尝试新的性交姿势和性行为，提高快感和满意度。（47—48）

30. 参与更自信的行为，允许分享性需求、性感受和欲望，表现得更感性，并表达快乐。（49—50）

31. 解决冲突或制定应对策略，减少干扰性兴趣或性行为的压力。（51）

32. 表述对性行为日益增长的欲望和获得的快感。（52—53）

—. _____

46. 探讨来访者对自己身体形象的感受，重点关注产生消极情绪的原因。

47. 安排来访者阅读书籍，提供准确的性信息和/或消除压抑并加强性感觉的性练习（*Sexual Awareness: Your Guide to Healthy Couple Sexuality* by McCarthy and McCarthy; *Enhancing Sexuality—Workbook* by Wincze）。

48. 建议来访者尝试新的性交姿势并设置性游戏，以增加安全感、性兴奋和满足感。

49. 通过与伴侣开展身体愉悦练习，允许来访者参与不那么压抑、拘束的性行为。

50. 鼓励来访者在与伴侣的性游戏中逐渐探索更加自信、性感和自由的性角色。

51. 探索来访者在工作、家庭和社会关系等方面的压力，这些压力会分散来访者对性欲或性行为的注意力（见本书" 3 焦虑"" 16 家庭冲突"" 44 职业压力"等章节）。

52. 强化来访者对性行为的渴望和快感的表达。

53. 探索是否存在来访者可能想要参与，但不愿意要求或讨论的健康的性活动；鼓励在会谈中和/或与伴侣一起开放和诚实地讨论。

—. _____

诊断建议

ICD-10-CM	DSM-5 障碍、状况或问题
F52.22	女性性兴趣/唤起障碍
F52.31	女性性高潮障碍
F1x.981	物质/药物所致的性功能失调，无使用障碍
F1x.181	物质/药物所致的性功能失调，伴有轻度使用障碍

F52.6	生殖器-盆腔痛／插入障碍
T74.22XA	儿童性虐待，已确认，初诊
T74.22XD	儿童性虐待，已确认，复诊
F52.9	未特定的性功能失调

18　经济压力

问题定义

1. 超过每月支付能力的债务和逾期账单。
2. 失业造成的收入损失。
3. 就业状况变化导致收入减少。
4. 与配偶在金钱管理、必要支出和储蓄目标的定义上发生冲突。
5. 与缺乏足够的收入来支付生活费用有关的低自尊和绝望感。
6. 长期缺乏资金管理,导致过度负债。
7. 出现无法控制的危机(如,医疗账单、裁员),导致过期账单余额超过支付能力。
8. 害怕因为无法支付每月的抵押贷款而丧失房屋赎回权。
9. 存在不考虑最终财务后果的冲动消费模式。

__. _____

_____

长期目标

1. 调整消费模式,让支出不要超过收入。
2. 以消除债务的方式解决经济危机。
3. 获得新的自我价值感——人的价值不依赖于做或拥有需要花钱的事物。
4. 理解导致超支的个人欲望、不安全感和焦虑。
5. 获得内在力量来控制个人冲动、渴望和欲望,这些冲动、渴望直接或间接地、不负责任地导致了债务的增加。

一.＿＿＿＿＿＿＿＿＿＿＿＿＿＿＿＿＿＿＿＿
＿＿＿＿＿＿＿＿＿＿＿＿＿＿＿＿＿＿＿＿＿＿

短期目标	治疗性干预
[EBT] 1. 与治疗师共同努力实现商定的治疗目标，同时在舒适和信任的基础上尽可能保持开放和坦诚。（1—2）	1. 与来访者建立融洽的关系，以达成牢固的治疗联盟；传达关怀、支持、温暖和共情；提供非评判性的支持，并与来访者建立一定程度的信任，让他们感到安全，从而可以讨论财务压力和伴随的内疚、羞耻和尴尬情绪及对生活的影响。[EBT]
	2. 强化治疗过程中强大的关系因素，通过特别关注这些经验支持的因素来培养治疗联盟：在治疗过程中与来访者协同工作；就治疗的目标和期望达成一致；面对来访者的感受和挣扎，表现出一致的共情；用语言表达对来访者的积极关注和肯定；收集来访者对自己的治疗进展的看法，并提供反馈。[EBT]
2. 描述当前财务状况的细节。（3—4）	3. 了解来访者目前的财务状况。
	4. 协助来访者列出一份完整的财务清单。
3. 寻找过度负债的根源和原因。（5）	5. 通过回顾来访者的消费史，在不指责或找借口的前提下，协助来访者发现造成经济危机的原因。
4. 说明与经济状况相关的抑郁、绝望和/或羞耻的感觉。（6—7）	6. 评估来访者可能与经济危机有关的无望感或无助感。
	7. 评估来访者对经济危机的失望程度或严重性。
5. 评估所有可能伴随经济压力的自杀冲动。（8）	8. 评估来访者出现自杀行为的潜在风险。如有必要，采取措施确保来访者的安全（见本书"42 自杀意念"章节）。
6. 找出可能导致随意消费的个人特质。（9—10）	9. 调查来访者的低自尊的表现，如需要给他人留下深刻印象、感到孤独或抑郁。这些可能会增加不必要的、不合理的消费。
	10. 评估来访者心境波动的情况，这些可能是双相障碍的特征——由于躁狂期的自制力受损而导致的粗心消费（见本书"6 双相障碍——躁狂"章节）。

7. 如实地描述自己或家庭成员的物质滥用问题，这导致了财务责任的缺失。（11—12）	11. 使用 CAGE 量表（Cut, Annoyed, Guilty, Eye）或密歇根酒精筛查测试（Michigan Alcohol Screening Test）等物质滥用筛查工具（见本书"41 物质使用"章节），询问来访者是否过量饮酒或存在其他物质使用问题。
	12. 探索来访者的家庭成员或其他重要人饮酒或使用物质的可能性。
8. 提供行为、情绪、态度等信息，以评估与 DSM 诊断、疗效、治疗关系相关的指标。（13—16）	13. 评估来访者对"呈现的问题"的自知力水平（协调与不协调）（如，对"所描述的行为"的问题性质表现出良好的自知力，认可他人的关心，并有动力改变；或对"问题"表现出矛盾心理，不愿关注问题解决；或对承认"问题"表现出抗拒和不关心，也缺乏改变的动机）。
	14. 评估是否存在现有研究证明会引起类似症状的障碍（如，对立违抗行为伴 ADHD、继发于焦虑障碍的抑郁）的证据，（如果合适）也考虑自杀易感性（如，当共病的抑郁症状明显时，自杀风险会增加）。
	15. 评估所有有助于解释来访者当前的"问题行为"的年龄、性别、文化议题，并考虑可以帮助理解来访者行为的其他因素。
	16. 评估来访者功能受损的严重程度，以确定合适的照护水平（如，行为在社会、关系、工作或职业活动中造成了轻度、中度、严重或非常严重的损害）；持续评估损害的严重程度以及治疗效果（如，没有那么严重，但仍存在轻度或中度的损害）。
9. 确定资金使用的优先级。（17—18）	17. 要求来访者列出自己认可的指导如何花钱的优先事项；处理这些事项。
	18. 回顾来访者的消费史，发现哪些优先事项和价值观误导了消费。
10. 描述原生家庭的理财模式。（19）	19. 探索来访者的原生家庭挣钱、存钱和花钱的模式，关注这些模式如何影响他们当前的财务决策。

11. 与社区相关机构人员会面，申请公共援助。（20—22）

12. 写一份收支平衡的预算。（23—24）

13. 参加信用顾问会议，获得预算方面的帮助，与债权人联系以建立合理的还款计划。（25—26）

14. 与律师会面，帮助达成关于申请破产的决定。（27）

15. 说明找工作的计划，以提高收入水平。（28—29）

16. 制定财务目标，与伴侣一起做出预算决定，允许平等投入和平衡控制财务问题。（30—31）

17. 每周和每月记录财务收入和支出。（32—33）

20. 审查来访者申请破产、申请公共援助和/或获得信用咨询的需要。

21. 指导来访者寻找适当的教会或社区资源，寻求公共援助，并支持来访者开始申请。

22. 向来访者介绍政府的房屋购买者/房主援助计划，以避免丧失抵押品赎回权。

23. 如果需要做财务规划，咨询专业规划师或让伴侣写一份当前预算、长期储蓄和投资计划（补充《练习手册》中的"预算计划"；或 *The Budget Kit: The Common Cents Money Management Workbook* by Lawrence）。

24. 审查来访者的预算是否合理和完整。

25. 将来访者转介至非营利的、无成本的信贷咨询服务机构，以制订债务偿还的预算计划。

26. 鼓励来访者参加所有的信贷咨询会议，并在预算指导范围内自律控制开支。

27. 建议来访者与律师讨论申请破产的可行性和影响。

28. 回顾来访者在就业中获得的收入，并想办法（如，兼职、更好的薪水、工作培训）增加收入。

29. 协助来访者制订求职计划（或补充《练习手册》中的"职业行动计划"）。

30. 鼓励来访者与伴侣一起进行财务规划。

31. 加强在资金管理方面的变化，体现出妥协、负责任的计划以及与伴侣互相尊重的合作。

32. 鼓励来访者每周和每月记录收入和支出；每周检查记录，强化负责任的财务决策。

33. 对债务解决的进展给予表扬和持续的鼓励；建议来访者阅读相关书籍（*The Total Money Makeover: A Proven Plan for Financial Fitness* by Ramsey）。

18. 使用认知和行为策略控制冲动，防止不必要和负担不起的购买行为。（34—37）

19. 记录并探讨成功控制非必要开支的冲动的例子。（38—39）

—._____
_____

34. 开展角色扮演，来访者必须抵制超出合理限制的内在诱惑，强调积极的自我对话，赞扬自己是自律的。

35. 开展角色扮演，来访者必须抵制外部压力，拒绝超出承受范围的消费（如，朋友邀请去打高尔夫球或去购物，孩子要求一个玩具），强调在拒绝请求时要有风度且果断。

36. 教导来访者在每次购买前问自己：这个购买是绝对必要的吗？我们能负担得起吗？我们是否有足够的现金，可以在不增加债务的情况下支付这笔费用？

37. 敦促来访者避免所有的冲动购买，将每次购买推迟到24小时之后，并且只从预先写好的物品清单中购买（或补充《练习手册》中的"冲动行为日记"）。

38. 用赞扬和鼓励强化来访者抵制超支冲动的报告。

39. 开展联合或家庭治疗，加强开支控制，每个人都承诺继续努力。

—._____
_____

诊断建议

ICD-10-CM	DSM-5 障碍、状况或问题
F43.21	适应障碍，伴抑郁心境
F43.22	适应障碍，伴焦虑
F31.1x	双相Ⅰ型障碍，目前或最近为躁狂发作
F31.81	双相Ⅱ型障碍
F32.x	重性抑郁障碍，单次发作
F33.x	重性抑郁障碍，反复发作
F60.3	边缘型人格障碍
F60.2	反社会型人格障碍

19　哀伤/未解决的丧失

问题定义

1. 想法被丧失主导，伴随注意力不集中、泪流满面以及对未来失去逝者陪伴的迷茫。
2. 生活中的连续丧失（死亡、离婚、失业）导致抑郁和沮丧。
3. 在讨论丧失时表现出强烈的悲伤情绪反应。
4. 关注逝者以及与之有密切关系的人死亡的情况。
5. 明显难以接受死亡，并出现与丧失有关的痛苦和愤怒。
6. 感觉没有逝者的生活是空虚而无意义的。
7. 表达追随逝者的愿望。
8. 存在食欲不振、体重减轻、失眠以及其他抑郁症状。
9. 对丧失的重要他人存在做得不够的愧疚感，或者存在不合理认知，认为自己导致了另一半的死亡。
10. 避免提及丧失，讨论只停留在浅显的层面。
11. 由于生活环境的改变而失去积极的社会支持网络。

_____
_____

长期目标

1. 围绕丧失展开适应性的哀伤过程。
2. 觉察回避哀伤如何影响了生活，并开展治疗。
3. 与失去的重要他人告别。

4. 处理丧失，重新建立既往的人际关系，并与他人建立新的联系。

—．_____

_____

短期目标	治疗性干预
[EBT] 1. 与治疗师共同努力实现商定的治疗目标，同时在舒适和信任的基础上尽可能保持开放和坦诚。（1—2）	1. 与来访者建立融洽的关系，以达成牢固的治疗联盟；传达关怀、支持、温暖和共情；提供非评判性的支持，并与来访者建立一定程度的信任，让他们感到安全，从而可以讨论哀伤和丧失及其对生活的影响。[EBT] 2. 强化治疗过程中强大的关系因素，通过特别关注这些经验支持的因素来培养治疗联盟：在治疗过程中与来访者协同工作；就治疗的目标和期望达成一致；面对来访者的感受和挣扎，表现出一致的共情；用语言表达对来访者的积极关注和肯定；收集来访者对自己的治疗进展的看法，并提供反馈。[EBT]
2. 具体讨论当前的丧失，并说明丧失是引发症状的原因。（3—5）	3. 运用积极倾听、共情和支持的技术，让来访者详细讲述关于当前丧失的故事。 4. 要求来访者在自我阐述中详细说明丧失的情况、感受和影响；评估丧失的特征（如，类型、突发性、是否造成创伤）、丧失前的社会功能、目前的社会功能以及应对方式。 5. 确保来访者是自己选择治疗哀伤，而不是被迫接受治疗；如果来访者表示感到被迫，及时澄清治疗是他们的选择。
3. 参与治疗，解决丧失引发的哀伤之外的问题。（6—7）	6. 评估来访者是否存在继发于哀伤的更严重的临床综合征（如，抑郁、广泛性焦虑障碍、创伤后应激障碍），并开展或转介开展适当的循证治疗（见本书相应章节）。 7. 评估是否存在持续性的复杂丧失，如果是，开展复杂性哀伤治疗，以丧失和生活的重建为重点；评估

| | 病史和丧失经历，明确个人目标，使用录像和情境再现进行暴露，要求来访者分享回忆和照片，鼓励与逝者的录像对话，并促进对丧失的接受，允许自然哀悼和重新参与生活（Complicated Grief Treatment by Shear；或见本书"12 抑郁——单相"章节）。|

4. 明确物质滥用如何帮助回避了丧失相关的感觉。（8—9）

8. 评估来访者如何通过物质滥用来回避痛苦或丧失的内疚。

9. 安排物质依赖的治疗，帮助来访者在戒断后和清醒的状态下面对丧失和哀伤（见本书"41 物质使用"章节）。

5. 提供行为、情绪、态度等信息，以评估与DSM诊断、疗效、治疗关系相关的指标。（10—13）

10. 评估来访者对"呈现的问题"的自知力水平（协调与不协调）（如，对"所描述的行为"的问题性质表现出良好的自知力，认可他人的关心，并有动力改变；或对"问题"表现出矛盾心理，不愿关注问题解决；或对承认"问题"表现出抗拒和不关心，也缺乏改变的动机）。

11. 评估是否存在现有研究证明会引起类似症状的障碍（如，对立违抗行为伴ADHD、继发于焦虑障碍的抑郁）的证据，（如果合适）也考虑自杀易感性（如，当共病的抑郁症状明显时，自杀风险会增加）。

12. 评估所有有助于解释来访者当前的"问题行为"的年龄、性别、文化议题，并考虑可以帮助理解来访者行为的其他因素。

13. 评估来访者功能受损的严重程度，以确定合适的照护水平（如，行为在社会、关系、工作或职业活动中造成了轻度、中度、严重或非常严重的损害）；持续评估损害的严重程度以及治疗效果（如，没有那么严重，但仍存在轻度或中度的损害）。

6. 阅读与哀伤有关的书籍，更好地理解哀伤经历，增加希望的感受。（14—15）

14. 请来访者阅读关于哀伤和丧失的书籍（Getting to the Other Side of Grief: Overcoming the Loss of a Spouse or Traveling Through Grief by Zonnebelt Smeenge and

De Vries; *Good Grief* by Westberg; *When Bad Things Happen to Good People* by Kushner; *How Can It Be All Right When Everything Is All Wrong?* by Smedes; or *How to Survive the Loss of a Love* by Bloomfield, Colgrove, and McWilliams）；处理相关内容。

15. 请失去孩子的父母阅读关于如何应对丧子之痛的书（*When the Bough Breaks: Forever After the Death of a Son or Daughter* by Bernstein; *Through the Eyes of a Dove: A Book for Bereaved Parents* by Courtney）；处理在阅读中获得的关键主题。

7. 明确目前为止在哀伤处理过程中已经完成的目标。（16—18）

16. 让来访者和一些人谈谈生活中的丧失，以及他们的感受和应对方式；处理发现的结果。

17. 教授来访者如何设定解决哀伤的目标；回答来访者可能提出的任何问题（*Grief Counseling and Grief Therapy* by Worden）。

18. 协助来访者确定已经完成的目标或任务以及目前正在进行的工作（如，接受死亡、表达情绪、储存记忆、重建身份、创造新的生活常态）；一起制订计划，继续完成剩下的任务。

8. 观看以哀伤和丧失为主题的电影，将自己的经历与角色的经历进行比较。（19）

19. 请来访者观看电影（*Terms of Endearment, Dad, Ordinary People* 或类似的、关注丧失和哀伤的电影），然后讨论电影角色如何应对丧失和表达悲伤。

9. 用语言表达失去亲人的相关感受。（20—22）

20. 安排来访者每天记录哀伤日记，在治疗过程中分享。

21. 让来访者带一些与丧失有关的照片或纪念品来参加会谈并讨论（或补充《练习手册》中的"创作一幅纪念拼贴画"）。

22. 协助来访者识别并表达与丧失有关的感受。

10. 参加哀伤/丧失支持团体。（23）

23. 要求来访者参加一个哀伤/丧失支持团体，并向治疗师报告对参加团体的感受。

11. 明确回避丧失带来的对生活的负面影响。（24）

24. 请来访者列出回避处理丧失对生活的负面影响。

12. 承认自己对逝者的依赖，并开始重新把生活的重心放在满足情感需求的个人行动上。（25—26）

13. 用语言表达并化解对自己或已故亲人的愤怒或内疚，这些情绪会加重哀伤。（27—28）

14. 用语言表达与丧失相关的内疚和懊悔情绪。（29）

15. 减少自己应该对丧失负责的不切实际的想法、陈述和感受。（30）

16. 表达没能在逝者生前向他们表达的想法和感受。（31—34）

17. 识别和描述逝者的积极方面，包括过去的积极经历、美好的性格、关系的积极方面以及这些事情是如何被记住的。（35—36）

25. 协助来访者认识到他们是如何依赖逝者，表达并解决随之而来的被抛弃和孤独的感受。

26. 探索因丧失带来的愤怒或内疚的感受，帮助来访者理解感受的来源。

27. 鼓励来访者原谅自己和/或逝者，以化解内疚或愤怒的情绪；推荐来访者阅读关于宽恕的书籍（*Forgive and Forget* by Smedes）。

28. 使用非指导性技术（如，积极倾听、澄清、总结、反思），让来访者表达和处理与丧失有关的愤怒情绪。

29. 要求来访者列出所有的遗憾，包括对逝者的行为或与逝者的关系；处理这些内容以改善这种感受。

30. 使用认知治疗识别来访者认为自己要负责的想法，并用真实的、基于现实的想法代替它们（或补充《练习手册》中的"消极想法触发消极情绪"）。

31. 开展空椅练习，让来访者对想象的逝者表达没能在他们生前向他们表达的话。

32. 安排来访者去墓地，与逝者交谈，表达他们的感受。

33. 要求来访者给逝者写一封信，描述他们的美好回忆和/或痛苦、遗憾的回忆以及目前的感受（或补充《练习手册》中的"亲爱的＿＿＿＿：给失去的爱人的一封信"）；在会谈中处理信件相关的议题。

34. 让来访者给逝者写信，特别关注与逝者最后一次有意义的联系带来的感受。

35. 要求来访者讨论和/或列出与逝者关系的积极方面和回忆；加强来访者对积极记忆和情绪的表达（如，微笑、大笑）；鼓励来访者与支持他们的亲人分享这些想法。

36. 帮助来访者纪念逝者和逝者生活中的积极行为（如，在去世周年纪念日的报纸上刊登文章，自愿为逝者最喜欢的事业贡献时间和精力）。

18. 组织并参与家庭治疗会谈，让每个成员分享他们的哀伤经历。（37）

19. 重新加入与家人、朋友、同事和其他人一起的活动。（38—39）

20. 减少每天花费在丧失上的时间。（40—41）

21. 参加哀悼仪式，公开分享感受，从朋友和家人那里获得支持。（42）

22. 开展精神性的信仰行为，作为安慰和希望的源泉。（43）

一、_____

37. 开展有来访者参与的"操作性哀悼"的家庭和/或团体会谈，请每个成员谈论他们与丧失有关的经历；鼓励支持性的互动（"Operational Mourning and Its Role in Conjoint Family Therapy" by Paul and Grosser）。

38. 帮助来访者承诺并重新回到在丧失之前扮演的主要的正性社会角色。

39. 协助来访者列出他们曾经参与过，但在经历丧失后没有再参与的活动，促进行为激活，鼓励他们重新参与这些活动（或补充《练习手册》中的"确定和安排愉快的活动"）。

40. 举办一个有明确情绪状态的哀悼仪式（如，穿深色的衣服，最好是黑色，以表明沉重的悲伤），可能在逝者去世的周年纪念日前后，此时来访者的关注可能更加集中。处理他们在仪式中的感受。

41. 建议来访者每天留出一个特定的时间段，专注于哀悼丧失。在这个时间段结束后，恢复正常的活动，并将哀伤的想法推迟到下一个预定时间段。例如，哀悼的时候可以穿深色的衣服和/或放悲伤的音乐；哀伤时间一结束，就换掉衣服。

42. 鼓励来访者参加纪念、葬礼或其他哀悼仪式。

43. 鼓励来访者把精神信仰、活动（如，祈愿、冥想、敬拜、奏乐）和团体当作支持的来源。

一、_____

诊断建议

ICD-10-CM	DSM-5 障碍、状况或问题
Z63.4	非复杂性的丧亲之痛
F43.8	其他特定的创伤及应激相关障碍
F43.21	适应障碍，伴抑郁心境
F43.22	适应障碍，伴焦虑
F43.23	适应障碍，伴混合性焦虑和抑郁心境
F43.24	适应障碍，伴行为紊乱
F43.25	适应障碍，伴混合性情绪和行为紊乱
F34.1	持续性抑郁障碍（心境恶劣）
F32.x	重性抑郁障碍，单次发作
F33.x	重性抑郁障碍，反复发作

20　冲动控制障碍

问题定义

1. 存在不经过深思熟虑就贸然行动的倾向，导致大量负面后果。
2. 失去对攻击冲动的控制，导致攻击、自我毁灭行为或财产损失。
3. 存在言语攻击（如，猛烈抨击、口头争论）或不造成伤害的身体攻击。
4. 不止一次地蓄意纵火。
5. 持续和反复的非适应性的赌博行为。
6. 对没有个人使用价值或货币价值的物品，总是抑制不住偷取的冲动。
7. 反复拔头发导致明显的脱发。
8. 总是渴望立即满足需求，延迟享受或满足的能力下降。
9. 至少在2个方面有自我伤害的行为史（如，花钱、性行为、鲁莽驾驶、成瘾行为）。
10. 对轻度厌恶性或愉悦性刺激过度反应。
11. 在冲动行为（如，盗窃癖、纵火癖）之前经历紧张感或情感唤醒。
12. 在自我失调、冲动行为时经历愉悦、满足或放松感。
13. 难以等待——排队时焦躁不安，在人群中大声说话，诸如此类。

—.＿＿＿＿＿＿＿＿＿＿＿＿＿＿＿＿＿＿＿＿＿＿＿＿＿＿＿＿＿＿＿＿
　＿＿＿＿＿＿＿＿＿＿＿＿＿＿＿＿＿＿＿＿＿＿＿＿＿＿＿＿＿＿＿＿

长期目标

1. 降低冲动行为的频率，增加经过深思熟虑的行为的频率。
2. 降低言语或身体攻击的频率。

3. 减少触发冲动行为的想法，增加控制行为的自我对话。
4. 学会在行动前停止、倾听和思考。

一、_____

_____

短期目标	治疗性干预
[EBT] 1. 与治疗师共同努力实现商定的治疗目标，同时在舒适和信任的基础上尽可能保持开放和坦诚。（1—2）	1. 与来访者建立融洽的关系，以达成牢固的治疗联盟；传达关怀、支持、温暖和共情；提供非评判性的支持，并与来访者建立一定程度的信任，让他们感到安全，从而可以讨论冲动控制问题及其对生活的影响。[EBT]
	2. 强化治疗过程中强大的关系因素，通过特别关注这些经验支持的因素来培养治疗联盟：在治疗过程中与来访者协同工作；就治疗的目标和期望达成一致；面对来访者的感受和挣扎，表现出一致的共情；用语言表达对来访者的积极关注和肯定；收集来访者对自己的治疗进展的看法，并提供反馈。[EBT]
2. 确认过去六个月里发生的冲动行为。（3）	3. 回顾来访者的行为模式，帮助他们清楚地识别冲动模式，而不是最小化、否认或投射责备。
3. 列出冲动模式延续的原因或强化因素。（4—5）	4. 探究来访者的冲动行为是否由焦虑触发并被焦虑缓解的奖励维持；评估躁狂或 ADHD。
	5. 让来访者列出他们从冲动行为中得到的积极反馈，并与治疗师一起处理。
4. 报告所有可能导致冲动控制障碍和使治疗复杂化的物质使用史。（6）	6. 安排物质滥用评估，如果需要，将来访者转介治疗（见本书"41 物质使用"章节）。
5. 提供行为、情绪、态度等信息，以评估与 DSM 诊断、疗效、治疗关系相关的指标。（7—10）	7. 评估来访者对"呈现的问题"的自知力水平（协调与不协调）（如，对"所描述的行为"的问题性质表现出良好的自知力，认可他人的关心，并有动力改变；或对"问题"表现出矛盾心理，不愿关注问题解决；或对承认"问题"表现出抗拒和不关心，也缺乏改变的动机）。

8. 评估是否存在现有研究证明会引起类似症状的障碍（如，对立违抗行为伴 ADHD、继发于焦虑障碍的抑郁）的证据，（如果合适）也考虑自杀易感性（如，当共病的抑郁症状明显时，自杀风险会增加）。

9. 评估所有有助于解释来访者当前的"问题行为"的年龄、性别、文化议题，并考虑可以帮助理解来访者行为的其他因素。

10. 评估来访者功能受损的严重程度，以确定合适的照护水平（如，行为在社会、关系、工作或职业活动中造成了轻度、中度、严重或非常严重的损害）；持续评估损害的严重程度以及治疗效果（如，没有那么严重，但仍存在轻度或中度的损害）。

6. 列出冲动行为给自己和他人带来的负面后果。（11—13）

11. 让来访者写下一份冲动带来的负面后果清单（或补充《练习手册》中的"认识冲动行为的负面后果"）。

12. 协助来访者将冲动行为与对自己和他人的负面影响联系起来。

13. 处理来访者对冲动性违法行为或负面后果的否认（或补充《练习手册》中的"接受违法行为的责任"）。

7. 识别冲动行为的前因、中介和后果。（14—15）

14. 要求来访者记录冲动行为（包括时间、地点、感受、想法、行为前发生了什么、结果）；处理日记内容，识别触发和强化因素（或补充《练习手册》中的"冲动行为日记"）。

15. 探索来访者过去的经历，以揭示触发冲动的认知、情感和情境。

8. 参加想象暴露会谈，以减少冲动行事的欲望。（16—17）

16. 协助来访者撰写一份脚本，描述一个发生冲动行为的典型情境、行动的冲动、身体症状、预期的负面后果以及最后如何抵制冲动。

17. 在想象暴露的过程中使用让来访者放松的剧本，反复进行。

9. 参与现场暴露治疗程序。（18—21）

18. 指导并协助来访者构建内部和外部冲动行为线索的恐惧等级。

10. 清楚地表达冲动行为对自己和他人造成的负面后果。（22—23）

11. 在做出行为决定之前，和一个值得信赖的朋友或家人一起回顾决定，以获得可能产生的后果的反馈。（24—25）

12. 利用认知方法控制触发想法，并减少对触发想法的冲动反应。（15、26—27）

19. 评估诱发来访者冲动行为的所有外部线索（如，人、物体和情境）和内部线索（想法、意象和冲动）的性质。

20. 选择最有可能促成来访者成功体验的内部和/或外部冲动行为线索的初始暴露（想象的或现场的）；包括反应预防和在暴露期间及之后进行认知重构（*Mastery of Obsessive-Compulsive Disorder* by Foa and Kozak; or *Treatment of Obsessive-Compulsive Disorder* by McGinn and Sanderson）。

21. 给来访者布置家庭作业，要求他们在使用反应预防和认知重构的同时，重复暴露于内部和/或外部冲动行为线索，并记录反应（或补充《练习手册》中的"降低强迫行为的强度"）；在下一次会谈时回顾，强化成功经验，为持续的改进提供纠正性反馈（*Mastery of Obsessive-Compulsive Disorder* by Foa and Kozak）。

22. 协助来访者将冲动行为与对自己和他人的负面影响联系起来。

23. 强化来访者对冲动行为和负面后果之间的责任和联系的口头接受。

24. 与来访者和伙伴会谈，达成在冲动行为之前接受意见反馈的约定。

25. 请来访者头脑风暴可以依靠谁来获得对行动决策的可靠反馈；通过角色扮演和示范，教来访者如何寻求和接受帮助。

15. 探索来访者过去的经历，以揭示触发冲动的认知、情感和情境。

26. 教授来访者认知方法（如，想法暂停、想法替代、重构等），以增强其对冲动和行为的控制能力（"Thought Stopping" exercise in the *Adolescent Psychotherapy Homework Planner* by Jongsma, Peterson, and McInnis）。

	27. 使用认知重构（如，学习想法、感受和行为之间的联系；识别相关的自动化思维和潜在的信念或偏见；挑战偏见；发展替代性的积极观点；通过行为实验来测试偏见和替代性信念）帮助来访者取代与冲动控制*相关的负性自动思维。
13. 通过放松练习控制焦虑和欲望，减少随之而来的冲动行为。（28—30）	28. 教授来访者放松技术（如，渐进式肌肉放松、想象、腹式呼吸、深度放松的言语线索），更好地区分放松和紧张以及应用这些技术来应对与冲动有关的情境（*Progressive Relaxation Training* by Bernstein and Borkovec）。
	29. 给来访者布置作业，让他们每天至少进行15分钟的放松练习，并应用于冲动触发的情境（"Progressive Muscle Relaxation" in the *Adolescent Psychotherapy Homework Planner* by Jongsma, Peterson, and McInnis）；回顾并强化成功经验，为改善提供纠正性反馈。
	30. 安排来访者阅读相关书籍或治疗手册中的渐进式肌肉放松和其他平静策略（*The Relaxation and Stress Reduction Workbook* by Davis, Robbins-Eshelman, and McKay; *Mastery of Your Anxiety and Worry: Workbook* by Craske and Barlow）。
14. 利用行为策略管理冲动行为。（31—33）	31. 教来访者使用积极的行为选择来应对冲动欲望（如，和某人谈谈自己的冲动，花点时间来延迟反应，给朋友或家人打电话，体育锻炼，把信用卡交给家人，创建所需物品购买清单以避免冲动购买，避免使用警用和消防扫描仪，等等）。
	32. 回顾来访者对减少冲动和紧张行为的应对策略的执行情况；强化成功经验，重新指导失败的情况。

---

* 原文为 "negative automatic thoughts associated with education and his/her/their ability to learn"，与 " 15 教育缺损" 的干预措施第30条内容相同，疑似原书有误。——译者注

15. 列举"暂停、倾听、思考、行动"的成功例子,说明积极结果。(34—35)

16. 描述所有与情绪障碍相关的躁狂或轻躁狂行为史。(36)

17. 确定在哪些情况下,来访者失去了对攻击性冲动的控制,导致破坏性或攻击行为。(37)

18. 遵从医生关于精神药理学干预必要性的建议。(38—39)

19. 制定奖励机制,用对后果的反思和替代性选择来取代冲动行为。(40—41)

20. 学习并执行问题解决技能来减少冲动行为。(42—43)

33. 教授来访者内隐致敏法,当冲动行为(如,偷窃)的欲望出现时,想象一个消极后果(如,入狱);布置家庭作业;回顾、强化成功并解决障碍,直到被来访者内化。

34. 通过示范、角色扮演和行为演练,教来访者在几种情境下,如何在采取行动之前使用"暂停、倾听和思考"(或补充《练习手册》中的"没有思想的行动等于痛苦后果"*)。

35. 回顾和分析来访者在日常生活中使用"暂停、倾听、思考、行动"的情况,并总结其积极后果。

36. 评估来访者是否有心境障碍,包括对冲动行为及后果缺乏判断的躁狂发作(见本书"6 双相障碍——躁狂"章节)。

37. 探索来访者的爆发性愤怒管理问题的历史("Stop Yelling" in the *Adolescent Psychotherapy Homework Planner* by Jongsma, Peterson and McInnis);如果已经出现与社会心理压力源严重不符的攻击性发作,则将此作为当前的问题(见本书"1 愤怒控制问题"章节)。

38. 将来访者转介至医生处,接受精神药物处方评估。

39. 监测来访者对精神药物处方的依从性、药物的副作用和有效性;定期向医生咨询。

40. 协助来访者识别对抑制冲动行为有效的自我强化奖励。

41. 协助来访者和重要他人一起制定并执行奖励制度,以阻止冲动行为。

42. 教授来访者问题解决技能(如,清楚地定义问题,头脑风暴多种解决方案,列出每个解决方案的优点和缺点,寻求他人的意见,选择并执行行动计划,评估结果,在必要时重新调整计划)。

---

*《练习手册》第六版中没有该练习,可能修改了练习名称,推测对应的是"行动前计划"。——译者注

21. 阅读关于克服冲动行为的推荐材料。（44）

22. 参加一个自助康复团体。（45）

一. _____
_____

43. 通过示范和角色扮演，教来访者在产生冲动时，应用问题解决的方法（或布置《练习手册》中的"问题解决：冲动行为的替代方案"作为作业）；鼓励行动计划的执行，强化成功，纠正失败。

44. 建议来访者阅读关于应对冲动的材料（*Stop Me Because I Can't Stop Myself: Taking Control of Impulsive Behavior* by Grant and Kim; *Overcoming Impulse Control Problems: A Cognitive-Behavioral Therapy Program—Workbook* by Grant, Donahue, and Odlaug）。

45. 将来访者转介至自助康复项目（如，"12 步计划"、ADHD 团体、理性康复等），旨在帮助终止自我毁灭的冲动；处理他们在团体中的经历。

一. _____
_____

诊断建议

ICD-10-CM	DSM-5 障碍、状况或问题
F63.81	间歇性暴怒障碍
F63.81*	偷窃狂
F63.0	赌博障碍
F63.2**	拔毛癖（拔毛障碍）
F91.9	未特定的破坏性、冲动控制及品行障碍
F91.8	其他特定的破坏性、冲动控制及品行障碍
F63.1	纵火狂
F07.0	由于其他躯体疾病所致的人格改变
F60.2	反社会型人格障碍
F60.3	边缘型人格障碍

---

* 根据 DSM-5 中文版，"偷窃狂"对应的编码是 F63.2。——译者注
** 根据 DSM-5 中文版，"拔毛癖（拔毛障碍）"对应的编码是 F63.3。——译者注

21　亲密关系冲突

问题定义

1. 与伴侣频繁或持续地争吵。
2. 伴侣之间缺乏沟通。
3. 存在将冲突的责任愤怒地投射到伴侣身上的行为模式。
4. 分居。
5. 离婚。
6. 同时存在多段亲密关系。
7. 关系中存在肢体和/或言语虐待。
8. 存在交流浅表或者无交流、性行为不频繁或无性行为、过度参与活动（工作或娱乐）以避免与伴侣亲近的行为模式。
9. 由于个人在问题解决、维持信任关系等方面存在缺陷，或容易选择有施虐倾向或功能失调的伴侣，导致反复破裂和冲突性的关系模式。

__._____
_____

长期目标

1. 培养必要的技能，以实现有效的、开放的交流，相互满意的性亲密关系以及在亲密关系中享受彼此的陪伴。
2. 增强对自身在关系冲突中行为模式的觉察与反思。
3. 识别虐待关系中的行为升级模式（如，肢体冲突、威胁性语言），及时干预恶性循环。

4. 恪守单一伴侣原则，避免多重关系造成的依恋损伤。
5. 当关系无法维系时，具备终结关系的心理能力。
6. 经历关系破裂后，通过哀伤处理重建积极的自我认同。

二. _____
_____

短期目标	治疗性干预
EBT 1. 和伴侣一起参加联合会谈。（1—2）	1. 与伴侣建立融洽的关系，以达成牢固的治疗联盟；传达关怀、支持、温暖和共情；提供非评判性的支持，并与来访者建立一定程度的信任，让他们感到安全，从而可以讨论关系问题、需求和目标；澄清基本原则；明确自己的中立角色。EBT
	2. 强化治疗过程中强大的关系因素，通过特别关注这些经验支持的因素来培养治疗联盟：在治疗过程中与来访者协同工作；就治疗的目标和期望达成一致；面对来访者的感受和挣扎，表现出一致的共情；用语言表达对来访者的积极关注和肯定；收集来访者对自己的治疗进展的看法，并提供反馈。EBT
2. 明确关系的问题和优势，包括各自在关系中的角色。（3—5）	3. 评估关系中当前存在的问题，包括可能的虐待/冷暴力、物质使用、交流、冲突解决和家庭环境（如果存在家庭暴力，就要考虑安全计划，并避免过早开始联合会谈；the Physical Abuse chapter in *The Couples Psychotherapy Treatment Planner* by O'Leary, Heyman, and Jongsma）。
	4. 评估在治疗中能够加强的关系优势，以促进治疗目标的实现。
	5. 给来访者和伴侣在会谈间隔布置作业，记录关于对方及关系的积极和消极事件（或补充《练习手册》中的"对关系的积极和消极贡献：我的和你的"）；在下一次会谈前不要给对方看自己的记录，在会谈中处理记录。

3. 明确物质滥用与关系中现有冲突的联系。(6)
4. 有物质依赖的一方同意单独或与伴侣一起接受物质治疗。(7)
5. 完成针对婚姻关系的心理测试并记录治疗进展。(8)

6. 提供行为、情绪、态度等信息,以评估与 DSM 诊断、疗效、治疗关系相关的指标。(9—12)

EBT 7. 承诺改变自己或伴侣指出的具体问题。(13)

6. 与来访者和伴侣探讨物质滥用在他们的关系中对引发冲突和/或虐待的作用。
7. 争取与有物质依赖的伴侣达成协议,接受物质滥用治疗,并将其转介接受循证心理治疗或针对物质滥用的行为伴侣治疗(见本书"41 物质使用"章节)。
8. 根据需要选择工具评估整体的婚姻适应性[如,二元调适量表(The Dyadic Adjustment Scale)]和/或满意度[如,婚姻满意度问卷——修订版(Marital Satisfaction Inventory—Revised)],作为访谈的补充。根据情况再次使用,评估治疗进展。
9. 评估来访者对"呈现的问题"的自知力水平(协调与不协调)(如,对"所描述的行为"的问题性质表现出良好的自知力,认可他人的关心,并有动力改变;或对"问题"表现出矛盾心理,不愿关注问题解决;或对承认"问题"表现出抗拒和不关心,也缺乏改变的动机)。
10. 评估是否存在现有研究证明会引起类似症状的障碍(如,对立违抗行为伴 ADHD、继发于焦虑障碍的抑郁)的证据,(如果合适)也考虑自杀易感性(如,当共病的抑郁症状明显时,自杀风险会增加)。
11. 评估所有有助于解释来访者当前的"问题行为"的年龄、性别、文化议题,并考虑可以帮助理解来访者行为的其他因素。
12. 评估来访者功能受损的严重程度,以确定合适的照护水平(如,行为在社会、关系、工作或职业活动中造成了轻度、中度、严重或非常严重的损害);持续评估损害的严重程度以及治疗效果(如,没有那么严重,但仍存在轻度或中度的损害)。
13. 处理伴侣及关系的积极和问题特征清单;请来访者和伴侣同意努力做出改变,来改善关系,建立计划改变的列表(或补充《练习手册》中的"我们如何满足彼此的需要和愿望?")。 EBT

21 亲密关系冲突 | 165

| EBT | 8. 伴侣双方协商并签署协议，同意增加双方都希望的积极行为。（14）

| EBT | 9. 增加在关系中直接表达坦诚、尊重及积极感受和想法的频率。（15—17）

| EBT | 10. 学习并使用问题解决和冲突解决的技能。（18—20）

| EBT | 11. 学习并使用认知治疗技术，用有利于亲密关系的想法、感受和行动取代那些不现实的和非适应性的想法、感受及行动。（21—22）

14. 制定一份协议，协商明确双方在关系中希望的行为改变；请来访者和伴侣签署这份协议。 EBT

15. 协助来访者和伴侣明确可以运用交流、冲突解决和/或问题解决技能处理的冲突（"Integrative Behavioral Couple Therapy" by Christensen et al.）。 EBT

16. 使用行为技术（教育、示范、角色扮演、纠正性反馈和正强化）教来访者和伴侣沟通技能，包括自信的沟通、提供正性的反馈、积极倾听、对他人的行为改变做出积极回应以及使用坦诚、尊重的方式给予负性反馈。 EBT

17. 给来访者和伴侣布置家庭作业，练习使用并记录新学到的沟通技能；在治疗中处理结果，并为改善给出纠正性反馈。 EBT

18. 回顾新学的沟通技能，将冷静、尊重、高效的对话应用到冲突解决中；针对一个现有的冲突情境，使用角色扮演的方式应用技能。 EBT

19. 使用行为技术（教育、示范、角色扮演、纠正性反馈和正强化）教来访者和伴侣问题解决和冲突解决技能，包括建设性地、具体地界定问题，对选项进行头脑风暴，评估选项，协商，确定选项并执行计划，然后评估结果。 EBT

20. 给来访者和伴侣布置家庭作业，练习使用并记录新学的问题解决和冲突解决技能（或补充《练习手册》中的"将问题解决应用于人际冲突"）；在治疗中分析结果。 EBT

21. 使用认知治疗技术重构来访者的认知偏差（如，读心术、责怪），改变亲密关系中的非适应性情感反应（如，愤怒）和非适应性行为（如，言语攻击）（"Integrative Behavioral Couple Therapy" by Christensen et al.）。 EBT

22. 识别伴侣在关系中的非理性信念和不切实际的期望，

[EBT] 12. 接受现存的、难以改变但不会影响亲密关系的伴侣特征。(23)

[EBT] 13. 提高期望的灵活度、妥协的意愿和对不可调和的差异的接受程度。(24)

[EBT] 14. 理解对方的消极情绪和反应的来源,发展更具建设性的互动来满足需求。(25—27)

15. 深入了解过去的关系经历如何影响现在的关系问题。(28)

16. 识别关系中所有的破坏性和/或虐待行为模式。(29—30)

帮助他们发展出对彼此和关系更现实的信念和期望(或补充《练习手册》中的"记录并替换自我贬低的想法")。[EBT]

23. 帮助来访者和伴侣容忍和接受双方的差异,看到这些差异的积极面,对双方的缺点保持平衡的觉察。[EBT]

24. 教授伴侣双方关于灵活度、妥协、为愿望付出代价以及接受差异的关键概念,增加对彼此的理解、共情、亲密和同情。[EBT]

25. 对于存在轻度到中度困扰的伴侣,向他们解释一个概念化的模型,告知他们消极情绪和行为反应反映了脆弱性和依恋不安全感(*Emotion-Focused Couples Therapy* by Greenberg and Goldman; *Attachment Theory in Practice* by Johnson)。[EBT]

26. 鼓励来访者认识、重塑并表达对解决消极情绪和负性行为的不安全感。[EBT]

27. 协助来访者发展更具建设性的互动,满足依恋需要,比如增加亲密感和爱的表达(或补充《练习手册》中的"我们如何满足彼此的需要和愿望?")。[EBT]

28. 进行领悟导向的伴侣治疗,明确过去关系的伤害(如,背叛)如何造成了现在的脆弱,从而引起亲密关系的冲突(如,对亲密关系的恐惧);帮助来访者和伴侣区分过去与现在,让现在的互动更具适应性("Object Relations Couples Therapy" by Siegel)。

29. 评估伴侣各自的破坏性和/或虐待行为模式,包括各自原生家庭中存在的模式(如果存在家庭暴力,就要考虑安全计划,并避免过早开始联合会谈;the Physical Abuse chapter in *The Couples Psychotherapy Treatment Planner* by O'Leary, Heyman, and Jongsma)。

30. 请来访者和伴侣各自列一个清单,列出在虐待行为之前出现的升级行为。

17. 采用"暂停"信号，双方都可以使用，以中止可能升级成虐待的互动。（31—33）

18. 在言语和身体行为上表达对伴侣的喜爱。（34）

19. 增加与伴侣愉快相处的时间。（35）

20. 参与评估以明确或排除性功能障碍，如有必要，参与适当的治疗。（36—37）

21. 承诺发展健康的、双方满意的性态度和性行为，不受过去的破坏性经历的影响。（38—39）

22. 明确伴侣不忠的原因和后果以及彼此的治疗目标。（40—41）

31. 协助伴侣确定一个明确的言语和/或行为信号，任一伴侣害怕互动升级成攻击或虐待时都可以用来立即中止互动。

32. 争取让伴侣双方达成一个坚定的协议，即"暂停"信号会得到无可争辩的支持性反应。

33. 请来访者和伴侣在日常互动中使用并记录"暂停"信号及其他冲突解决技能（或补充《练习手册》中的"破坏性愤怒的替代方案"）；对使用行为进行强化；解决实现无攻击互动的障碍。

34. 鼓励来访者和伴侣增加使用言语和肢体表达喜爱；解决那些对伴侣表达喜爱或性互动的阻碍。

35. 协助来访者和伴侣确定并计划可以共享的有益社交/娱乐活动（或补充《练习手册》中的"确定和安排愉快的活动"）。

36. 收集性历史，明确优势以及存在障碍的方面（见本书" 17 女性性功能障碍"和" 25 男性性功能障碍"章节）。

37. 将来访者转介给专家接受性功能障碍的诊断评估（如，排除医学或物质病因），推荐适当的循证治疗（如，药物、性治疗、手术）。

38. 在联合会谈中明确来访者各自及家庭的性行为、性模式、性活动和性信念（或补充《练习手册》中的"影响消极性态度的因素"）。

39. 协助伴侣各自承诺，尝试发展健康的、双方满意的性信念、性态度和性行为，不受过去的童年、个人或家庭规训或经历的影响。

40. 协助来访者和伴侣明确不忠的原因和后果，弄清楚来访者和伴侣治疗的动机和目标。

41. 让来访者和伴侣阅读相关书籍（*After the Affair* by Spring, or *Getting Past the Affair* by Snyder, Baucom, and Gordon）；在与治疗师一起进行的联合会谈中处

	理在书中习得的核心概念。
23. 表达对失去关系的接纳。（42—44）	42. 探索并明确失去关系的感受。
	43. 将来访者转介至支持团体或离婚研讨会，帮助应对失去并适应新生活。
	44. 让来访者阅读相关书籍（*Rebuilding: When Your Relationship Ends* by Fisher, or *Surviving Separation and Divorce: A Woman's Guide* by Oberlin）；处理核心概念。
24. 增加社交活动来应对孤独。（45—46）	45. 支持来访者适应独居和单身，鼓励来访者接受一段时间的独处，并针对社交接触制订翔实的计划。
	46. 告知来访者社区里有助于建立新的社交关系的机会。
__. _____	__. _____

诊断建议

ICD-10-CM	DSM-5 障碍、状况或问题
Z63.0	与配偶或亲密伴侣关系不和谐
Z63.8	家庭内的高情感表达水平
Z63.5	分居或离婚所致的家庭破裂
F63.81	间歇性暴怒障碍
F43.21	适应障碍，伴抑郁心境
F43.22	适应障碍，伴焦虑
F34.1	持续性抑郁障碍（心境恶劣）
F41.8	其他特定的焦虑障碍
F41.9	未特定的焦虑障碍
F32.9	未特定的抑郁障碍
F32.8	其他特定的抑郁障碍
F43.10	创伤后应激障碍
F60.1	分裂样人格障碍
F60.81	自恋型人格障碍
F60.9	未特定的人格障碍

22 法律纠纷

问题定义

1. 存在未决的法律指控。
2. 处于法律指控后的假释或缓刑期。
3. 法律压力是来治疗的核心原因。
4. 有犯罪史,导致多次监禁。
5. 多数被捕与酒精或物质滥用有关。
6. 正在办理离婚,伴随情绪混乱。
7. 害怕因为当前的法律指控失去自由。

—.＿＿＿＿＿＿＿＿＿＿＿＿＿＿＿＿＿＿＿＿＿＿＿＿＿＿
＿＿＿＿＿＿＿＿＿＿＿＿＿＿＿＿＿＿＿＿＿＿＿＿＿＿＿

长期目标

1. 接受并负责任地回应法院的指令。
2. 理解物质依赖如何导致了法律问题,并接受康复的需要。
3. 接受自己的决定和行动导致了被捕并要为此负责,建立更高的道德和伦理标准,约束自己的行为。
4. 内化治疗的需求,发展更亲社会的价值观、想法、感受和行为。
5. 成为一个负责任的公民,在社区里赢得良好的名声。

—.＿＿＿＿＿＿＿＿＿＿＿＿＿＿＿＿＿＿＿＿＿＿＿＿＿＿
＿＿＿＿＿＿＿＿＿＿＿＿＿＿＿＿＿＿＿＿＿＿＿＿＿＿＿

短期目标	治疗性干预
[EBT] 1. 与治疗师共同努力实现商定的治疗目标，同时在舒适和信任的基础上尽可能保持开放和坦诚。（1—2）	1. 与来访者建立融洽的关系，以达成牢固的治疗联盟；传达关怀、支持、温暖和共情；提供非评判性的支持，并与来访者建立一定程度的信任，让他们感到安全，从而可以讨论法律纠纷及其对生活的影响。[EBT]
	2. 强化治疗过程中强大的关系因素，通过特别关注这些经验支持的因素来培养治疗联盟：在治疗过程中与来访者协同工作；就治疗的目标和期望达成一致；面对来访者的感受和挣扎，表现出一致的共情；用语言表达对来访者的积极关注和肯定；收集来访者对自己的治疗进展的看法，并提供反馈。[EBT]
2. 描述导致自己陷入法律纠纷的行为。（3）	3. 探讨导致来访者陷入法律纠纷的行为，评估该行为是否符合反社会行为的模式（见本书"②反社会行为"章节）。
3. 探讨物质和/或酒精滥用在法律问题中的作用。（4—5）	4. 探讨物质依赖可能如何导致来访者陷入法律纠纷。
	5. 通过回顾来访者生活中成瘾的各种负性后果，面质他们对物质依赖的否认。
4. 提供行为、情绪、态度等信息，以评估与 DSM 诊断、疗效、治疗关系相关的指标。（6—9）	6. 评估来访者对"呈现的问题"的自知力水平（协调与不协调）（如，对"所描述的行为"的问题性质表现出良好的自知力，认可他人的关心，并有动力改变；或对"问题"表现出矛盾心理，不愿关注问题解决；或对承认"问题"表现出抗拒和不关心，也缺乏改变的动机）。
	7. 评估是否存在现有研究证明会引起类似症状的障碍（如，对立违抗行为伴 ADHD、继发于焦虑障碍的抑郁）的证据，（如果合适）也考虑自杀易感性（如，当共病的抑郁症状明显时，自杀风险会增加）。
	8. 评估所有有助于解释来访者当前的"问题行为"的年龄、性别、文化议题，并考虑可以帮助理解来访者行为的其他因素。

5. 根据缓刑／假释的要求，保持清醒和节制。（10—11）

6. 获得律师的帮助，并制订解决法律纠纷的计划。（12）

7. 与法院工作人员保持定期联系，履行判决要求。（13）

8. 探讨并接受最终导致违法活动的一系列决定和行为的责任。（14）

9. 肯定在法律界限内行事的价值观。（15—16）

10. 说明愤怒、沮丧、无助或抑郁的情绪状态是如何引发违法行为的。（17—19）

9. 评估来访者功能受损的严重程度，以确定合适的照护水平（如，行为在社会、关系、工作或职业活动中造成了轻度、中度、严重或非常严重的损害）；持续评估损害的严重程度以及治疗效果（如，没有那么严重，但仍存在轻度或中度的损害）。

10. 强化来访者对康复及保持清醒的计划的需要，以便增强判断力以及对行为的控制（见本书"41 物质使用"章节）。

11. 监督并强化来访者的清醒和节制，如有必要，确认生理指标。

12. 鼓励并促进来访者与律师见面，商讨解决法律问题的计划。

13. 监督并鼓励来访者遵守与法院工作人员的约见。

14. 面质来访者否认并推卸违法活动的责任的行为（或补充《练习手册》中的"接受违法行为的责任"）。

15. 协助来访者弄清楚，哪些价值观导致了违法行为。

16. 教授来访者尊重法律界限和他人权利的价值观，并说明突破界限的后果。

17. 探究来访者那些可能导致违法行为的消极情绪状态。

18. 将来访者转介接受处理情绪冲突和反社会冲动的持续咨询（见本书"2 反社会行为""1 愤怒控制问题"或"12 抑郁——单相"章节）。

19. 推荐来访者阅读与控制情绪相关的材料（*Thoughts and Feelings: Taking Control of Your Moods and Your Life* by McKay, Davis, and Fanning; *The Anger Control Workbook* by McKay and Rogers; *A Cognitive Behavioral Workbook for Depression: A Step-by-Step Program* by Knaus; *Overcoming Impulse Control Problems: A Cognitive-Behavioral Therapy Program—*

	Workbook by Grant, Donahue, and Odlaug）。
11. 明确来访者产生与违法行为相关的消极情绪的原因。（20—21）	20. 探究来访者潜在的消极情绪的原因，这些消极情绪可能有意或无意地导致来访者出现违法行为。
	21. 解读与来访者当前或过去的情绪冲突相关的反社会行为，以加深了解并找到解决方案。
12. 明确并替换助长反社会行为的认知歪曲。（22—24）	22. 使用认知重构（如，教来访者认识思维、情绪及行为之间的关系；识别相关的自动思维与潜在的信念或认知偏差；挑战认知偏差，建立替代性的积极视角；通过行为实验检验认知偏差及替代信念）来协助来访者取代与违法行为相关的负性自动思维。
	23. 强化来访者建立和使用正性的、有现实基础的信息的行为，取代与违法行为相关的扭曲、负性的自我对话。
	24. 给来访者布置家庭作业练习（如，《练习手册》中的"错误思维导致错误行为"），识别自己的负性自我对话和自我对话中的认知偏差，生成替代性思维，并通过行为实验检验；回顾并强化成功经验，为改善提供纠正性反馈。
13. 参加愤怒控制团体。（25）	25. 转介来访者参加冲动控制或愤怒管理团体。
14. 找出不用违法活动满足生活需要（如，社交和经济方面）的方式。（26—27）	26. 与来访者探究在不参与违法活动的情况下满足社交和经济需要的方式（如，就业、继续教育或者技术培训，精神充实团体）。
	27. 教育来访者了解反社会行为和亲社会行为之间的差别；协助来访者写下清单，列举尊重法律，帮助他人，定期工作的方式。
15. 上课，学习如何找到工作。（28）	28. 转介来访者到前科人员中心获取就业帮助。
16. 说明诚实在获取他人信任与自尊方面的重要性。（29）	29. 帮助来访者理解诚实在获取他人信任及自尊方面的重要性。
17. 制订并执行针对违法活动的补偿计划。（30—31）	30. 协助来访者理解补偿行为对自我价值的重要性；帮助来访者制订对补偿行为后果的计划（或补充《练

习手册》中的"我是如何伤害他人的"和/或"道歉信")。

31. 回顾来访者对补偿计划的执行情况；强化成功，纠正失败。

—._____   —._____

诊断建议

ICD-10-CM	DSM-5 障碍、状况或问题
F12.20	大麻使用障碍，中度或重度
F14.20	可卡因使用障碍，中度或重度
F10.20	酒精使用障碍，中度或重度
F63.81[*]	偷窃狂
Z72.811	成人的反社会行为
F43.24	适应障碍，伴行为紊乱
F60.2	反社会型人格障碍

_____

[*] 根据 DSM-5 中文版，"偷窃狂"对应的编码是 F63.2。——译者注

23　孤独

问题定义

1. 感觉孤独、被隔离、缺乏日常生活的组织性。
2. 在至亲过世较长时间后，仍感到深陷孤独。
3. 在孩子离开家后，难以适应"空巢"生活。
4. 因恐惧而回避尝试建立人际关系（如，社交焦虑、广场恐惧症、回避型人格）。
5. 感到低自尊，有强烈的缺陷感，害怕被拒绝和批评。
6. 与同事、家人和邻居保持情感和社交距离。
7. 与几乎所有家族成员疏远。
8. 独自生活，除了采购生活必需品外，很少离开家。
9. 频繁使用互联网交友网站，缺乏适当、合理的谨慎态度。
10. 因毫无根据地不信任他人而导致有限的社会接触，并因此感到孤独。

__. _____
_____

长期目标

1. 降低孤独感的总体出现频率及强度。
2. 降低隔离程度，同时提高社交参与度。
3. 消除阻碍拓展社交的核心恐惧。
4. 通过社区参与（如，在非营利机构做志愿者、找工作、参与兴趣团体或艺术课程等）获得更多的社会接触。

5. 在日常生活中建立结构化的时间表，包括吃饭、睡觉、锻炼和外出活动的时间安排。

—. _____

短期目标	治疗性干预
EBT 1. 与治疗师共同努力实现商定的治疗目标，同时在舒适和信任的基础上尽可能保持开放和坦诚。（1—2）	1. 与来访者建立融洽的关系，以达成牢固的治疗联盟；传达关怀、支持、温暖和共情；提供非评判性的支持，并与来访者建立一定程度的信任，让他们感到安全，从而可以讨论孤独感及其对生活的影响。EBT
	2. 强化治疗过程中强大的关系因素，通过特别关注这些经验支持的因素来培养治疗联盟：在治疗过程中与来访者协同工作；就治疗的目标和期望达成一致；面对来访者的感受和挣扎，表现出一致的共情；用语言表达对来访者的积极关注和肯定；收集来访者对自己的治疗进展的看法，并提供反馈。EBT
2. 描述孤独感以及引发这些感觉的环境和孤立的后果。（3—4）	3. 请来访者描述孤独和孤立的经历；评估与这些感觉相关的日常生活环境以及这种孤立的模式是何时开始的。
	4. 鼓励来访者分享社交孤立的后果（如，很少离开家、上网或看电视的时间过多、孤独、抑郁等）。
3. 描述社交互动的经历以及与互动相关的感受。（5—6）	5. 评估来访者是否有基于恐惧的社交回避（如，社交焦虑、回避型人格、广场恐惧症）；或者是否有神经发育障碍［如，始于儿童早期的社交（语用）沟通障碍］，导致打招呼和分享信息、根据语境改变沟通方式、遵循潜在的沟通规则以及理解谈话意义的细微差别等方面存在缺陷。
	6. 评估来访者的社交隔离是否与潜在抑郁或焦虑相关疾病有关；如果符合症状标准，则采用循证方法治疗该症状（见本书"12 抑郁——单相"或"3 焦虑"章节）。EBT

4. 完成评估社交焦虑和回避的性质及严重程度的心理测试。(7)

5. 完成医学评估，以评估医疗或物质相关疾病对社交焦虑和社交回避的可能影响。(8)

6. 完成药物评估，以评估精神药物的使用是否在治疗计划中有用。(9—10)

7. 提供行为、情绪、态度等信息，以评估与 DSM 诊断、疗效、治疗关系相关的指标。(11—14)

7. 使用社交焦虑测量工具，进一步评估来访者的社交恐惧和回避的严重程度及影响范围［如，利博维茨社交焦虑量表（Liebowitz Social Anxiety Scale）、社交互动焦虑量表（Social Interaction Anxiety Scale）、社交恐惧问卷（Social Phobia Inventory）］；根据指示重新施测以评估治疗进展。

8. 安排医学评估，排除导致或促成来访者社交隔离的医学或物质引发的疾病。

9. 安排来访者接受药物评估，以确定精神药物在治疗计划中是否有用。

10. 监测来访者对药物治疗的依从性、药物的副作用和有效性；根据需要咨询医生。

11. 评估来访者对"呈现的问题"的自知力水平（协调与不协调）（如，对"所描述的行为"的问题性质表现出良好的自知力，认可他人的关心，并有动力改变；或对"问题"表现出矛盾心理，不愿关注问题解决；或对承认"问题"表现出抗拒和不关心，也缺乏改变的动机）。

12. 评估是否存在现有研究证明会引起类似症状的障碍（如，对立违抗行为伴 ADHD、继发于焦虑障碍的抑郁）的证据，（如果合适）也考虑自杀易感性（如，当共病的抑郁症状明显时，自杀风险会增加）。

13. 评估所有有助于解释来访者当前的"问题行为"的年龄、性别、文化议题，并考虑可以帮助理解来访者行为的其他因素。

14. 评估来访者功能受损的严重程度，以确定合适的照护水平（如，行为在社会、关系、工作或职业活动中造成了轻度、中度、严重或非常严重的损害）；持续评估损害的严重程度以及治疗效果（如，没有那么严重，但仍存在轻度或中度的损害）。

8. 确定感知到的回避社交接触的原因。（15—16）

9. 说明对社交焦虑的认知行为治疗的基本原理的理解。（17）

10. 学习并实践平静和应对策略，从而能在出现社交焦虑的时候管理焦虑症状，并让自己整体上达到放松状态。（18—19）

11. 识别、挑战并用基于现实的、积极的自我对话取代有偏见的、恐惧的自我对话。（20—21）

15. 要求来访者确定社交障碍的可能原因（如，缺乏关于如何建立社会关系的知识，害怕干扰舒适的社交互动，害怕批评等）。

16. 教授来访者新的应对技能，这些技能可以帮助克服建立社交关系的阻碍（如，在社交前和社交期间减少焦虑的放松技能，降低负性认知频率的认知技术，学习自我对话技能来减少社交回避等）。

17. 讨论基于认知行为理论的治疗如何针对恐惧和回避，以消除习得性恐惧、建立社交技能、对焦虑的想法进行现实检验并提高信心和社会适应能力。

18. 教授来访者平静、放松、正念的技术（如，应用放松，渐进式肌肉放松，提示控制放松；正念呼吸；生物反馈）以及如何更好地区分放松和紧张；教授来访者如何将这些技术应用于日常生活（*New Directions in Progressive Muscle Relaxation* by Bernstein, Borkovec, and Hazlett-Stevens; *The Relaxation and Stress Reduction Workbook* by Davis, Robbins Eshelman, and McKay）。

19. 给来访者布置相应的家庭作业，每天练习平静、放松、正念技术，引导他们逐渐将技能从非焦虑性情境应用到焦虑情境；回顾并强化成功经验；解决持续练习的阻碍（或补充《练习手册》中的"深呼吸练习"）。

20. 探索来访者的自我对话和导致社交恐惧的潜在信念（如，"没有人会和我说话，因为我太笨"），挑战偏见（或补充《练习手册》中的"记录并替换自我贬低的想法"）；协助来访者形成纠正偏见的想法（如，"我需要开始对话表明我有能力对话"）并建立信心。

21. 给来访者布置家庭作业练习，让他们识别恐惧的自我对话，并建立基于现实的替代方案；使用行为实

	验分别测试基于恐惧的预测与替代方案；复习；强化成功经验，解决实现目标的障碍。
12. 在治疗内外，逐步反复在令人恐惧的社交场合开展暴露。（22—24）	22. 指导并协助来访者构建与恐惧反应相关的焦虑诱发情境层级。
	23. 选择对来访者而言极有可能成功的初始暴露（现场的或角色扮演的）；在暴露前后进行认知重构，使用行为策略（如，示范、排练、社会强化）促进整个层级的进步（*Cognitive Behavioral Group Therapy for Social Phobia* by Heimberg and Becker; *Managing Social Anxiety* by Hope, Heimberg, and Turk）。
	24. 给来访者布置家庭作业，让他们做暴露练习并记录反应（或补充《练习手册》中的"逐步降低恐惧症的恐惧"；*The Shyness and Social Anxiety Workbook* by Antony and Swinson）；回顾和强化成功，为改进提供纠正性反馈。
13. 识别并参与日常的愉悦社交活动。（25）	25. 通过行为激活，增加来访者与社交互动的联系，识别抑制激活的过程，并教授解决生活问题的技能（或补充《练习手册》中的"确定和安排愉快的活动"）；根据需要使用行为技术，如指导、排练、角色扮演、角色转换，协助来访者在日常生活中应用；强化成功经验，解决持续有效激活的障碍。
14. 学习和实践个人及人际交往技能，减少焦虑并改善人际关系。（26—27）	26. 使用指导、示范和角色扮演帮助来访者建立一般社交、沟通和/或解决冲突的技能。
	27. 为来访者布置家庭作业练习，将沟通技能融入日常生活（或补充《练习手册》中的"恢复社交舒适感"）；复习和强化成功经验，解决持续有效利用技能的障碍。
15. 学会接受生活中的限制，并努力接纳而不是避免不愉快的情绪，同时实现有意义的目标。（28—31）	28. 使用接纳承诺疗法（ACT）的技术，帮助来访者接纳和开放地体验焦虑的想法和感受，而不是过度受到影响，并将时间和精力投入与已确定的、与个人有意义的价值观一致的活动（*Acceptance and*

Commitment Therapy for Anxiety Disorders by Eifert, Forsyth, and Hayes）。

29. 教授正念冥想，帮助来访者对日常活动形成关注当下、不评判的取向，识别与避免社交相关的负性思维，并通过接纳基于现实的想法、画面和内心冲动来改变与想法的关系，而不是对没有现实基础的心理现象直接做出反应［*Guided Mindfulness Meditation* (Audio CD Series) by Kabat-Zinn］。

30. 给来访者布置练习正念冥想和ACT课程的家庭作业，并在日常生活中巩固。

31. 给来访者布置与正念和ACT练习一致的阅读材料作为补充（*The Mindfulness and Acceptance Workbook for Anxiety* by Forsyth and Eifert）。

16. 识别与不信任他人相关的感受，这些感受会导致社交回避。（32—33）

32. 探究可能导致不信任他人的感受，包括自卑、羞耻、羞辱和对被拒绝的恐惧。

33. 把来访者的不信任理解为对自卑、羞愧、羞辱、拒绝等情绪的防御。

17. 承认关于他人具有威胁性的观念更多的是主观解释而不是基于客观数据。（34—35）

34. 协助来访者为扭曲的想法和信念制订替代方案，纠正偏见；使用角色转换让来访者分别支持和反对有偏见的信念与替代性信念，以促进认知重构。

35. 让来访者通过行为实验测试歪曲的信念和替代性信念，将两种信念都转化为预测，通过家庭作业练习来测试（或补充《练习手册》中的"对照现实检查怀疑"）。

18. 探索过去的经历，这些经历可能是目前的低自尊和社交焦虑的根源。（36—37）

36. 探索来访者童年期被批评、遗弃或虐待的经历，这些经历会加重低自尊和羞耻感；处理上述问题。

37. 安排来访者阅读相关书籍（*Healing the Shame That Binds You* by Bradshaw and *Facing Shame* by Fossum and Mason），并处理关键思想。

19. 修通可能影响当前的恐惧和回避的发展性冲突，并采取适当的行动。（38）

20. 探讨被用来回避亲密关系的防御机制。（39）

21. 持续参与工作、家庭和社会活动。（40）

22. 重建连续一致的睡眠-觉醒周期。（41）

23. 创建并执行日常活动计划表。（42）

24. 分享至亲去世的悲痛。（43—44）

25. 识别自己的积极特质。（45—46）

__. _____

38. 使用关注洞察的心理动力学方法探索表现为社交恐惧和回避的冲突（如，分离/自主；愤怒识别、管理和应对）；处理移情；在治疗期间和治疗将要终止的时候，修通分离和愤怒的主题，帮助来访者发展管理分离和自主的新能力。

39. 协助来访者确定与他人保持距离并防止信任关系发展的防御机制；确定将防御最小化的方法。

40. 支持来访者参与工作、家庭和社会活动，而不是逃避或回避并专注于焦虑。

41. 教授来访者睡眠卫生习惯，并让他们实践，以帮助重新建立连续一致的睡眠-觉醒周期；回顾并强化成功，为改善提供纠正性反馈。

42. 协助来访者制订日常活动计划表（包括离开家进行社交、就业、志愿服务、与朋友和家人共度时光等），丰富他们的生活结构；安排执行计划表的作业，并强化成功经验。

43. 向来访者讲解哀伤的过程，明确生存的必要性，并说明克服退缩的重要性（见本书"19 哀伤/未解决的丧失"章节）。

44. 将来访者转介到悲伤支持团体。

45. 让来访者列出积极的身体和性格特点，同时对着镜子和自己交谈，以增加自尊。

46. 要求来访者建立一个积极特质的书面清单，并在每次会谈结束时阅读（或补充《练习手册》中的"承认我的优势"或"我的优点是什么？"）；强化来访者的积极自我评价。

__. _____

诊断建议

ICD-10-CM	DSM-5 障碍、状况或问题
Z60.2	与独居相关的问题
Z60.0	生命阶段问题
Z60.4	社会排斥或拒绝
F43.21	适应障碍，伴抑郁心境
F43.22	适应障碍，伴焦虑
F43.23	适应障碍，伴混合焦虑和抑郁心境
F43.25	适应障碍，伴混合性情绪和行为紊乱
F43.8	其他特定的创伤及应激相关障碍，持续性复杂丧痛障碍
F40.10	社交焦虑障碍（社交恐惧症）
F80.89	社交（语用）交流障碍
F34.1	持续性抑郁障碍（心境恶劣）
F60.1	分裂样人格障碍
F60.0	偏执型人格障碍
F60.6	回避型人格障碍

24　低自尊

问题定义

1. 无法接受赞美。
2. 发表自我贬低的言论；认为自己没有吸引力、毫无价值、是一种负担、不重要；容易替人受过。
3. 对个人仪容缺乏自豪感。
4. 难以对他人说"不"；假设自己不被他人喜欢。
5. 害怕被他人拒绝，尤其是同龄人。
6. 缺乏生活目标，为自己设定不适当的低目标。
7. 无法认同自我的积极特质。
8. 在社交情境中感到紧张和不舒服。

___._____
_____

长期目标

1. 提升自尊。
2. 树立内外一致、积极的自我形象。
3. 通过对外表更加自豪来增强自尊和自信，有更多的眼神交流，通过自我对话提高对自我的积极认同。
4. 建立内在的自我价值感、自信和胜任力。
5. 进行社交互动，避免过度的痛苦或无力感。

___._____
_____

短期目标	治疗性干预
[EBT] 1. 与治疗师共同努力实现商定的治疗目标，同时在舒适和信任的基础上尽可能保持开放和坦诚。（1—2）	1. 与来访者建立融洽的关系，以达成牢固的治疗联盟；传达关怀、支持、温暖和共情；提供非评判性的支持，并与来访者建立一定程度的信任，让他们感到安全，从而可以讨论低自尊问题及其对生活的影响。[EBT]
	2. 强化治疗过程中强大的关系因素，通过特别关注这些经验支持的因素来培养治疗联盟：在治疗过程中与来访者协同工作；就治疗的目标和期望达成一致；面对来访者的感受和挣扎，表现出一致的共情；用语言表达对来访者的积极关注和肯定；收集来访者对自己的治疗进展的看法，并提供反馈。[EBT]
2. 承认感觉自己能力比其他人低的感受，并讨论这种感受的基础。（3—4）	3. 探索来访者的自我评估，以及哪些内容被理解为负面自我认知的基础。
	4. 评估来访者的低自尊是否符合临床综合征（如，社交焦虑障碍、抑郁症），如果是，可以参考基于证据的适当治疗（如，见本书"**38** 社交焦虑"和/或"**12** 抑郁——单相"章节）。
3. 报告物质使用史。（5）	5. 安排物质滥用评估，如果评估结果建议，转介来访者接受治疗（见本书"**41** 物质使用"章节）。
4. 提供行为、情绪、态度等信息，以评估与 DSM 诊断、疗效、治疗关系相关的指标。（6—9）	6. 评估来访者对"呈现的问题"的自知力水平（协调与不协调）（如，对"所描述的行为"的问题性质表现出良好的自知力，认可他人的关心，并有动力改变；或对"问题"表现出矛盾心理，不愿关注问题解决；或对承认"问题"表现出抗拒和不关心，也缺乏改变的动机）。
	7. 评估是否存在现有研究证明会引起类似症状的障碍（如，对立违抗行为伴 ADHD、继发于焦虑障碍的抑郁）的证据，（如果合适）也考虑自杀易感性（如，当共病的抑郁症状明显时，自杀风险会增加）。

	8. 评估所有有助于解释来访者当前的"问题行为"的年龄、性别、文化议题,并考虑可以帮助理解来访者行为的其他因素。
	9. 评估来访者功能受损的严重程度,以确定合适的照护水平(如,行为在社会、关系、工作或职业活动中造成了轻度、中度、严重或非常严重的损害);持续评估损害的严重程度以及治疗效果(如,没有那么严重,但仍存在轻度或中度的损害)。
5. 提高对低自尊的既往经历和当前来源的洞察。(10—11)	10. 帮助来访者意识到害怕拒绝及其与过去被拒绝或被抛弃的经历的联系;将过去的痛苦经历与现在有关接受和能力的经历对比。
	11. 讨论、强调并解释来访者遭受的虐待事件(情绪、身体和性)以及这些是如何影响对自己的感受的。
6. 降低消极自我陈述的频率,增加正面自我陈述的频率。(12—14)	12. 协助来访者意识到他们如何表达或表现消极的自我感受。
	13. 帮助来访者重新构建负面自我评估。
	14. 协助来访者发展积极的自我对话,作为增强信心和自我形象的一种方式(或补充《练习手册》中的"积极的自我对话")。
7. 识别并替换用于强化低自尊的负面自我对话信息。(15—16)	15. 帮助来访者识别对自我和世界的不合理信念,并用更现实、更肯定的信息替换它们(或补充《练习手册》中的"记录并替换自我贬低的想法";*What to Say When You Talk to Yourself* by Helmstetter)。
	16. 要求来访者完成并处理推荐的自助书籍中的自尊建立练习(*Ten Days to Self-Esteem* by Burns; *The Self-Esteem Companion* by McKay, Fanning, Honeychurch, and Sutker; *10 Simple Solutions for Building Self-Esteem* by Schiraldi)。
8. 识别消极地谈论自我并拒绝承担风险带来的次级获益。(17—18)	17. 向来访者说明次级获益在维持负面行为模式中的意义和作用。
	18. 协助来访者识别自我贬低和避免冒险如何带来次级

9. 减少对拒绝的言语恐惧，增加自我接纳的陈述。（19—20）

10. 通过确定并参与与自己的价值观一致的活动来改善自我意象。（21—22）

11. 增加与他人的眼神交流和互动。（23—25）

12. 为日常仪容整洁和个人卫生负责。（26）

13. 识别自我的积极特质和才能。（27—28）

14. 增强识别和表达个人感受的能力。（29—30）

15. 制订计划，积极主动地努力达成已确定的需求。（31—33）

获益（如，来自他人的赞美，由他人承担责任）。

19. 要求来访者每天对自己做出一个积极的描述，并将其记录在图表或日记中（或补充《练习手册》中的"用积极信息取代恐惧"）。

20. 强化来访者使用积极陈述来描述自信和成就。

21. 帮助来访者分析他们的价值观以及价值观与日常活动之间一致或不一致的地方。

22. 识别并安排符合来访者价值观的活动；处理它们以改善自我概念和增强自尊。

23. 给来访者布置作业，让他们与正在交谈的人眼神交流；处理与眼神接触相关的感觉（或补充《练习手册》中的"恢复社交舒适感"）。

24. 当观察到来访者避免与他人眼神接触时，向他们反馈以增加行为并消除相关的焦虑。

25. 使用角色扮演和行为排练，提高来访者在问候他人和对话方面的社交技能（*Shyness: What It Is and What to Do About It* by Zimbardo）。

26. 监督并向来访者反馈他们的仪容整洁和卫生情况。

27. 安排来访者在镜子中识别自己身材上的优点，以帮助他们让自己感到更舒服。

28. 要求来访者持续完成积极特征清单，并在每次会谈的开始和结束时阅读清单（或补充《练习手册》中的"承认我的优势"或"我的优点是什么？"）；强化来访者积极的自我描述性陈述。

29. 要求来访者每天写一篇情绪日记。

30. 协助来访者识别和标记情绪。

31. 协助来访者识别和表达自身的需求以及满足和未满足之处。

32. 开展联合治疗或家庭治疗，支持来访者表达未被满足的需求。

16. 积极接受他人的赞美。（34）

17. 增加自信行为的频率。（35）

18. 在生活的各个领域为自己制定现实的、适当的、可实现的目标。（36—37）

19. 承诺在今后的生活中运用学到的方法和技术。（38）

—._____

33. 协助来访者制订具体的行动计划，以满足每个需求（或补充《练习手册》中的"满足未满足的情感需求"）。

34. 让来访者意识到并大方地（不打折扣地）接受他人的赞扬和赞美。

35. 训练来访者的自信，或将他们转介至能够通过讲座和作业促进自信技能的团体（或补充《练习手册》中的"变得自信"）。

36. 帮助来访者分析目标，确保目标是现实的和可实现的。

37. 让来访者列出生活各个领域的目标清单，并制订实现目标的计划步骤。

38. 要求来访者列出自身的成就，将这些融入他们的自我意象。

—._____

诊断建议

ICD-10-CM	DSM-5 障碍、状况或问题
F40.10	社交焦虑症（社交恐惧症）
F34.1	持续性抑郁障碍（心境恶劣）
F32.x	重性抑郁障碍，单次发作
F33.x	重性抑郁障碍，反复发作
F31.xx	双相 I 型障碍
F31.81	双相 II 型障碍
F41.1	广泛性焦虑障碍
F70	智力障碍（智力发育障碍），轻度
R41.83	边缘性智力功能

25　男性性功能障碍

问题定义

1. 对性愉悦或性行为的期待始终很低，甚至没有。
2. 强烈避免和/或排斥任何或几乎所有的性接触，即使是在相互关心和尊重的关系中。
3. 反复出现缺乏通常的性兴奋和性唤起的生理反应（达到和/或维持勃起）。
4. 在性行为中始终缺乏主观享受和愉悦感。
5. 尽管伴侣给予了敏感的性快感，但在性唤起后持续延迟或无法射精。
6. 在性交前、性交中或性交后出现生殖器疼痛。

—. _____
_____

长期目标

1. 增加对性活动的欲望和愉悦体验。
2. 性交时获得并保持生理上的兴奋反应。
3. 在合理的时间、强度和对性刺激的投入下射精。
4. 消除性交前、性交中、性交后的疼痛，获得主观快感。

—. _____
_____

短期目标	治疗性干预
[EBT] 1. 与治疗师共同努力实现商定的治疗目标，同时在舒适和信任的基础上尽可能保持开放和坦诚。（1—2）	1. 与来访者建立融洽的关系，以达成牢固的治疗联盟；传达关怀、支持、温暖和共情；提供非评判性的支持，并与来访者建立一定程度的信任，让他们感到安全，从而可以讨论性功能障碍及其对生活的影响。[EBT]
	2. 强化治疗过程中强大的关系因素，通过特别关注这些经验支持的因素来培养治疗联盟：在治疗过程中与来访者协同工作；就治疗的目标和期望达成一致；面对来访者的感受和挣扎，表现出一致的共情；用语言表达对来访者的积极关注和肯定；收集来访者对自己的治疗进展的看法，并提供反馈。[EBT]
2. 提供详细的性经历，探讨这些经历如何影响来访者当前对性的态度、感受和相应行为。（3—5）	3. 获得详细的性生活史，包括来访者目前的性功能以及童年和青少年期的性经验、性知识的水平和来源、典型的性行为及频率、病史、物质和酒精使用情况、生活方式等因素。
	4. 评估来访者对性的态度和知识储备、对性的情绪反应以及可能导致性功能障碍的自我对话。
	5. 探究可能导致性功能障碍的原生家庭因素，如对性的消极态度、抵制感、低自尊、内疚、恐惧或排斥（或补充《练习手册》中的"影响消极性态度的因素"）。
3. 报告任何关于抑郁迹象以及可能导致性困难的抑郁情绪。（6—7）	6. 评估抑郁在来访者性功能障碍中可能起到的作用。如果障碍是抑郁所致，则安排相应治疗（见本书"12 抑郁——单相"章节）。
	7. 转介来访者至专科医生处，以确认是否需要服用抗抑郁药物，以减轻因性功能障碍引起的抑郁。
4. 如实报告物质滥用的情况，并配合治疗师的建议解决它。（8）	8. 探索来访者使用或滥用情绪改变物质的情况及对性功能的影响；转介参与针对物质滥用的治疗。

5. 提供行为、情绪、态度等信息，以评估与 DSM 诊断、疗效、治疗关系相关的指标。（9—12）

6. 真诚、公开地讨论关系的质量，包括冲突、未满足的需求和愤怒。（13—14）

EBT 7. 配合医生完成全面检查，并遵循治疗建议。（15—16）

9. 评估来访者对"呈现的问题"的自知力水平（协调与不协调）（如，对"所描述的行为"的问题性质表现出良好的自知力，认可他人的关心，并有动力改变；或对"问题"表现出矛盾心理，不愿关注问题解决；或对承认"问题"表现出抗拒和不关心，也缺乏改变的动机）。

10. 评估是否存在现有研究证明会引起类似症状的障碍（如，对立违抗行为伴 ADHD、继发于焦虑障碍的抑郁）的证据，（如果合适）也考虑自杀易感性（如，当共病的抑郁症状明显时，自杀风险会增加）。

11. 评估所有有助于解释来访者当前的"问题行为"的年龄、性别、文化议题，并考虑可以帮助理解来访者行为的其他因素。

12. 评估来访者功能受损的严重程度，以确定合适的照护水平（如，行为在社会、关系、工作或职业活动中造成了轻度、中度、严重或非常严重的损害）；持续评估损害的严重程度以及治疗效果（如，没有那么严重，但仍存在轻度或中度的损害）。

13. 评估关系的质量，包括关系双方的满意度、痛苦、彼此的吸引力、沟通和对性方面的保留，从而决定是将治疗重点放在性问题还是更广泛的伴侣关系问题上（或补充《练习手册》中的"对关系的积极和消极贡献：我的和你的"）。

14. 如果伴侣关系问题超出了性功能障碍的范畴，在伴侣治疗的背景下开展性治疗（见本书"21 亲密关系冲突"章节）。

15. 将来访者转介给医生接受全面检查，排除所有一般性医学问题或物质使用导致的性功能障碍原因（如，血管、内分泌、药物）。EBT

16. 关于治疗诊断出的疾病或使用可能导致性问题的药物，鼓励来访者遵循医生的建议。EBT

[EBT] 8. 探讨躯体疾病或药物对性功能障碍的影响。（17）

[EBT] 9. 按医嘱服用治疗勃起功能障碍的药物，并报告其疗效和副作用。（18）

[EBT] 10. 与伴侣一起参加性治疗。（19—20）

[EBT] 11. 探讨对正常的性功能和性功能障碍促发因素的理解。（21—22）

[EBT] 12. 通过自由讨论准确的性知识，展示对性具有健康的接受度。（23—24）

[EBT] 13. 讨论阻碍性功能的低自尊问题，并表达积极的自我形象。（25）

[EBT] 14. 识别挑战，用积极的、基于现实的想法和信念取代自我挫败的想法和信念。（26—28）

17. 讨论诊断出的疾病或物质使用可能对来访者的性功能产生的影响。[EBT]

18. 建议来访者向医生咨询治疗勃起功能障碍的药物处方（如，万艾可、希爱力）。[EBT]

19. 鼓励来访者和性伴侣一同接受性治疗，如果伴侣不在，也可单独参加治疗（*Enhancing Sexuality* by Wincze; *Sexual Dysfunction* by Wincze and Weisberg）。[EBT]

20. 与来访者和伴侣进行联合治疗，专注于冲突解决、情感表达和性教育。[EBT]

21. 向来访者及伴侣说明正常的性功能、性功能障碍以及影响性功能的认知、情绪、行为及人际因素。[EBT]

22. 安排来访者阅读书籍，提供准确的性信息和/或消除压抑并加强性感觉的性练习（*Sexual Awareness* by McCarthy and McCarthy; *Enhancing Sexuality* by Wincze）。[EBT]

23. 通过鼓励双方自由、尊重地谈论与性相关的身体部位、性想法、感受、态度和行为，进行脱敏和教育。[EBT]

24. 鼓励来访者自由地、全面地、积极地谈论关于性的想法、感受和行为。[EBT]

25. 探究来访者对作为性伴侣的不足的恐惧，这导致了性回避；鼓励发展视自己为合格的性伴侣的现实、积极的想法（或补充《练习手册》中的"积极的自我对话"）。[EBT]

26. 探究来访者在性交前、性交中、性交后的自动思维，这些思维引发了恐惧、羞耻、愤怒、悲伤等消极情绪。[EBT]

27. 训练来访者发展替代性思维，以放松和消除紧张

EBT 15. 列出对性唤起有积极影响的条件和因素，如环境、时间、气氛。（29）

EBT 16. 指导来访者练习自慰和感觉专注，可以独自练习或与伴侣一起，并分享与活动相关的感受。（30—31）

EBT 17. 参与对引发焦虑的性练习的逐级暴露（脱敏）。（32—33）

EBT 18. 参与更自信的行为，允许分享性需求、性感受和欲望，表现得更感性，并表达快乐。（34—35）

EBT 19. 尝试新的性交姿势和性行为，提高快感和满意度。（36—37）

（或补充《练习手册》中的"记录并替换自我贬低的想法"）。EBT

28. 使用认知治疗技术帮助来访者对抗自我挫败的想法；识别并挑战自我对话、注意力集中［如，旁观（spectatoring）］、错误信息和使性功能障碍延续的信念，并用促进性功能的信念取代它们。EBT

29. 让伴侣双方列出对性唤起有积极影响的条件和因素；处理列表中的信息，创造有利于性唤起的环境。EBT

30. 给来访者安排身体探索和意识练习，减少抑制，使他对性厌恶脱敏。EBT

31. 对于性快感缺失的来访者，指导他们进行自慰练习，以达到最大程度的性唤起；指导来访者与伴侣一起进行渐进的性快感练习，以减少来访者的焦虑，并专注于体验性唤起的感受［或补充《练习手册》中的"记录对非需求的性愉悦的反应（感官专注）"］。EBT

32. 指导并协助来访者建立引发焦虑的性情境的等级列表。EBT

33. 选择有很大可能成功的现场或想象的初始暴露，并指导来访者注意策略（如，专注于伴侣，避免旁观）；与来访者和/或性伴侣一起回顾，逐步提升情境等级，直到相关的焦虑减弱（或补充《练习手册》中的"逐步降低恐惧症的恐惧"）。EBT

34. 通过与伴侣开展身体愉悦练习，允许来访者参与不那么压抑、拘束的性行为。EBT

35. 鼓励来访者在与伴侣的性游戏中逐渐探索更加自信、性感和自由的性角色。EBT

36. 安排来访者阅读书籍，提供准确的性信息和/或消除压抑并加强性感觉的性练习（*Sexual Awareness* by McCarthy and McCarthy）。EBT

EBT 20. 伴侣在性交前自慰和／或在性交中执行挤压技术，并报告成功地减缓早泄的经验。（38）

21. 用语言表达积极的身体形象。（39—40）

22. 陈述来访者如何理解信仰对性思想、感觉和行为产生负面影响。（41—42）

23. 讨论因感知到伴侣在性方面过于挑剔、评判或攻击性太高而产生的畏惧感。（43）

24. 说明对性创伤或性虐待经历的感受。（44—45）

25. 说明对童年性别角色榜样影响的理解。（46）

26. 探讨曾经失败的亲密关系和现在的恐惧之间的联系。（47）

37. 建议来访者尝试新的性交姿势并设置性游戏，以增加安全感、性兴奋和满足感。EBT

38. 让伴侣在性交前自慰以利用不应期和／或指导其使用挤压技术以防止早泄；如果需要，使用插图（*The Illustrated Manual of Sex Therapy* by Kaplan）；处理过程和过程中的感受，强化成功经验，为使用提供纠正性反馈（*Coping with Premature Ejaculation* by Metz and McCarthy）。EBT

39. 让来访者列出身体的资源；直面那些不切实际的扭曲和批评（或补充《练习手册》中的"研究你的身体：穿着和不穿着"）。

40. 探讨来访者对自己身体形象的感受，重点关注产生消极情绪的原因。

41. 探索来访者与信仰相关的经历，认识到这些经历在发生性行为和出现性想法时强化了他的内疚和羞耻感；引导来访者向觉察和改变的目标前进。

42. 协助来访者了解不健康的性态度和童年经历在当前障碍发展中的作用；在行为上努力摆脱这些影响的同时，努力尝试把消极的态度和经历放在过去。

43. 探索来访者因伴侣在性方面过于挑剔、评判或攻击性太高而感到的畏惧。

44. 了解来访者的性创伤经历或性虐待史。

45. 处理来访者与性有关的创伤情绪（见本书"36 性虐待受害者"章节）。

46. 探索来访者童年或青少年时期的性别角色榜样，以及他们是如何影响来访者的态度和行为的。

47. 探索来访者对亲密关系的恐惧，以及是否有证据表明他们在亲密关系中反复受挫。

27. 讨论关于隐秘性关系的感受，并做出终止这段关系的决定。(48—49)

28. 公开承认和讨论性取向。(50)

29. 解决冲突或制订应对策略，减少干扰性兴趣或性行为的压力。(51)

—._____
_____

48. 探索隐秘的性关系，这些关系可能是来访者当前性功能障碍的原因。

49. 终止一段因不诚实和不忠诚而导致内部冲突的关系的决定。

50. 在获得许可的情况下，探究可能导致冲突或兴趣缺乏的未披露的性取向差异。

51. 探索来访者在工作、家庭和社会关系等方面的压力，这些压力会分散来访者对性欲或性行为的注意力（见本书" 3 焦虑"" 16 家庭冲突"" 44 职业压力"等章节）。

—._____
_____

诊断建议

ICD-10-CM	DSM-5 障碍、状况或问题
F52.0	男性性欲低下障碍
F52.21	勃起障碍
F52.32	延迟射精
F52.4	早泄
F52.9	未特定的性功能失调
T74.22XA	儿童性虐待，已确认，初诊
T74.22XD	儿童性虐待，已确认，复诊

26 医疗问题

问题定义

1. 确诊没有生命威胁但会改变生活的慢性疾病。
2. 确诊危及生命的急性严重疾病。
3. 确诊最终会导致早逝的慢性疾病。
4. 表现出悲伤情绪、社交退缩、焦虑、对活动失去兴趣和精力不足。
5. 存在自杀意念。
6. 否认医疗问题的严重性。
7. 拒绝配合建议的医学治疗。
8. 人类免疫缺陷病毒（human immunodeficiency virus, HIV）检测阳性。
9. 获得性免疫缺陷综合征（艾滋病）（Acquired immune deficiency syndrome, AIDS）。
10. 继发于物质依赖的医疗并发症。
11. 存在影响医疗进程的心理或行为因素。
12. 忽视身体健康的病史。

——._____
_____

长期目标

1. 在医学上稳定身体状况。
2. 度过哀伤的过程，平静地面对死亡的现实。
3. 接受那些关心者的情感支持，不要因为愤怒而赶走他们。

4. 即使剩余的时间有限，也要尽可能充实地生活。
5. 配合药物治疗，不主动抵抗或被动抵抗。
6. 尽可能了解诊断，尽量保持正常的生活。
7. 减少与疾病相关的恐惧、焦虑和担忧。
8. 接受疾病，适应生活中必要的限制。
9. 接受心理或行为因素在疾病发展中的作用，并专注于解决这些因素。

—._____
_____

短期目标	治疗性干预
EBT 1. 与治疗师共同努力实现商定的治疗目标，同时在舒适和信任的基础上尽可能保持开放和坦诚。（1—2）	1. 与来访者建立融洽的关系，以达成牢固的治疗联盟；传达关怀、支持、温暖和共情；提供非评判性的支持，并与来访者建立一定程度的信任，让他们感到安全，从而可以讨论医疗问题及其对生活的影响。EBT 2. 强化治疗过程中强大的关系因素，通过特别关注这些经验支持的因素来培养治疗联盟：在治疗过程中与来访者协同工作；就治疗的目标和期望达成一致；面对来访者的感受和挣扎，表现出一致的共情；用语言表达对来访者的积极关注和肯定；收集来访者对自己的治疗进展的看法，并提供反馈。EBT
2. 描述病史、症状和治疗情况。（3—4）	3. 以协作的方式收集病史，包括症状、来访者对诊断的反应、疾病的治疗和预后。 4. 在来访者知情同意的情况下，联系医生和家庭成员，获得关于来访者的诊断、治疗和预后的更多医疗信息。
3. 了解所有有关物质滥用的历史和当前的情况。（5—6）	5. 探索和评估物质滥用对来访者身体状况的影响。 6. 建议来访者接受物质依赖的治疗（见本书"41 物质使用"章节）。

4. 提供行为、情绪、态度等信息，以评估与 DSM 诊断、疗效、治疗关系相关的指标。（7—10）

7. 评估来访者对"呈现的问题"的自知力水平（协调与不协调）（如，对"所描述的行为"的问题性质表现出良好的自知力，认可他人的关心，并有动力改变；或对"问题"表现出矛盾心理，不愿关注问题解决；或对承认"问题"表现出抗拒和不关心，也缺乏改变的动机）。

8. 评估是否存在现有研究证明会引起类似症状的障碍（如，对立违抗行为伴 ADHD、继发于焦虑障碍的抑郁）的证据，（如果合适）也考虑自杀易感性（如，当共病的抑郁症状明显时，自杀风险会增加）。

9. 评估所有有助于解释来访者当前的"问题行为"的年龄、性别、文化议题，并考虑可以帮助理解来访者行为的其他因素。

10. 评估来访者功能受损的严重程度，以确定合适的照护水平（如，行为在社会、关系、工作或职业活动中造成了轻度、中度、严重或非常严重的损害）；持续评估损害的严重程度以及治疗效果（如，没有那么严重，但仍存在轻度或中度的损害）。

5. 识别与疾病相关的感受。（11）

11. 协助来访者识别、整理并表达因身体状况而产生的各种感受。

6. 家庭成员分享由来访者身体状况引发的感受。（12）

12. 与家属会面，帮助他们澄清和分享与来访者的疾病相关的内疚、愤怒、无助和/或兄弟姐妹的关注嫉妒。

7. 确定由于医疗状况而经历的损失或受限。（13）

13. 让来访者列出由疾病所引起的变化、损失或受限（或补充《练习手册》中的"疾病的影响"）。

8. 探讨疾病带来的哀伤反应的过程并表达更多理解。（14—15）

14. 教来访者如何设定解决哀伤的目标；回答他们可能的问题（*Grief Counseling and Grief Therapy* by Worden）。

15. 建议来访者阅读有关哀伤和丧失的书籍（*Getting to the Other Side of Griefor Traveling Through Grief* by Zonnebelt-Smeenge and De Vries; *Good Grief* by

Westberg; *When Bad Things Happen to Good People* by Kushner; *How Can It Be All Right When Everything Is All Wrong?* by Smedes）；处理学到的内容。

9. 探讨接受医疗状况和治疗需要的现实。（16—19）

16. 面质来访者对病情的严重性和遵守医疗程序的需要的否认；加强来访者对疾病的接受程度和对治疗的依从性。

17. 探索和处理来访者对药物治疗、健康恶化和死亡的恐惧（或补充《练习手册》中的"我对医学治疗的感受"）。

18. 让来访者对由于身体状况产生的哀伤、悲伤或焦虑情绪进行正常化；鼓励他们向重要他人和医务人员表达这些情绪。

19. 评估来访者的抑郁和焦虑，并开展相应的治疗（见本书"12 抑郁——单相"和"3 焦虑"章节）。

[EBT] 10. 努力学习和实践积极主动的方法来应对疾病/诊断带来的挑战。（20）

20. 使用量身定制的多元认知行为方法（如，压力免疫训练），帮助来访者发展知识、自我管理和生活方式技能，以理解和管理疾病及可能发生的后果；首先利用评估结果识别触发因素、适应和不适应的反应，并识别强化或改变的模式（*Stress Inoculation Training* by Meichenbaum; *Coping with Chronic Illness* by Safren et al.）。[EBT]

[EBT] 11. 记录与压力反应相关的想法、感觉、行动和环境。（21）

21. 让来访者自我监测并收集数据，识别内部和外部的触发因素以及适应和不适应的反应；确定强化或改变的目标模式。[EBT]

[EBT] 12. 探讨对疾病/诊断的理解，并处理由此产生的压力。（22—23）

22. 进行心理教育，让来访者明白压力的概念，强调压力反应的不同"阶段"，包括预期、管理/应对，处理由压力引发的感觉，并反映一个人的应对努力（*The Relaxation and Stress Reduction Workbook* by Davis et al.）；提供准确的医疗状况和压力管理信息，纠正错误信息，揭露来访者可能存在的误解（如，发泄消极情绪可以解决压力）。[EBT]

23. 向来访者及其家人推荐阅读材料和可靠的资源，以

获得关于疾病和压力可能对疾病产生的影响的准确信息（或补充《练习手册》中的"疼痛和压力日记"）。EBT

EBT 13. 和治疗师一起制订一个应对压力的计划。(24)

24. 协助来访者制订应对计划，使用技能（如，放松/镇定、分级行为激活、锻炼、睡眠卫生、认知重构和问题解决），以预防和/或管理确定的压力反应。EBT

EBT 14. 学习和实践管理压力的技能。(25—27)

25. 在来访者已掌握的有效应对策略的基础上，开展技能训练，根据来访者的目标量身定制需要学习的新技能。EBT

26. 教会来访者以问题为中心的个人和人际应对技能，如问题解决、沟通、冲突解决和社会支持获取（或补充《练习手册》中的"将问题解决应用于人际冲突"）。EBT

27. 教授并和来访者练习专注于情绪的应对技能，如平静技术、观点采集、情绪调节和认知重构（或补充《练习手册》中的"深呼吸练习"）。EBT

EBT 15. 在日常生活中运用学到的应对技能。(28—30)

28. 鼓励来访者在会谈中进行想象和/或行为排演，强化和巩固学到的应对技能。EBT

29. 给来访者布置家庭作业（如，《练习手册》中的"行动前计划"或"记录并替换自我贬低的想法"），要求他们在压力越来越高的情境中应用学到的技能，促进他们将技能融入日常生活；回顾并强化成功经验，解决影响有效使用的障碍。EBT

30. 帮助来访者将学到的新技能内化，并确保当来访者取得进步时得到即时奖励，对取得的进步自我归因来增加自我效能。EBT

EBT 16. 学习并使用防止陷入非适应性的应对方式的技能。(31)

31. 教授来访者预防复发的技能，包括区分波动和复发，利用治疗中所学的技能识别并演练高危情境的管理，发展压力较小的生活方式，并定期参加巩固疗效的会谈。EBT

| EBT | 17. 与其重要他人分享为了成功适应医疗状况/诊断所做的努力。（32）

| EBT | 18. 遵守用药方案和必要的医疗程序，向医生或治疗师报告副作用或问题。（33—36）

| EBT | 19. 尽管身体状况不佳，也要在一定范围内尽可能地参加社交、生产和娱乐活动。（37—39）

20. 开展精神性的信仰行为，作为安慰和希望的源泉。（40）

21. 参加由拥有其他类似诊断的人组成的互助团体。（41）

22. 伴侣和家庭成员参加互助团体。（42）

32. 在适当的情况下，将重要他人列在干预计划中，以帮助创建强大的社会支持系统。 EBT

33. 在来访者知情同意的情况下，联系主治医生和家庭成员以获得关于诊断、治疗和预后的更多医疗信息。 EBT

34. 监测并加强来访者对药物治疗方案的依从性。 EBT

35. 探索并解决来访者对药物治疗依从性的误解、恐惧及情境因素（或补充《练习手册》中的"我对医学治疗的感受"）。 EBT

36. 面质任何阻碍来访者依从药物治疗方案的操纵、被动攻击和否认机制。

37. 寻找来访者可以独自或与他人一起享受的活动（或补充《练习手册》中的"确定和安排愉快的活动"）。 EBT

38. 让来访者承诺，愿意通过参与愉快或具有挑战性的活动来提高自身的活动水平；加强这种联结。 EBT

39. 对于有慢性疼痛的来访者，使用接纳承诺疗法，让来访者认识到个人的价值观，并制定与之相一致的活动目标，同时学习相应的策略和技能，接纳因医学治疗而受到限制，并消除可能阻碍价值驱动行为的想法和行动（见本书"9 慢性疼痛"章节；或推荐 Living Beyond, Your Pain by Dahl and Lundgren）。 EBT

40. 鼓励来访者把精神信仰、活动（如，祈愿、冥想、敬拜、奏乐）和团体当作支持的来源。

41. 推荐来访者参加有类似诊断的人组成的支持团体。

42. 推荐来访者的家庭成员参加与来访者病情相关的社区支持团体。

23. 植入正性的想象，作为触发心灵平静和减少紧张的方式。（43—44）

24. 识别过去有益的应对技能和情感支持来源。（45—46）

25. 来访者的伴侣和家庭成员探讨对来访者的严重残疾或死亡的恐惧。（47）

26. 报告所有与性传播疾病（sexually transmitted disease, STD）相关的高危行为。（48）

27. 接纳 STD 或 HIV 的存在，同时坚持接受相应的治疗。（49—50）

28. 确定可能对身体健康产生负面影响的情绪困扰来源。（51—52）

__._____
_____

43. 教来访者使用积极的、放松的、疗愈的想象来减轻压力，促进心灵的平静。

44. 鼓励来访者尝试依靠精神信仰带来的爱、存在感、关怀和支持获得内心的平静。

45. 探讨和评估曾经有过帮助的情感支持资源和应对技能（或补充《练习手册》中的"过去成功的焦虑应对"）。

46. 鼓励来访者和家庭成员向家族成员、医院社会服务机构、社区支持团体寻求支持。

47. 引出来访者的伴侣和家庭成员对死亡的潜在恐惧；共情他们的恐慌、无助、沮丧和焦虑。

48. 评估是否存在与 STD 和 HIV 相关的高危行为（如，静脉注射毒品、无保护性行为）。

49. 将来访者转介到公共卫生部门或医生处，接受 STD 和 / 或 HIV 检测、教育和治疗。

50. 如有必要，鼓励和监督来访者参加 STD 和 HIV 的专门治疗项目。

51. 向来访者说明生活方式和情绪困扰如何对健康状况产生负面影响；回顾来访者的生活方式和情绪状态，找出影响身体健康的负面因素。

52. 让来访者列出可以改变的生活方式清单，以帮助保持身体健康；跟进列表的执行。

__._____
_____

诊断建议

ICD-10-CM	DSM-5 障碍、状况或问题
F54	影响其他躯体疾病的心理因素

F43.21	适应障碍，伴抑郁心境
F43.22	适应障碍，伴焦虑
F43.23	适应障碍，伴混合性焦虑和抑郁心境
F43.24	适应障碍，伴行为紊乱
F43.25	适应障碍，伴混合性情绪和行为紊乱
F32.x	重性抑郁障碍，单次发作
F33.x	重性抑郁障碍，反复发作
F32.9	未特定的抑郁障碍
F32.8	其他特定的抑郁障碍
F41.1	广泛性焦虑障碍

27　强迫及相关障碍

问题定义

1. 存在侵入性的、反复出现的和不必要的想法、图像或冲动，导致来访者的痛苦，并影响日常生活、工作表现及社会关系。
2. 试图忽略或控制这些想法、图像或冲动，或用其他想法和行动来中和它们，但尝试失败。
3. 认识到强迫性思维是自己思想的产物。
4. 为了压制或防止不适或某些可怕的后果，存在重复和/或过度的精神或行为活动。
5. 认识到/未能认识到重复的思维和/或行为是过度的、不必要的和不合理的。
6. 关注一个或多个感知到的外观缺陷，并导致重复的行为或精神活动，而这些缺陷在他人看来是难以察觉或微不足道的。
7. 存在囤积行为，感到积攒物品的需要以及与丢弃物品相关的痛苦，持续地难以丢弃或放弃物品。
8. 反复拔头发导致脱发，尽管曾重复性地尝试减少或停止这种行为。
9. 反复搔抓皮肤导致损伤，尽管曾重复性地尝试减少或停止这种行为。

__._____

_____

长期目标

1. 减少强迫思维和/或强迫行为的频率、强度和持续时间。
2. 减少强迫思维和强迫行为出现的时间或受其干扰的时间。

3. 保持日常功能水平稳定，将强迫思维和强迫行为的干扰维持在最低程度。
4. 解决关键的生活冲突和助长强迫行为模式的情绪压力。
5. 解决对外表的扭曲认知，这些认知导致了不合理的自我批评和重复行为。
6. 接受强迫思维的存在而不对其采取行动，并致力于过上价值驱动的生活。

———————————————————
———————————————————

短期目标	治疗性干预
EBT 1. 与治疗师共同努力实现商定的治疗目标，同时在舒适和信任的基础上尽可能保持开放和坦诚。（1—2）	1. 与来访者建立融洽的关系，以达成牢固的治疗联盟；传达关怀、支持、温暖和共情；提供非评判性的支持，并与来访者建立一定程度的信任，让他们感到安全，从而可以讨论强迫症（obsessive-compulsive disorder, OCD）相关行为和焦虑及对生活的影响。EBT
	2. 强化治疗过程中强大的关系因素，通过特别关注这些经验支持的因素来培养治疗联盟：在治疗过程中与来访者协同工作；就治疗的目标和期望达成一致；面对来访者的感受和挣扎，表现出一致的共情；用语言表达对来访者的积极关注和肯定；收集来访者对自己的治疗进展的看法，并提供反馈。EBT
2. 描述强迫思维、强迫行为的历史和性质。（3）	3. 评估来访者的强迫思维和强迫行为的频率、强度、持续时间和历史［或补充半结构化访谈，例如焦虑和相关障碍访谈表——成人版（Anxiety and Related Disorders Interview Schedule—Adult Version）；或补充其他辅助评估工具，例如耶鲁-布朗强迫症量表（Yale-Brown Obsessive-Compulsive Scale）、躯体变形障碍检查（Body Dysmorphic Disorder Examination）］。
3. 进行完整的医学评估，排除诱发强迫症或相关症状的药物和物质原因。（4—5）	4. 将来访者转介到医疗机构接受全面检查，排除诱发强迫症或相关症状的药物和物质原因。
	5. 协助来访者遵从医学评估的建议，包括药物指导、实验室检查或专业评估。

4. 完成心理测试，评估和记录强迫思维和强迫行为的性质和严重程度。（6）

5. 报告所有可能导致强迫症或让治疗复杂化的物质使用史。（7）

6. 提供行为、情绪、态度等信息，以评估与 DSM 诊断、疗效、治疗关系相关的指标。（8—11）

EBT 7. 配合医生进行精神药物的评估。（12—13）

6. 对强迫症进行客观测量，以进一步评估其深度和广度［如，耶鲁-布朗强迫症量表、强迫思维和强迫行为量表——修订版（Obsessive-Compulsive Inventory—Revised）］；根据需要再次施测以评估治疗进展。

7. 安排物质滥用评估，如果评估结果建议，则转介来访者接受治疗（见本书"41 物质使用"章节）。

8. 评估来访者对"呈现的问题"的自知力水平（协调与不协调）（如，对"所描述的行为"的问题性质表现出良好的自知力，认可他人的关心，并有动力改变；或对"问题"表现出矛盾心理，不愿关注问题解决；或对承认"问题"表现出抗拒和不关心，也缺乏改变的动机）。

9. 评估是否存在现有研究证明会引起类似症状的障碍（如，对立违抗行为伴 ADHD、继发于焦虑障碍的抑郁）的证据，（如果合适）也考虑自杀易感性（如，当共病的抑郁症状明显时，自杀风险会增加）。

10. 评估所有有助于解释来访者当前的"问题行为"的年龄、性别、文化议题，并考虑可以帮助理解来访者行为的其他因素。

11. 评估来访者功能受损的严重程度，以确定合适的照护水平（如，行为在社会、关系、工作或职业活动中造成了轻度、中度、严重或非常严重的损害）；持续评估损害的严重程度以及治疗效果（如，没有那么严重，但仍存在轻度或中度的损害）。

12. 为开具精神药物（如，5-羟色胺类药物）处方安排药物评估。EBT

13. 监督来访者的处方依从性、药物的副作用和整体有效性；根据需要咨询医生。EBT

| EBT | 8. 每天记录强迫思维、强迫行为和触发因素；记录思维、感受和采取的行动。（14）

| EBT | 9. 表达对强迫症或相关障碍的准确理解，包括它们是如何发展以及维持的。（15）

| EBT | 10. 表达对强迫症治疗原理的理解。（16—17）

| EBT | 11. 识别并替换恐惧的自我对话和信念。（18—21）

14. 要求来访者自我监督强迫思维、强迫行为和触发因素；记录思维、感受和采取的行动；定期处理记录内容以促进治疗目标的实现（或补充《练习手册》中的"分析恐惧事件的概率"）。 EBT

15. 向来访者解释强迫症或相关障碍的发展和维持的生物-心理-社会模型，强调无根据的恐惧和回避在维持强迫症中的作用（*Understanding and Treating Obsessive Cumpulsive Disorder* by Abramowitz）。 EBT

16. 向来访者提供治疗的理由，讨论治疗如何为消除习得性恐惧、现实检验强迫性恐惧和潜在信念提供了环境，建立自信、采用新的非回避的方式应对强迫思维和强迫行为（*Cognitive-Behavior Therapy for OCD* by Bream et al.）。 EBT

17. 布置来访者阅读书籍或治疗手册的心理教育章节，或寻求其他资源，了解有关强迫症的暴露和仪式行为阻止法和/或认知重构的基本原理（*Getting Over OCD* by Abramowitz; *The OCD Workbook* by Hyman and Pedrick; *The BDD Workbook* by Claiborn and Pedrick; *Treatment for Hoarding: Workbook* by Steketee and Frost）。 EBT

18. 探索导致强迫性恐惧和强迫行为的认知评价；帮助来访者发展纠正偏差的想法；使用理性争论和行为实验检验恐惧与替代性预测（*Cognitive Behavioral Therapy for OCD* by Clark）。 EBT

19. 教来访者引导式的自我对话程序，让他们学会识别非适应性的自我对话，挑战其中的认知偏差，处理产生的感受，克服回避，强化成功经验；回顾和强化进步，解决障碍。 EBT

20. 给来访者布置家庭作业练习，让他们识别恐惧的自我对话，识别其中的认知偏差，产生替代方案，并通过行为实验检验（或补充《练习手册》中的"记

录并替换自我贬低的想法"或"降低强迫行为的强度");回顾和强化成功经验,为持续有效的应用提供矫正性反馈。EBT

21. 使用元认知治疗来检查来访者"对想法的思考"(回应与不回应侵入性想法和思维的含义),再根据新的、威胁较小的对侵入性想法的元认知评估制订更具适应性的计划(*Metacognitive Therapy for Anxiety and Depression* by Wells)。EBT

EBT 12. 对恐惧的内部和/或外部线索开展想象或现实暴露。(22—25)

22. 评估所有内部线索(想法、图像和冲动)和外部线索(人、物品和情境)的性质,这些线索促使来访者产生强迫思维和强迫行为以及一些轻微或明显的安全(回避)行为(如,寻求保证,为躯体变形障碍穿遮盖的服装)。EBT

23. 协助来访者构建恐惧的内部和外部线索的等级。EBT

24. 对内部和/或外部线索开展暴露(想象暴露和/或现实暴露)(如,弄脏、丢掉一些囤积的物品、接近伤害性强迫思维的对象),检验恐惧的期望;从那些极有可能成功的暴露开始;包括反应预防(面对焦虑不执行强迫/安全行为)和在暴露期间及之后进行认知重构,以强化新的学习[*Exposure and Response (Ritual) Prevention for OCD* by Foa et al.; *Understanding and Treating Obsessive-Compulsive Disorder* by Abramowitz]。EBT

25. 给来访者布置家庭作业练习,让他们重复暴露于内部和/或外部线索,使用反应预防和认知重构,并记录反应;在随后的会谈中回顾并强化成功经验,解决遇到的障碍,并为持续改进提供矫正性反馈。EBT

EBT 13. 参与强迫症的接纳承诺疗法(ACT)。(26—29)

26. 使用 ACT 治疗强迫症,帮助来访者接纳并开放地体验强迫性的想法、图像和冲动而不受过度影响,解离它们,并投入时间和精力参与已明确的、与个人有意义的价值观相一致的活动中(*Acceptance*

and Commitment Therapy for Anxiety Disorders by Eifert et al.）。 EBT

27. 教授来访者正念冥想以提高专注于当下的技能，帮助来访者识别与强迫症相关的负性思维过程，并在注意到这些思维时接受基于现实的想法、图像和冲动，而不对非现实的心理现象做出反应，从而改变自己与这些想法的关系［*Guided Mindfulness Meditation* (Audio CD Series) by Kabat-Zinn］。 EBT

28. 给来访者布置家庭作业，让他们练习正念冥想和 ACT 课程，在日常生活中巩固这些方法。 EBT

29. 让来访者阅读与正念和 ACT 方法一致的材料，作为治疗的补充（*The Mindfulness and Acceptance Workbook for Anxiety* by Forsyth and Eifert）。 EBT

EBT 14. 表达对预防复发的理解。（30—31）

30. 说明预防复发的原理，讨论风险并介绍预防策略。 EBT

31. 与来访者讨论波动和复发之间的区别，将波动与暂时的症状返回联系起来，将复发与 OCD 特定的思维、感受和行为持续模式的返回联系起来。 EBT

EBT 15. 识别存在波动风险的情境以及管理风险情境的策略。（32—35）

32. 找到并演练管理可能出现波动的未来情况或情境（高风险情况）。 EBT

33. 指导来访者定期使用在治疗中学到的策略（如，持续的日常暴露、认知重构、问题解决），尽可能地将它们融入生活，以强化和维持当前的收获。 EBT

34. 制作"应对卡"或其他提醒，在上面记录应对策略和其他有帮助的信息，并根据来访者的需要提供咨询（如，问题解决的步骤、积极的应对陈述、治疗期间其他有帮助的策略）。 EBT

35. 安排定期维护或"强化治疗"，帮助来访者维持治疗收获并解决遇到的挑战。 EBT

16. 通过重新聚焦的认知或行为，或通过不愉快任务来中断，以减少强迫思维和行为的频率和强度。（36—37）	36. 要求来访者列出重复性的想法和/或行为，然后找到一些积极有用的、能够中断冲动的行为并执行（"Refocus Attention Away from Obsessions and Compulsions" in the *Adolescent Psychotherapy Homework Planner* by Jongsma, Peterson, and McInnis）。
	37. 给来访者布置家庭作业，让他们承诺执行一项经协商同意的不愉快任务，以中断强迫症仪式行为的冲动（或补充《练习手册》中的"打断强迫思维/强迫行为"）。
17. 执行一系列打破囤积模式的小步骤，分享过程中的感受和想法。（38）	38. 要求来访者明确哪些物品是因无法丢弃或舍弃而保存或收集的（囤积），然后争取让来访者承诺扔掉一件小物品，同时分享与这种行为改变相关的感受；处理困难，对迈向成功的一小步给出奖励；重复以上步骤（"Decreasing What You Save and Collect" in the *Adolescent Psychotherapy Homework Planner* by Jongsma, Peterson, and McInnis）。
18. 找到并讨论未解决的生活冲突。（39—40）	39. 探讨来访者的生活环境，帮助来访者找到可能导致强迫症的关键性的未解决冲突。
	40. 与来访者一起阅读《弗里德曼寓言》中的"友好的森林（The Friendly Forest）"或"圆环（Round in Circles）"，然后处理讨论问题。
19. 表达和澄清与关键生活冲突相关的感受。（41—42）	41. 鼓励、支持并协助来访者识别和表达与关键的未解决问题相关的感受。
	42. 评估来访者保持强迫的继发性获益（如，关注、受到关心、回避活动）；如果非常明显，可以直接讨论获益。
20. 接受或努力解决已确定的生活冲突。（43）	43. 探索已确定的人际或其他生活冲突的解决方案；帮助来访者接受无法改变的部分，或使用冲突解决的方法处理可以改变的部分。

21. 深入了解童年经历如何影响当前与强迫症的斗争，并采取适当的行动。（44）

22. 以一种威胁性较低的方式解释恐惧的强迫思维。（45）

23. 进行战略性考验以克服强迫症的冲动。（46）

24. 发展并执行日常仪式，打断当前的强迫模式。（47）

—._____

44. 使用以洞察力为导向的方法探索当前的强迫思维主题（如，清洁、对称、攻击冲动）如何与未解决的发展冲突（如，性心理、人际关系）相关；朝着洞察和改变的目标前进。

45. 开展认知偏差修正训练，要求来访者反复解释模棱两可的场景，把对侵入性想法的解释从威胁导向转变为更加规范和现实的导向（"Preliminary Evidence for the Enhancement of Self-Conducted Exposures for OCD Using Cognitive Bias Modification" by Amir et al.）。

46. 创建一种保证能够治愈来访者的强迫症的战略性考验并说服来访者执行（在治疗开始时请注意说明，"治愈"意味着干预并实现治疗目标，而不是保证"治好"来访者；*Ordeal Therapy* by Haley）。

47. 帮助来访者创建和执行一种仪式（如，找到一件来访者认为有必要但不愉快的事，并让他们在每次出现强迫性想法的时候去做这件事）；跟进来访者的执行结果，并进行必要的调整。

—._____

诊断建议

ICD-10-CM	DSM-5 障碍、状况或问题
F42	强迫症
F45.22	躯体变形障碍
F42	囤积障碍
F63.2*	拔毛癖（拔毛障碍）
L98.1	抓痕（皮肤搔抓）障碍

---

* 根据 DSM-5 中文版，"拔毛癖（拔毛障碍）"对应的编码是 F63.3。——译者注

F41.8	其他特定的焦虑障碍
F41.9	未特定的焦虑障碍
F32.x	重性抑郁障碍,单次发作
F33.x	重性抑郁障碍,反复发作
F60.5	强迫型人格障碍

28　阿片类物质使用障碍[①]

问题定义

1. 滥用阿片类物质导致出现临床上显著的损害和痛苦。
2. 需要显著增加阿片类物质的用量才能达到预期效果。
3. 出现阿片类物质依赖的戒断症状。
4. 表达减少或控制阿片类物质使用的愿望。
5. 花费大量时间试图获取阿片类物质并恢复使用。
6. 因为阿片类物质的使用而放弃重要的社交、职业或娱乐活动。
7. 为了维持阿片类物质使用而从事违法活动［如，"逛医（doctor shopping）"］。
8. 尽管对职业、经济、社会和家庭造成重大负面影响，但继续滥用阿片类物质。
9. 滥用阿片类物质引起对疼痛管理的非适应性反应。

__._____
_____

长期目标

1. 能接受因停止或减少使用阿片类物质带来的无力感和失控感，并参与以康复为基础的项目。
2. 戒掉改变情绪的物质，稳定身体和情绪，然后建立支持性的康复计划。

[①] 本章（有修订）的许多内容来自 A. E. Jongsma, Jr., R. R. Perkinson, & T. J. Bruce, *The Addiction Treatment Planner*, 4th ed. (Hoboken, NJ: John Wiley & Sons, 2008). Copyright © 2008 by A. E. Jongsma, Jr., R. R. Perkinson, T. J. Bruce. Reprinted with permission.

3. 坚持康复，不使用任何改变情绪的物质。
4. 建立并保持完全的阿片类物质停用状态，同时增加对疾病和康复过程的知识。
5. 掌握必要的技能，长期戒除所有改变情绪的物质，过上没有精神物质滥用的生活。

一._____
_____

短期目标	治疗性干预
1. 与治疗师共同努力实现商定的治疗目标，同时在舒适和信任的基础上尽可能保持开放和坦诚。（1—2）	1. 与来访者建立融洽的关系，以达成牢固的治疗联盟；传达关怀、支持、温暖和共情；提供非评判性的支持，并与来访者建立一定程度的信任，让他们感到安全，从而可以讨论阿片类物质使用的问题及其对生活的影响。
	2. 强化治疗过程中强大的关系因素，通过特别关注这些经验支持的因素来培养治疗联盟：在治疗过程中与来访者协同工作；就治疗的目标和期望达成一致；面对来访者的感受和挣扎，表现出一致的共情；用语言表达对来访者的积极关注和肯定；收集来访者对自己的治疗进展的看法，并提供反馈。EBT
EBT 2. 配合医学评估，评估药物干预的必要性。（3—4）	3. 将来访者转介至医生处，接受身体检查（包括HIV、肝炎和STD的检测），讨论美沙酮、纳曲酮或丁丙诺啡的使用以及基于戒断的阿片类物质治疗模式。EBT
	4. 将来访者转介参加有医疗监督的基于药理学的维持/戒断计划（如，使用美沙酮、丁丙诺啡或纳曲酮）。
3. 按照医生的指示接受药物治疗/服用处方药物。（5—6）	5. 请医生评估与阿片类物质使用并存的精神健康问题（如，抑郁、焦虑、双相障碍、ADHD等），并开具推荐的药物。
	6. 监测来访者对精神药物处方和阿片类物质戒断治疗

4. 向医生报告急性戒断反应的症状。(7)

5. 完成评估阿片类物质使用的心理测试或量表。(8)

6. 收集关于物质依赖的生物-心理-社会因素和信息。(9)

EBT 7. 对来访者进行心理教育并让来访者阅读指定的材料,增加对成瘾和康复过程的认识。(10—13)

的依从性;必要时咨询医生(如,副作用)。

7. 在阿片类物质戒断期间,使用标准化工具[如,临床阿片类物质戒断量表(Clinical Opiate Withdrawal Scale)]评估和监测来访者的状况。

8. 向来访者提供旨在客观评估阿片类物质使用的心理工具[如,物质使用障碍诊断表-Ⅳ(Substance Use Disorders Diagnostic Schedule-Ⅳ)、物质滥用细微筛查量表-4(Substance Abuse Subtle Screen Inventory-4)];向来访者反馈评估结果;使用布伦斯维肯简明生活质量量表(Brunnsviken Brief Quality of Life Scale)评估和讨论治疗进展。

9. 完成以成瘾为重点的全面的家庭和个人生物-心理-社会因素史评估(如,成瘾和治疗的家族史、使用的其他物质、物质滥用的进展、滥用的后果、家庭问题);持续开展随机尿液物质筛查以监控清醒程度。

10. 对来访者进行物质依赖/心理健康教育,增加来访者对物质依赖模式及影响的认识;与来访者探讨每次的收获,并一起处理这些要点。EBT

11. 敦促来访者参加匿名戒酒会(Alcoholics Anonymous, AA)/匿名戒毒会(Narcotics Anonymous, NA)。也可以推荐自我管理和康复训练(Self-Management and Recovery Training, SMART)团体,该团体基于认知行为治疗和动机式访谈,针对成瘾及抑郁和焦虑等共病问题(*SMART Recovery*, Horvath and Yeterian)。EBT

12. 推荐来访者阅读有关成瘾的材料(*Willpower's Not Enough* by Washton and Boundy; *The Addiction Workbook* by Fanning; or Narcotics Anonymous);处理从阅读中获得的关键信息。EBT

EBT 8. 参加团体治疗，分享与成瘾有关的想法和感受、原因、后果和替代方案。（14—15）

EBT 9. 承认对改变情绪的物质的无力感。（16）

EBT 10. 列出并讨论物质依赖引起或加剧的负面后果。（17）

EBT 11. 承认改变情绪的物质被用作逃避压力或疼痛的主要应对机制，并导致了负面后果。（18）

EBT 12. 列出并讨论由物质依赖引起或加剧的消极情绪。（19）

EBT 13. 列出并讨论制订戒瘾计划的原因。（20）

13. 强调成功治疗的五个重点：在医生的帮助下坚持用药（如，美沙酮、丁丙诺啡或纳曲酮）；戒除违法物质；坚持预约治疗；寻找让自己感到愉悦的、替代性的活动；从没有物质滥用的朋友和家人那里获得支持（*Behavioral Therapies for Drug Abuse* by Carroll and Weiss）。EBT

14. 让来访者参加团体治疗，通过奖励措施（如，晚餐优惠券、汽车加油卡等）强化出席、参与和尿检（"A Review of the Literature on Contingency Management in the Treatment of Substance Use Disorders" by Davis et. al.）。EBT

15. 鼓励来访者参与团体治疗，促进分享成瘾的原因、后果、感受和替代方案。EBT

16. 让来访者完成一份麻醉品匿名者第一步报告，承认自己对改变情绪的物质无能为力，并提交给团体或个体治疗师以获得反馈。EBT

17. 让来访者列出物质使用对自己的生活产生的负面影响（或补充《练习手册》中的"物质滥用的消极影响和节制的积极影响"）；在个体或团体会谈中处理这份清单，增加来访者对持续治疗的承诺。EBT

18. 与来访者探讨他们如何使用阿片类物质来逃避压力、身体和情绪痛苦以及无聊；讨论这种模式的负面后果，为学习替代性的干预以及应对策略提供理论依据。EBT

19. 探索来访者的消极情绪和信念，如因成瘾及其后果而产生的羞耻感、负罪感和低自我价值感；教来访者使用认知行为治疗技术解决这些想法和感受。EBT

20. 让来访者写一份戒除物质成瘾的理由清单（"Making Change Happen" or "A Working Recovery Plan" in the *Addiction Treatment Homework Planner* by Finley and Lenz）。EBT

|EBT| 14. 探索用来掩盖物质依赖的谎言。（21）

|EBT| 15. 说明更强的（精神）境界可以帮助恢复。（22）

|EBT| 16. 探索并解决与承诺治疗相关的矛盾心理。（23）

|EBT| 17. 确定康复的现实目标。（24—26）

|EBT| 18. 承诺不再使用改变情绪的物质。（27）

|EBT| 19. 识别并改变社会关系以支持康复。（28）

|EBT| 20. 确定清醒时可以负担的项目和其他社交及娱乐活动，且这些活动有助于保持清醒。（29—30）

21. 引导来访者发现伴随上瘾而来的不诚实；讨论或让来访者列出隐瞒物质使用的谎言；讨论诚实对康复的好处。|EBT|

22. 向来访者说明 AA 中的概念"更高的境界"以及这种境界如何帮助恢复（如，定期祈愿和冥想可以减少压力）。|EBT|

23. 进行动机式访谈以评估来访者所处的改变阶段；采取相应的干预措施，做出改变的承诺，并通过参与治疗来实现（*Motivational Interviewing* by Miller and Rollnick; *Building Motivational Interviewing Skills* by Rosengren）。|EBT|

24. 安排来访者与一位从事"12 步计划"多年的 AA/NA 成员见面，详细了解该计划是如何帮助来访者保持清醒的；处理对话后的问题。|EBT|

25. 让来访者写下关于戒除物质成瘾的基本期望（如，身体变化、社会变化、情感需求），与临床医生一起处理。|EBT|

26. 向来访者强调物质滥用康复的目标和清醒的需要，尽管可能会波动甚至复发。|EBT|

27. 与来访者签订一份关于停止物质使用的戒瘾契约，处理做出承诺时的感受。|EBT|

28. 回顾维持与成瘾物质相关的"友谊（阿片类物质伙伴关系）"的负面影响，并协助来访者制订计划，发展健康和清醒的新关系，包括"戒除阿片类物质伙伴关系"；定期复查，促进新的社会支持系统的发展。|EBT|

29. 协助来访者安排与阿片类物质使用无关的社交和娱乐活动，经常回顾并促新活动的开发。|EBT|

30. 计划家庭、工作和/或其他可以完成的休闲项目，建立健康、清醒的自尊和自我价值。|EBT|

[EBT] 21. 说明生活状况如何促进了物质使用并阻碍康复。(31)

[EBT] 22. 结束目前的生活状态，搬到更有利于康复的地方。(32)

[EBT] 23. 确认清醒对亲密关系和家庭关系的积极影响。(33)

[EBT] 24. 向那些因自己滥用物质而被伤害的重要他人做出补偿。(34—35)

[EBT] 25. 参与行为婚姻或家庭治疗，学习并执行改善关系和有效沟通的方法。(36)

[EBT] 26. 学习并执行个人应对策略来控制物质使用的冲动。(37)

[EBT] 27. 识别、挑战并用积极的、强化优势的自我对话取代破坏性的自我对话。(38—39)

31. 评估来访者的生活状况对促进物质使用模式作用，确定生活中需要的改变。[EBT]

32. 协助来访者制订计划，改变生活状况以促进康复；定期回顾，促进生活状况的积极变化。[EBT]

33. 协助来访者识别康复将在家庭关系中引发的积极变化。[EBT]

34. 讨论来访者使用阿片类物质对家人、朋友和工作关系产生的负面影响，并鼓励制订计划进行补偿。[EBT]

35. 从来访者那里获得承诺，现在对重要他人进行初步补偿，未来在AA/NA计划的第八和第九步工作时进一步补偿。[EBT]

36. 推荐或提供行为伴侣或家庭治疗，解决冲突、改善关系并实现更有效的沟通。[EBT]

37. 教会来访者量身定制的应对策略，包括平静策略（如，放松、呼吸）、想法暂停、积极的自我对话、注意力集中技术（如，分散对冲动的注意力）和在行为上保持对康复目标的投入（如，戒断），以管理阿片类物质使用冲动。[EBT]

38. 利用认知治疗方法，探索来访者的自我对话和削弱戒瘾决心的信念；挑战这些偏见；协助来访者发展可纠正偏差的替代方案，进行行为实验以强化替代方案并建立韧性（或补充《练习手册》中的"记录并替换自我贬低的想法"）；回顾并强化成功经验，解决持续改变的障碍。[EBT]

39. 协助来访者执行基于计算机的认知行为治疗训练（"Computer-Assisted Delivery of Cognitive Behavioral Therapy for Addiction" by Carroll et al. and "Enduring Effects of a Computer-Assisted Training Program for Cognitive Behavioral Therapy" by Carroll et al.）。[EBT]

28 阿片类物质使用障碍 | 217

[EBT] 28. 针对重回物质使用的冲动诱发因素，开展逐级反复暴露。（40—41）

40. 指导并协助来访者构建重回物质使用的冲动诱发因素的等级（"Identifying Relapse Triggers and Cues" or "Relapse Prevention Planning" in the *Addiction Treatment Homework Planner* by Finley and Lenz）。[EBT]

41. 选择成功概率更大的现场或角色扮演的初始线索暴露；在暴露期间和暴露后，促进应对和认知重构，使用行为策略（如，示范、预演、社会强化）促进有效应对策略的发展——为暴露于诱因做准备；如果在团体中进行，与成员一起回顾；强化成功，解决有效使用的阻碍。[EBT]

[EBT] 29. 学习和执行个人技能来处理常见的挑战，并建立在不使用物质的情况下处理这些挑战的信心。（42—43）

42. 评估来访者目前处理常见的个人和人际压力源（如，工作、社会、家庭角色需求）的技能；使用行为技术（如，指导、示范、角色扮演）建立技能（如，社交、沟通、其他应对），在不使用物质的情况下应对这些挑战。[EBT]

43. 请来访者阅读有关培养社交技能的书籍或治疗手册中的一般社交和/或沟通技能（*Your Perfect Right* by Alberti and Emmons; *Conversationally Speaking* by Garner）。[EBT]

[EBT] 30. 学习和执行疼痛管理技术，作为使用阿片类物质的替代性应对方法。（44—45）

44. 探索来访者的疼痛水平，评估阿片类物质滥用的模式［考虑使用疼痛患者的筛查和阿片类物质评估（Screener and Opioid Assessment for Patients in Pain）或现行阿片类物质滥用量表（Current Opioid Misuse Measure）］。[EBT]

45. 教授或转介来访者参加疼痛管理项目，学习用物质进行疼痛管理的替代性方法，如正念导向康复增强（*Mindfulness-Oriented Recovery Enhancement for Addiction, Stress, and Pain* by Garland；也见本书"9 慢性疼痛"章节）。[EBT]

[EBT] 31. 执行复发预防策略，管理未来可能出现的复发高风险情况。（46—48）

[EBT] 32. 充分安排时间，通过工作提高自尊和自信。（49）

[EBT] 33. 说明在处理压力和在生活中寻找快乐或刺激时，物质使用之外的选择。（50—51）

46. 与来访者讨论波动和复发之间的区别，将波动与最初的、暂时的、可逆的物质使用联系起来，将复发与决定回到反复的滥用模式联系起来。[EBT]

47. 确定并与来访者一起演练对未来可能发生波动的情况或环境的管理（或补充《练习手册》中的"复发诱因"）。[EBT]

48. 指导来访者在建立社会互动和关系的同时，常规使用在治疗中学习到的策略（如，使用认知重构、社交技能和暴露）（或补充《练习手册》中的"善后计划组成部分"）。[EBT]

49. 为来访者提供就业支持计划，或指导来访者寻找工作和维持就业（见本书"44 职业压力"章节）。[EBT]

50. 向来访者说明，在不使用改变情绪的物质的情况下，从生活中获得快乐的重要性，并让来访者制定一份愉快活动清单（"Inventory of Rewarding Activities" by Birchler and Weiss；或补充《练习手册》中的"确定和安排愉快的活动"）；要求来访者每天参与选定的活动。[EBT]

51. 鼓励来访者建立日常锻炼的习惯，建立身体耐力、自尊和减少抑郁（*Exercising Your Way to Better Mental Health* by Leith）。[EBT]

__._____
_____

__._____
_____

诊断建议

ICD-10-CM	DSM-5 障碍、状况或问题
F11.20	阿片类物质使用障碍，中度或重度
F11.10	阿片类物质使用障碍，轻度
F11.129	阿片类物质中毒，无知觉异常，伴使用障碍，轻度
F11.122	阿片类物质中毒，伴知觉异常，伴使用障碍，轻度

F11.222	阿片类物质中毒，伴知觉异常，伴使用障碍，中度或重度
F11.229	阿片类物质中毒，无知觉异常，伴使用障碍，中度或重度
F11.23	阿片类物质戒断

29　惊恐障碍 / 广场恐惧症

问题定义

1. 反复出现不可预期的、突然的、使人衰弱的惊恐症状（如，呼吸浅快、出汗、心悸、心慌或心率加速、头晕、人格解体或现实解体、颤抖、胸闷、害怕死亡或失去控制、恶心），导致持续担心再次发作。
2. 由于害怕引发强烈的惊恐症状，表现出对特定活动或环境的明显回避，从而干扰正常生活。
3. 表现出对与惊恐发作相关的身体感觉的明显恐惧和回避，从而干扰正常生活。
4. 必须有"安全他人"的陪伴，才能完成某些活动（如，旅行、购物）。
5. 由于害怕旅行或离开"安全环境"（如，自己的家）而越来越封闭自己。
6. 回避那些不容易逃离、不容易获得帮助的或担心由于惊恐而失去能力或尴尬的场景（如，公共交通、人群、商场或大型超市）。
7. 没有广场恐惧症的症状。

—．_____
_____

长期目标

1. 降低惊恐发作的频率、强度，减少发作的持续时间。
2. 减少因无法控制自己的惊恐发作症状而担心再次发作的恐惧。
3. 减少对诱发惊恐的恐惧，消除对可能诱发惊恐的活动和环境的回避。
4. 提高对离开家和处身公共环境的适应性。

5. 学会接受偶然出现的惊恐症状和恐惧想法，而不影响正常活动。

二._____

_____

短期目标	治疗性干预
[EBT] 1. 与治疗师共同努力实现商定的治疗目标，同时在舒适和信任的基础上尽可能保持开放和坦诚。（1—2）	1. 与来访者建立融洽的关系，以达成牢固的治疗联盟；传达关怀、支持、温暖和共情；提供非评判性的支持，并与来访者建立一定程度的信任，让他们感到安全，从而可以讨论惊恐障碍/广场恐惧症及其对生活的影响。[EBT]
	2. 强化治疗过程中强大的关系因素，通过特别关注这些经验支持的因素来培养治疗联盟：在治疗过程中与来访者协同工作；就治疗的目标和期望达成一致；面对来访者的感受和挣扎，表现出一致的共情；用语言表达对来访者的积极关注和肯定；收集来访者对自己的治疗进展的看法，并提供反馈。[EBT]
2. 描述惊恐症状的病史和性质。（3）	3. 评估来访者惊恐症状发生的频率、强度、持续时间、病史以及相关回避行为的类型和严重程度（或用半结构化访谈，如焦虑和相关障碍访谈表——成人版）。
3. 完成系统的临床评估，以排除临床（器质性原因）或物质引起的强迫症或相关症状。（4—5）	4. 将来访者转介至医疗机构接受全面的医学检查，排除由药物或其他物质引起的惊恐发作。
	5. 与来访者一起研究临床评估的结论和建议；如果没有器质性原因，在有需要的情况下，开展疾病教育，描述和确认惊恐障碍，并明确是否需要进一步的临床评估。
4. 完成评估惊恐和回避的强度及频率的心理测验。（6）	6. 使用测评或其他客观量表，评估惊恐和回避的强度及频率［如，广场恐惧症行动清单（The Mobility Inventory for Agoraphobia）、焦虑敏感指数（The Anxiety Sensitivity Index）］；与来访者讨论结果；根据需要重测以评估治疗进展。

5. 澄清所有物质使用史，这可能有助于治疗复杂的惊恐障碍或广场恐惧症。（7）
6. 提供行为、情绪、态度等信息，以评估与 DSM 诊断、疗效、治疗关系相关的指标。（8—11）

7. 安排物质滥用的相关评估，如果评估结果建议，必要时转介治疗（见本书"41 物质使用"章节）。
8. 评估来访者对"呈现的问题"的自知力水平（协调与不协调）（如，对"所描述的行为"的问题性质表现出良好的自知力，认可他人的关心，并有动力改变；或对"问题"表现出矛盾心理，不愿关注问题解决；或对承认"问题"表现出抗拒和不关心，也缺乏改变的动机）。
9. 评估是否存在现有研究证明会引起类似症状的障碍（如，对立违抗行为伴 ADHD、继发于焦虑障碍的抑郁）的证据，（如果合适）也考虑自杀易感性（如，当共病的抑郁症状明显时，自杀风险会增加）。
10. 评估所有有助于解释来访者当前的"问题行为"的年龄、性别、文化议题，并考虑可以帮助理解来访者行为的其他因素。
11. 评估来访者功能受损的严重程度，以确定合适的照护水平（如，行为在社会、关系、工作或职业活动中造成了轻度、中度、严重或非常严重的损害）；持续评估损害的严重程度以及治疗效果（如，没有那么严重，但仍存在轻度或中度的损害）。

[EBT] 7. 配合医生完成精神药物评估。（12）
[EBT] 8. 按处方规律服用精神药物。（13）
[EBT] 9. 完成关于惊恐发作和广场恐惧症的日记。（14）

12. 为来访者安排精神药物评估（如，5-羟色胺类药物）。[EBT]
13. 监测来访者对药物的依从性、药物的副作用和总体有效性；如有需要，咨询医生。[EBT]
14. 要求来访者自我管理惊恐发作和回避行为，包括诱发因素、痛苦程度、症状、想法和行为（或补充《练习手册》中的"管理我的惊恐发作经历"；"Panic Survey" in the *Adolescent Psychotherapy Homework Planner* by Jongsma, Peterson, and McInnis）；在治疗过程中使用这些数据来支持干预（如，心理教育、认

29 惊恐障碍/广场恐惧症 | 223

[EBT] 10. 对惊恐发作和广场恐惧症及其治疗有准确的理解。（15—16）

[EBT] 11. 对惊恐障碍的基本原理进行解释。（17）

[EBT] 12. 使用放松和应对策略来减少焦虑，并应对惊恐的体验。（18—20）

知重构）。[EBT]

15. 向来访者介绍惊恐障碍的生物心理学模型，说明惊恐障碍发作是对危险的错误警报，在医学上并不危险，也不是虚弱或疯狂的迹象，这种错误警报很常见，且常常导致可以理解但不必要的恐惧和回避；纠正关于惊恐症状的传闻和误解（如，发疯、死亡、失控）以及随之而来的恐惧和回避（*Unified Protocol for Transdiagnostic Treatment of Emotional Disorders* by Barlow et al.; *Mastery of Your Anxiety and Panic: Therapist Guide* by Craske and Barlow）。[EBT]

16. 要求来访者阅读有关惊恐障碍和广场恐惧症的心理教育书籍或治疗手册（*Mastery of Your Anxiety and Panic: Workbook* by Barlow and Craske; *Don't Panic* by Wilson; *Living with Fear* by Marks; *Thoughts and Feelings* by McKay et al.; *Face Your Fears* by Tolin）。[EBT]

17. 讨论暴露如何帮助脱敏习得性恐惧，并对恐惧进行现实检验；建立自信，通过安全、成功的新经验来让自己感觉更安全。[EBT]

18. 教来访者渐进式肌肉放松作为日常练习，并训练来访者使用应对策略（如，专注于行为目标、肌肉放松、腹式呼吸、积极的自我对话）控制症状发作；掌握这些应对策略后，引导来访者在各种情况下应用放松技术（"Progressive Muscle Relaxation" in the *Adolescent Psychotherapy Homework Planner* by Jongsma, Peterson, and McInnis）。[EBT]

19. 教来访者二氧化碳测量辅助呼吸训练，通过提供二氧化碳水平的生物反馈，引导来访者通过减少过度换气和用更慢、更浅的呼吸来控制功能失调的呼吸模式和相关的惊恐症状（如，头晕、呼吸短促）（"Therapeutic Use of Ambulatory Capnography" by Meuret et al.）。[EBT]

EBT 13. 识别、挑战并用基于现实的、积极的自我对话取代有偏见的、恐惧的自我对话。（21—22）

EBT 14. 逐级暴露于惊恐的身体感觉，直到它们不再令人恐惧。（23—24）

EBT 15. 逐步反复暴露于恐惧或回避的环境。（25—27）

20. 教授来访者认知应对策略，如鼓励积极的、现实的自我对话和/或在惊恐时将注意力集中于外部刺激和行为责任，而不是内部体验及惊恐的后果。EBT

21. 探索来访者导致惊恐反应的认知评价，促使来访者发展修正有偏见的认知；使用理性的辩论和行为实验来评估替代性预期，以对抗惊恐的、有偏见的预期（如，高估灾难性结果的可能性和低估个体应对惊恐症状的能力）。EBT

22. 为来访者布置家庭作业，让他们识别恐惧的自我对话，并创造基于现实的替代方案（或补充《练习手册》中的"记录并替换自我贬低的想法"）；使用行为实验评估基于恐惧的预期和替代方案；回顾并强化成功经验，解决实现目标的阻碍（*10 Simple Solutions to Panic* by Antony and McCabe; *Mastery of Your Anxiety and Panic: Workbook* by Barlow and Craske）。EBT

23. 教授来访者感觉暴露技能，让他们通过运动产生惊恐的身体感觉（如，快速呼吸直至轻微头晕；在椅子上短暂旋转直至轻微眩晕），记录并让相关的感觉和焦虑平静（如，使用认知和/或身体应对策略；重复练习，直到与身体感觉相关的焦虑减弱；*10 Simple Solutions to Panic* by Antony and McCabe; *Mastery of Your Anxiety and Panic: Therapist Guide* by Craske and Barlow）。EBT

24. 为来访者布置家庭作业练习，让他们进行感觉暴露并记录（*Mastery of Your Anxiety and Panic: Workbook* by Barlow and Craske; *10 Simple Solutions to Panic* by Antony and McCabe）；回顾并强化成功经验，解决障碍。EBT

25. 指导并协助来访者构建与广场恐惧症相关的焦虑诱发情境的等级，在这些情境中，来访者会害怕症状

发作及负面后果。EBT

26. 选择成功概率更大的初始暴露；制订控制症状的计划，并在想象中演练该计划。EBT

27. 为来访者布置家庭作业，让他们进行情境暴露并记录反应（《练习手册》中的"逐步降低恐惧症的恐惧"；*Mastery of Your Anxiety and Panic: Workbook* by Barlow and Craske; *10 Simple Solutions to Panic* by Antony and McCabe）；回顾并强化成功经验，解决障碍。EBT

EBT 16. 采用复发预防策略管理未来可能出现的焦虑症状。（28—32）

28. 与来访者讨论波动和复发之间的区别，将波动与症状、恐惧、回避冲动的初始、可逆的返回联系起来，将复发与决定回到恐惧和回避的模式联系起来。EBT

29. 识别并演练对未来可能发生波动的情境的管理。EBT

30. 指导来访者使用在治疗中学到的策略（如，认知重构、暴露），尽可能将其融入日常生活。EBT

31. 制作"应对卡"，记录应对策略和其他重要信息（如，加速呼吸、专注于手头的任务、你能应对、它会消失）以备日后使用（或补充《练习手册》中的"应对卡片"）。EBT

32. 治疗结束后，安排1—3个月的强化治疗，以追踪进展，强化收益，并解决问题。EBT

17. 使用接纳承诺疗法（ACT）治疗惊恐障碍。（33—36）

33. 使用ACT方法帮助来访者接纳并体验焦虑的想法和感受，而不被过度影响，并把时间和精力投入明确的、与有意义的价值观一致的活动中（*Acceptance and Commitment Therapy for Anxiety Disorders* by Eifert et al.）。

34. 教来访者正念冥想，帮助来访者采用一种更具反思性而非反应性的方法，这种方法是非评判性的、专注于现在的，与对未来的担忧和对过去的反刍相反 [*Guided Mindfulness Meditation* (Audio CD) by Kabat-Zinn]。

18. 制订运动计划，作为整体治疗方法的一部分。（37）

19. 解决发展性冲突，这些冲突可能影响了当前与惊恐和回避的斗争，并采取适当的行动。（38）

20. 识别并讨论未解决的生活冲突。（39）

21. 识别并表达与生活中关键冲突相关的感受。（40—41）

22. 接受或解决识别的生活冲突。（42）

23. 执行直面惊恐的埃里克森任务。（43）

24. 承诺不让惊恐症状威胁个人的生活决策；基于个人目标采取行动，而不是恐惧和回避。（44）

35. 为来访者布置作业，让他们练习正念冥想和 ACT 课程，以便将方法融入日常生活。

36. 为来访者布置与正念和 ACT 方法一致的阅读内容，以补充治疗（*The Mindfulness and Acceptance Workbook for Anxiety* by Forsyth and Eifert）。

37. 建议来访者制订一项运动计划（包括有氧运动），作为整体治疗方法的一部分，以促进身体健康、减少对身体感觉的恐惧，并减少惊恐和焦虑。

38. 使用关注惊恐的心理动力学方法探索可能表现为惊恐和回避的冲突（如，分离/自主；愤怒识别、管理和应对）；处理移情；在治疗期间和将要终止的时候，修通分离和愤怒的主题，帮助来访者发展管理分离和自主的新能力。

39. 探索来访者的生活环境，帮助识别可能导致惊恐障碍的未解决的关键冲突。

40. 鼓励、支持和帮助来访者识别和表达与生活中未解决的关键冲突相关的感受。

41. 评估来访者因惊恐障碍和/或广场恐惧症而获得的继发性获益（如，关注、受到关心、回避活动）；如果非常明显，可以直接讨论获益。

42. 探索识别的人际冲突或其他生活冲突的解决方法；协助来访者接受不能改变的，用冲突解决的方法解决那些可以改变的。

43. 制定并布置符合来访者惊恐主题（如，来访者害怕越过某一边界，就要求来访者按照固定的步伐越过去，然后停下来，允许焦虑出现和消失，不断重复）的埃里克森任务（*Eriksonian Approaches* by Battino and South）；处理任务结果。

44. 支持来访者坚持参与工作、家庭和社交活动，而不是回避或逃避并专注于惊恐症状。

诊断建议

ICD-10-CM	DSM-5 障碍、状况或问题
F41.0	惊恐障碍
F40.00	广场恐惧症
F41.1	广泛性焦虑障碍

30 偏执观念

问题定义

1. 对他人的普遍或对特定对象的极度或持续不信任，且没有充分依据。
2. 预期被他人利用或伤害。
3. 将无害事件误解为具有威胁性的个人意义。
4. 对他人带有批评的暗示过度敏感。
5. 由于害怕被伤害或被利用而倾向于与他人保持距离。
6. 容易感到被冒犯和发怒的倾向；通常带有防御性。
7. 毫无理由地怀疑配偶或重要他人的忠诚。
8. 不信任的水平近乎强迫性，干扰了日常功能。

—. _____
   _____

长期目标

1. 通过积极地谈论他人和报告社交中的舒适感，表现出对他人更多的信任。
2. 与他人交流时不要带着防御或愤怒。
3. 表达对另一半的信任，消除对不忠的指责。
4. 报告减少对他人的警惕和怀疑，以及更放松、信任和开放的互动。
5. 把注意力集中在重要的事情上，不被可疑的强迫观念干扰。
6. 在工作、社会活动和社区中适当地发挥作用，将不信任的强迫观念的干扰降到最低。

一. _____

短期目标	治疗性干预
[EBT] 1. 与治疗师共同努力实现商定的治疗目标，同时在舒适和信任的基础上尽可能保持开放和坦诚。（1—3）	1. 与来访者建立融洽的关系，以达成牢固的治疗联盟；传达关怀、支持、温暖和共情；提供非评判性的支持，并与来访者建立一定程度的信任，让他们感到安全，从而可以讨论不信任及其对生活的影响。[EBT]
	2. 强化治疗过程中强大的关系因素，通过特别关注这些经验支持的因素来培养治疗联盟：在治疗过程中与来访者协同工作；就治疗的目标和期望达成一致；面对来访者的感受和挣扎，表现出一致的共情；用语言表达对来访者的积极关注和肯定；收集来访者对自己的治疗进展的看法，并提供反馈。[EBT]
	3. 通过明确承认来访者的困难，允许他们主导讨论，并确立自己作为治疗师的角色——对来访者的兴趣是严格、专业的，从而积极地与来访者建立信任关系。[EBT]
2. 找出那些不被来访者信任的人或群体，以及不被信任的原因。（4—5）	4. 评估偏执的性质、强度和严重程度，探究其中的妄想信念及来访者对妄想的坚信程度。
	5. 探究来访者恐惧的根源；评估他们不理性的程度以及承认自己无法理性思考的能力。
3. 完成心理测评来评估偏执的程度。（6）	6. 转介或直接开展心理和/或神经心理测试，包括对可能的精神病过程的评估［如，明尼苏达多相人格量表 -2、NEO 人格量表——修订版（NEO Personality Inventory—Revised）、非适应性和适应性人格量表 -2（Schedule for Nonadaptive and Adaptive Personality-2）］，并向来访者反馈结果。
4. 了解所有可能促进偏执观念或使治疗复杂化的物质使用史。（7）	7. 安排物质滥用评估，在评估建议的情况下转介治疗（见本书"41 物质使用"章节）。

5. 提供行为、情绪、态度等信息，以评估与 DSM 诊断、疗效、治疗关系相关的指标。（8—11）

8. 评估来访者对"呈现的问题"的自知力水平（协调与不协调）（如，对"所描述的行为"的问题性质表现出良好的自知力，认可他人的关心，并有动力改变；或对"问题"表现出矛盾心理，不愿关注问题解决；或对承认"问题"表现出抗拒和不关心，也缺乏改变的动机）。

9. 评估是否存在现有研究证明会引起类似症状的障碍（如，对立违抗行为伴 ADHD、继发于焦虑障碍的抑郁）的证据，（如果合适）也考虑自杀易感性（如，当共病的抑郁症状明显时，自杀风险会增加）。

10. 评估所有有助于解释来访者当前的"问题行为"的年龄、性别、文化议题，并考虑可以帮助理解来访者行为的其他因素。

11. 评估来访者功能受损的严重程度，以确定合适的照护水平（如，行为在社会、关系、工作或职业活动中造成了轻度、中度、严重或非常严重的损害）；持续评估损害的严重程度以及治疗效果（如，没有那么严重，但仍存在轻度或中度的损害）。

6. 配合完成医学评估以评估医疗健康状况。（12）

12. 将来访者转介至医生处接受医学评估，排除可能的与医学和/或物质相关的其他病因。

7. 配合完成精神病学评估并按处方服用精神药物。（13—15）

13. 评估抗精神病药物治疗的必要性，与来访者探讨选择治疗方案的意愿。

14. 将来访者转介至医生处接受药物评估，以评估是否需要精神药物处方。

15. 监测来访者对精神药物的依从性、药物的有效性和副作用；如果存在问题，向医生报备并配合处理。

8. 让来访者参与针对当前问题的全面康复计划。（16）

16. 评估来访者的偏执观念是否发生在临床综合征中（如，偏执型精神分裂症、妄想性障碍），如果是，开展或转介来访者接受适当的循证治疗，作为综合康复计划的一部分（见本书"35 精神质"章节）。

9. 确定与不信任相关的感受。（17—19）

10. 确定核心信念，即他人是不可信的和恶意的。（20—21）

11. 探索认为他人不值得信任和充满恶意的信念带来的积极和消极影响。（22）

12. 承认可能潜藏在不信任之下的其他感受。（23—24）

13. 引导来访者承认，"他人具有威胁性"的信念更多是基于主观的解释，而不是基于客观的事实。（25—26）

14. 表达对重要他人的信任，当重要他人不在身边时仍感到放松。（27—28）

15. 使用学到的技能，促进来访者增加社交互动，并且消除恐惧或怀疑。（29—30）

17. 探索偏执背后的情绪，包括自卑、羞耻、被羞辱、被拒绝。

18. 探索来访者在原生家庭经历中易感性的历史来源。

19. 将来访者的偏执理解为对表达的情感的一种防御，包括自卑、羞耻、羞辱、拒绝。

20. 探究来访者的自我对话和导致偏执的非适应性信念（如，人们不能被信任，与人亲近会导致伤害）。

21. 回顾来访者的社会交往，探索互动过程中扭曲的认知信念。

22. 围绕来访者的具体担忧开展成本-效益分析；或让来访者完成成本-效益分析练习（*The Feeling Good Handbook* by Burns）；处理结果，持续向治疗目标前进。

23. 评估来访者是否具有确认自己思维的非适应性的能力；努力提高他们确认的能力。

24. 协助来访者认识到不信任他人的模式与对自身不足的恐惧有关。

25. 协助来访者制订纠正有偏见的扭曲思想和信念的替代方案；使用角色转换，让来访者分别支持和反对偏见及替代性信念，以促进认知重构。

26. 通过行为实验，让来访者检验扭曲的信念和替代性信念，将两种信念转化为预测，并通过家庭作业练习检验（或补充《练习手册》中的"对照现实检查怀疑"）。

27. 开展联合会谈，评估和加强来访者对重要他人的信任。

28. 为重要他人的行为提供不同的解释，以反驳来访者的模式——假设他人具有恶意。

29. 鼓励来访者不要对他人妄下结论，而是通过尊重和坚定地验证结论，来检查自己对他人的看法。

30. 通过指导、角色扮演、行为演练及角色转换，增加来访者对他人的共情，了解不信任的防御行为对他人的影响，并发展有效的相关社交技能。

—._____   —._____
   _____   _____

诊断建议

ICD-10-CM	DSM-5 障碍、状况或问题
F40.10	社交焦虑障碍（社交恐惧症）
F07.0	由于其他躯体疾病所致的人格改变
F20.9	精神分裂症
F28	其他特定精神分裂症谱系及其他精神病性障碍
F29	未特定的精神分裂症谱系及其他精神病性障碍
F22	妄想障碍
F23	短暂精神病性障碍
F20.40*	精神分裂症样障碍
F60.0	偏执型人格障碍
F21	分裂型人格障碍

---

* 根据 DSM-5 中文版，"精神分裂症样障碍"对应的编码是 F20.81。——译者注

31　养育

问题定义

1. 表达在与孩子设定有效限制方面感到能力不足。
2. 报告难以管理孩子的挑战性问题行为。
3. 经常难以控制对孩子不当行为的情绪反应。
4. 配偶之间在如何养育／管教孩子方面的冲突越来越大。
5. 缺乏育儿知识和技能。
6. 表现出不一致的养育方式。
7. 表现出监管不严、设限不足的模式。
8. 经常过度放纵孩子的愿望和要求。
9. 表现出严厉、刻板和贬低的模式。
10. 表现出身心虐待的养育方式。
11. 缺乏对特定发展阶段的儿童行为的合理期望。
12. 在试图处理孩子的行为上耗尽了想法和资源。

—．_____
_____

长期目标

1. 达成有能力、有效的养育。
2. 有效管理孩子的挑战性问题行为。
3. 考虑到孩子的发展水平，以现实的理念和方法养育。
4. 停止无效和／或虐待的养育，并执行积极的、有效的策略。

5. 通过解决婚姻冲突来巩固父母同盟。
6. 实现更高水平的家庭联结。

一、_____
_____

短期目标	治疗性干预
[EBT] 1. 与治疗师共同努力实现商定的治疗目标，同时在舒适和信任的基础上尽可能保持开放和坦诚。（1—2）	1. 与来访者建立融洽的关系，以达成牢固的治疗联盟；传达关怀、支持、温暖和共情；提供非评判性的支持，并与来访者建立一定程度的信任，让他们感到安全，从而可以讨论养育问题及其对生活的影响。[EBT]
	2. 强化治疗过程中强大的关系因素，通过特别关注这些经验支持的因素来培养治疗联盟：在治疗过程中与来访者协同工作；就治疗的目标和期望达成一致；面对来访者的感受和挣扎，表现出一致的共情；用语言表达对来访者的积极关注和肯定；收集来访者对自己的治疗进展的看法，并提供反馈。[EBT]
2. 确定有关孩子行为的主要问题，了解已经尝试过的相关育儿方法。（3）	3. 共情父母的困难并将其正常化，进行临床访谈，重点是查明孩子不当行为的性质和严重程度；评估用于应对孩子不当行为的养育方式以及可能导致行为的触发和维持因素。
3. 描述因父母采用不同的养育方式而产生的所有冲突。（4）	4. 评估父母对孩子态度的一致性以及在如何应对孩子的问题上是否有过冲突。
4. 父母和孩子共同参与旨在加强了解家庭的心理测试。（5—6）	5. 使用旨在客观评估亲子关系冲突的心理工具［如，养育压力量表（Parenting Stress Index）、亲子关系量表（Parent-Child Relationship Inventory）］，对立违抗特质或品行障碍［如，简明青少年精神病理学量表（Adolescent Psychopathology Scale-Short Form）、米隆青少年临床清单（Millon Adolescent Clinical Inventory）］；与来访者讨论结果，增加对问题的理解

5. 识别重大的婚姻冲突并努力解决。（7—8）	并参与治疗；按照指标重新施测以评估治疗进展。
	6. 安排心理测试，帮助评估导致破坏性行为问题的共病情况（如，抑郁症、注意缺陷多动障碍）；跟进治疗方案；按照指示重新施测以评估治疗进展。
	7. 分析从父母那里收集的关于他们的关系和养育的数据，确定或排除婚姻冲突的存在。
	8. 指导或推荐父母接受婚姻／关系治疗，以解决阻碍他们成为更有效父母的冲突（见本书"21 亲密关系冲突"章节）。
6. 识别所有可能导致育儿问题或使治疗复杂化的物质使用史。（9）	9. 安排物质滥用评估，并在评估建议时转介治疗（见本书"41 物质使用"章节）。
7. 提供行为、情绪、态度等信息，以评估与 DSM 诊断、疗效、治疗关系相关的指标。（10—13）	10. 评估来访者对"呈现的问题"的自知力水平（协调与不协调）（如，对"所描述的行为"的问题性质表现出良好的自知力，认可他人的关心，并有动力改变；或对"问题"表现出矛盾心理，不愿关注问题解决；或对承认"问题"表现出抗拒和不关心，也缺乏改变的动机）。
	11. 评估是否存在现有研究证明会引起类似症状的障碍（如，对立违抗行为伴 ADHD、继发于焦虑障碍的抑郁）的证据，（如果合适）也考虑自杀易感性（如，当共病的抑郁症状明显时，自杀风险会增加）。
	12. 评估所有有助于解释来访者当前的"问题行为"的年龄、性别、文化议题，并考虑可以帮助理解来访者行为的其他因素。
	13. 评估来访者功能受损的严重程度，以确定合适的照护水平（如，行为在社会、关系、工作或职业活动中造成了轻度、中度、严重或非常严重的损害）；持续评估损害的严重程度以及治疗效果（如，没有那么严重，但仍存在轻度或中度的损害）。

8. 配合完成可能成为治疗计划一部分的药物评估，如果开具处方，遵从处方服药。（14）

9. 自由地表达在育儿角色中所经历的沮丧、无助和不足的感觉。（15—17）

EBT 10. 学习和使用其他方法来思考、管理愤怒及不当行为。（18—19）

EBT 11. 说明对处于不同发展水平的男孩和女孩之间主要差异的理解，并相应地调整期望和养育方式。（20）

EBT 12. 增强对养育青少年的独特问题和考验的理解。（21—23）

14. 评估是否需要精神药物协助儿童来访者的行为管理；将他们转介至医生处接受药物评估；如果开具处方，监督对处方的依从性、药物的有效性和副作用；根据需要咨询医生。

15. 创造一个慈悲和共情的环境，让父母能够舒服地表达养育子女的挫折。

16. 使用幽默和正常化的方式教授父母全面的育儿知识。

17. 帮助父母降低对育儿表现的不切实际的期望，确定父母的优势，并开始建立父母团队的信心和有效性。

18. 帮助父母将情绪重新理解为涉及不同组成部分（认知、生理、情感和行为），会经历可预测的阶段（如，愤怒情绪：要求期望得不到满足导致情绪唤起，进而导致行为失控），这些阶段是可以管理的。 EBT

19. 帮助父母确定管理情绪和行为的积极后果（如，尊重他人和自己、与他人合作、改善身体健康等）；征求父母同意，让他们学习新的方法来概念化和管理情绪与行为。 EBT

20. 向父母说明男孩和女孩之间的主要发展差异，如发育速度、观点、冲动控制、气质以及这些对养育过程的影响。 EBT

21. 向父母说明有关青少年行为的各种生物-心理-社会因素，包括生理变化、同伴影响、自我概念、身份认同和父母养育方式。 EBT

22. 向父母说明，青春期需要他们"与青少年一同经历湍流"，直到双方都安然渡过（*Positive Parenting for Teenagers* by Nelson and Lott; *Preparing for Adolescence* by Dobson; *Your Defiant Teen* by Barkley et al.）。 EBT

23. 帮助父母应对问题，减少他们对负面同伴群体、负面同伴影响以及失去群体影响力的恐惧。 EBT

| EBT | 13. 帮助父母理解他们的反应对孩子行为的影响。(24—25)

24. 采用父母管理培训方法，首先教授父母，他们和孩子的行为互动如何鼓励或阻止了积极或消极的行为；改变这些互动的关键因素（如，鼓励和强化积极行为）可以促进积极的改变（*Treatments that Work with Children* by Christophersen and van Scoyoc; *Parent Management Training* by Kazdin）。 EBT

25. 让父母持续执行关键的养育实践，包括为可接受和不可接受的行为制定切合实际年龄的规则，在环境中鼓励积极行为，使用积极强化来鼓励行为（如，表扬和明确界定的奖励），对问题行为使用冷静明确的直接指导、暂停和其他取消特权的做法（"Being a Consistent Parent" in the *Child Psychotherapy Homework Planner* or "Transitioning from Parenting a Child to Parenting a Teen" in the *Adolescent Psychotherapy Homework Planner* by Jongsma, Peterson, and McInnis）。 EBT

| EBT | 14. 学习并执行已被证明有效的育儿实践。(26—29)

26. 教父母如何持续执行关键的养育实践，包括为可接受和不可接受的行为制定切合实际年龄的规则，在环境中鼓励积极行为，使用积极强化来鼓励行为（如，表扬），对问题行为使用明确的直接指导、暂停和其他取消特权的做法，协商和重新协商——通常适用于年龄较大的儿童和青少年（*Defiant Teens* by Barkley and Robin; *Defiant Children* by Barkley）。 EBT

27. 给父母布置家庭练习，让他们执行育儿技能并记录结果（或补充《练习手册》中的"在养育中使用强化原则"）；在会谈中回顾，为改进、恰当和持续使用技能提供纠正性反馈。 EBT

28. 邀请父母阅读与治疗相一致的父母培训手册（*Parents and Adolescents Living Together: The Basics* by Patterson and Forgatch; *Parents and Adolescents Living Together: Family Problem Solving* by Forgatch

and Patterson; *The Kazdin Method for Parenting the Defiant Child* by Kazdin）。EBT

29. 推荐父母参加"不可思议的岁月"，这是一个家长集体培训项目，教授积极的儿童管理实践和压力管理技术。EBT

EBT 15. 在治疗师的监督下与孩子互动，强化育儿知识和技能，提高亲子互动质量。（30）

30. 使用亲子互动治疗方法，包括儿童导向的互动（父母让孩子参与儿童导向的游戏）以及父母导向的互动（父母在与孩子玩耍时被教导如何使用特定的行为管理技术）（*Parent-Child Interaction Therapy* by McNeil and Hembree-Kigin）。EBT

EBT 16. 表达在养育过程中技能增加、有效性和自信提高的感觉。（31）

31. 支持、强化、监测和鼓励父母执行养育子女的新策略；强化成功经验；解决阻碍以整合形成协调、一致、有效的育儿方式。EBT

EBT 17. 年龄较大的儿童和青少年学习和执行管理自己和与他人互动的技能。（32—33）

32. 对年龄较大的儿童和青少年开展认知行为治疗，使用多种技术，如指导、示范、角色扮演、反馈和练习，教孩子们如何管理情绪反应、管理人际互动和通过问题解决来处理冲突。EBT

33. 在会谈中使用包含游戏、故事和其他活动的结构化任务来培养个人和人际交往能力，然后通过家庭作业将其带入现实生活；回顾；强化成功；解决将技术融入生活的阻碍。EBT

EBT 18. 培养与孩子开诚布公、有效交谈的技能。（34—35）

34. 使用指导、示范和角色扮演教父母如何与孩子有效沟通，包括使用开放式问题，积极倾听和以鼓励开放、分享和持续对话为特征的尊重、自信的沟通。EBT

35. 让父母阅读有关亲子沟通的资料（*How to Talk So Kids Will Listen and Listen So Kids Will Talk* by Faber and Mazlish; *Parent Effectiveness Training* by Gordon）；帮助他们在与孩子的日常对话中执行新的沟通方式，并观察孩子的积极反应。EBT

19. 父母扩大育儿选择的范围。（36—37）

20. 识别影响育儿的未处理的童年议题，并努力解决这些问题。（38—39）

21. 在养育过程中，相互表达支持。（40—41）

22. 减少消耗家庭精力和时间的外界压力、要求和干扰。（42—43）

23. 以建设性和肯定的方式逐步对青少年"松绑"。（44）

24. 亲子之间的联系感增强。（45—46）

36. 通过让父母阅读有关养育困难儿童的资料（*The Difficult Child* by Turecki and Tonner; *The Explosive Child* by Greene; *How to Handle a Hard-to-Handle Kid* by Edwards）来扩展干预选项。

37. 支持、强化、监督和鼓励父母执行新的育儿策略，根据需要提供反馈和重新制定目标。

38. 探索父母的成长故事，找出尚未解决的议题（如，虐待或忽视的父母、父母物质滥用等），并确定这些问题现在如何影响育儿的能力（或补充《练习手册》中的"养育的两面"）。

39. 帮助父母修通他们童年时期未处理的议题。

40. 协助父母找出在育儿过程中可能存在的弱点；帮助他们提高技能，增强信心和后续行动。

41. 帮助父母确定并执行可以互相提供支持的具体方式，并了解孩子们通过阻止父母合作来达到自身目的的行为模式（或补充《练习手册》中的"学习像团队一样做父母"）。

42. 允许父母不要让孩子和自己参加过多的活动、组织或运动。

43. 让父母提供一份全家人每周活动的时间表，然后与他们一起评估时间表，寻找哪些活动是有价值的、哪些活动可以取消，以便为育儿创造更专注和放松的时间。

44. 指导父母确定并执行他们认可的建设性的、针对性的方法，支持他们与青少年健康分离。

45. 协助父母减少和解决影响或限制家庭成员之间联系的困难，并确定促进家庭成员之间的互动的活动（如，游戏、一对一相处时间）。

46. 鼓励父母认识到，"待在家里"或在身边/有空就是优质时间。

25. 描述对复发预防的理解以及波动和复发之间的区别。（47—49）

26. 学习和执行策略，防止破坏性行为的复发。（50—52）

___._____
___._____

47. 讨论并确定需要预防复发的原因，讨论风险并介绍一些预防策略。

48. 与父母/孩子讨论波动与复发之间的区别，将波动与暂时的症状返回联系起来，将复发与回到持续的冲突模式联系起来。

49. 确定并与父母/孩子一起预演如何管理未来可能出现波动的情境或环境。

50. 指导父母/孩子经常使用在治疗中学到的策略（如，父母培训技能、问题解决、愤怒管理），并尽可能融入生活。

51. 制作一张写着应对策略和其他重要信息的"应对卡"或其他记录（如，问题解决的步骤、积极的应对陈述、治疗期间对来访者有帮助的提示）。

52. 安排定期的维持或"强化会谈"，以帮助父母/孩子保持治疗效果、解决挑战。

___._____

诊断建议

ICD-10-CM	DSM-5 障碍、状况或问题
Z62.820	亲子关系问题
F43.24	适应障碍，伴行为紊乱
F43.25	适应障碍，伴混合性情绪和行为紊乱
Z69.011	对父母忽视儿童的施虐者的精神卫生服务
Z63.0	与配偶或亲密伴侣关系不和谐
Z69.011	对父母虐待儿童的施虐者的精神卫生服务
Z69.011	对父母性虐待儿童的施虐者的精神卫生服务
F91.3	对立违抗障碍
F91.9	未特定的破坏性、冲动控制及品行障碍
F91.8	其他特定的破坏性、冲动控制及品行障碍

F91.2	品行障碍，青少年期发生型
F91.1	品行障碍，儿童期发生型
F90.2	注意缺陷/多动障碍，组合表现
F60.2	反社会型人格障碍
F60.7	依赖型人格障碍
F60.81	自恋型人格障碍

32　生命阶段问题

问题定义

1. 难以适应新婚的责任感和相互依赖。
2. 与成为父母的要求有关的焦虑和抑郁。
3. 与孩子脱离家庭有关的悲伤（"空巢压力"）。
4. 由于退休产生的不安，或失去身份和意义的感觉。
5. 由于辞职来全职照顾家庭或孩子而感到的孤立、悲伤和无聊。
6. 由于照顾年迈、生病和依赖的父母而产生的沮丧和焦虑。

—．_____
_____

长期目标

1. 处理矛盾情绪，适应新的生命环境。
2. 重新定位人生观，认清现状中的优势。
3. 在服务、培养和支持需要依赖和帮助的重要他人的过程中找到满足感。
4. 在为他人着想和维护自身利益之间平衡生活。

—．_____
_____

短期目标	治疗性干预
[EBT] 1. 与治疗师共同努力实现商定的治疗目标，同时在舒适和信任的基础上尽可能保持开放和坦诚。（1—2）	1. 与来访者建立融洽的关系，以达成牢固的治疗联盟；传达关怀、支持、温暖和共情；提供非评判性的支持，并与来访者建立一定程度的信任，让他们感到安全，从而可以讨论生命阶段问题及其对生活的影响。[EBT]
	2. 强化治疗过程中强大的关系因素，通过特别关注这些经验支持的因素来培养治疗联盟：在治疗过程中与来访者协同工作；就治疗的目标和期望达成一致；面对来访者的感受和挣扎，表现出一致的共情；用语言表达对来访者的积极关注和肯定；收集来访者对自己的治疗进展的看法，并提供反馈。[EBT]
2. 描述导致压力、焦虑或缺乏满足感的生活环境。（3—5）	3. 探讨导致来访者沮丧、焦虑、抑郁或缺乏满足感的生活环境。
	4. 安排来访者写一份清单，列出担心的情况以及每种情况如何或为什么会导致不满（或补充《练习手册》中的"我的生活需要改变什么？"）
	5. 帮助来访者列出生活中缺少的、可以提高成就感的美好事物。
3. 披露可能导致生命阶段问题或让治疗复杂化的物质使用史。（6）	6. 安排物质滥用评估，如果评估结果推荐，转介来访者接受治疗（见本书"41 物质使用"章节）。
4. 提供行为、情绪、态度等信息，以评估与DSM诊断、疗效、治疗关系相关的指标。（7—10）	7. 评估来访者对"呈现的问题"的自知力水平（协调与不协调）（如，对"所描述的行为"的问题性质表现出良好的自知力，认可他人的关心，并有动力改变；或对"问题"表现出矛盾心理，不愿关注问题解决；或对承认"问题"表现出抗拒和不关心，也缺乏改变的动机）。
	8. 评估是否存在现有研究证明会引起类似症状的障碍（如，对立违抗行为伴ADHD、继发于焦虑障碍的抑郁）的证据，（如果合适）也考虑自杀易感性（如，

	当共病的抑郁症状明显时,自杀风险会增加)。
	9. 评估所有有助于解释来访者当前的"问题行为"的年龄、性别、文化议题,并考虑可以帮助理解来访者行为的其他因素。
	10. 评估来访者功能受损的严重程度,以确定合适的照护水平(如,行为在社会、关系、工作或职业活动中造成了轻度、中度、严重或非常严重的损害);持续评估损害的严重程度以及治疗效果(如,没有那么严重,但仍存在轻度或中度的损害)。
5. 确定指导人生决策和决定成就的价值观。(11—12)	11. 帮助来访者明确价值观并确定优先顺序(或补充《练习手册》中的"发展非竞争性的价值观")。
	12. 安排来访者阅读有关价值观澄清的书籍(*Values Clarification* by Simon, Howe, and Kirschenbaum; *In Search of Values: 31 Strategies for Finding Out What Really Matters Most to You* by Simon);处理阅读内容并列出来访者认为重要的价值观。
6. 开展提升满足感的新活动。(13—14)	13. 与来访者一起制订计划,囊括能够增加满足感、实现价值和改善生活质量的活动。
	14. 回顾来访者改变生活的尝试,包括自我满足的活动;强化成功,矫正失败。
7. 明确并执行改变,减少因照顾责任而不堪重负的感觉。(15—16)	15. 与来访者进行头脑风暴,寻求可能的支持来源(如,父母支持团体、让配偶更多地照顾孩子、为年迈的父母提供暂息照料、与兄弟姐妹分担照顾父母的责任、利用家庭保健资源、参加育儿课),让来访者从不堪重负的责任中暂时解脱。
	16. 鼓励来访者执行能够减轻责任负担的改变;监督进度,强化成功并矫正失败。
8. 执行增强自信的措施以控制冲突。(17—19)	17. 使用角色扮演、示范和行为演练教来访者自信的技能,这些技能可用于减少冲突或不满(或补充《练习手册》中的"变得自信")。
	18. 推荐来访者参加自信培训课程。

	19. 鼓励来访者阅读有关自信和边界设置的书籍（*The Assertiveness Workbook: How to Express Your Ideas and Stand Up for Yourself at Work and in Relationships* by Paterson; *Asserting Yourself* by Bower and Bower; *When I Say No, I Feel Guilty* by Smith; *Your Perfect Right* by Alberti and Emmons）；处理习得的内容及日常生活中的应用。
9. 将问题解决的技能应用于当前情况。（20—21）	20. 教授来访者解决问题的技能（如，清楚地定义问题、头脑风暴出多种解决方案、列出每个方案的优缺点、寻求他人的意见、选择和执行行动计划、评估结果以及在必要时重新调整计划）。
	21. 与来访者一起使用示范和角色扮演，将问题解决的方法应用于当前的情况（或补充《练习手册》中的"将问题解决应用于人际冲突"）；鼓励执行行动计划，强化成功并矫正失败。
10. 增加与重要他人对当前生活压力因素的沟通。（22—23）	22. 教授来访者沟通技能（如，"我"信息、积极倾听、眼神交流）并应用于沟通当前的生活压力因素（"Becoming Assertive" from the *Adolescent Psychotherapy Homework Planner* by Jongsma, Peterson, and McInnis）。
	23. 邀请来访者的伴侣和/或其他家庭成员参加联合会谈，处理来访者的担忧；鼓励开放式沟通和团体问题解决。
11. 找出当前生活状况中的五个优点。（24）	24. 帮助来访者找出当前生活环境中可能被忽略或未被重视的至少五个优势（如，自己做决定的机会、增加与伴侣的亲密和分享的机会、发展个人兴趣的时间或满足重要他人的需求）。
12. 在时间和精力分配上做出改变，以恢复生活的平衡。（25）	25. 协助来访者确定需要调整的领域，以恢复生活平衡（如，充足的锻炼、适当的营养和睡眠、社交和娱乐活动、精神发展、与伴侣的联合活动、个人的活动和兴趣，服务他人以及自娱自乐）；制订执行计

	划（或补充《练习手册》中的"我的生活需要改变什么？"）。
13. 增加可以强化积极自我认同的活动。（26—27）	26. 列举来访者的强项、积极的特质和才能、对社会做出贡献的潜在方式以及尚未开发的兴趣和能力领域，帮助来访者明确身份和生活的意义（或补充《练习手册》中的"我和我的生活有什么好？"）。
	27. 与来访者一起制订行动计划，在生命阶段的转变期（如，单身到已婚、受雇到家庭主妇、无子女到成为父母、受雇到退休）增加有意义的活动，增加身份认同感；监督执行的情况；建议来访者阅读有关生活转变的资料（*Managing Transitions: Making the Most of Change* or *Transitions: Making Sense of Life's Changes* by Bridges）。
14. 增加社会联系，减少孤立感。（28—29）	28. 探索让来访者克服孤立感的机会（如，加入社区娱乐或教育团体、积极参与社区活动、参加正规教育课程、参加锻炼小组、加入爱好支持小组）；鼓励来访者执行这些活动。
	29. 使用角色扮演和示范向来访者传授建立新关系所需的社交技能，例如发起对话、自我介绍、询问他人关于自己的问题、微笑和表现友善、邀请新认识的人来家中做客，并向新认识的人发起社交活动（"Observe Positive Social Behaviors" from the *Adolescent Psychotherapy Homework Planner* by Jongsma, Peterson, and McInnis）。
15. 分享与当前适应压力相关的情绪挣扎。（30—31）	30. 探讨来访者试图适应当前的生活压力因素时的感受、应对机制和支持系统；评估抑郁、焦虑或悲伤的程度，并在必要时推荐针对这些问题的治疗（见本书"12 抑郁——单相""3 焦虑""19 哀伤/未解决的丧失"章节）。
	31. 如果存在抑郁、无助和孤立感，评估自杀的可能性；如有必要，采取自杀预防措施（见本书"42 自杀意

念"章节)。

16. 重要他人提供支持,减轻来访者的压力。(32)

32. 开展家庭治疗,让重要他人有机会支持来访者并提供减轻压力的建议;挑战让来访者自信地提出需求,并让重要他人承担支持的责任(如,伴侣增加育儿的参与度、伴侣支持来访者在家庭外获得肯定和刺激的需求、家庭成员承担更多照顾年迈父母的责任)。

17. 阅读有关当前生活转变的困难的自助书籍。(33)

33. 向来访者推荐阅读资料,帮助度过当前有压力的生活转变(如,新婚、初为父母、成为全职家庭照顾者、照顾年迈的父母、退休或适应"空巢");选定书目请参阅附录 A。

—. _____

—. _____

诊断建议

ICD-10-CM	DSM-5 障碍、状况或问题
Z60.0	生命阶段问题
Z63.0	与配偶或亲密伴侣关系不和谐
Z62.820	亲子关系问题
F43.21	适应障碍,伴抑郁心境
F43.23	适应障碍,伴混合性焦虑和抑郁心境
F43.22	适应障碍,伴焦虑

33　恐惧症

问题定义

1. 对特定对象或情境的持续和不合理的恐惧,恐惧刺激会引发即刻的焦虑反应并引起回避行为。
2. 害怕并回避恐惧刺激／恐惧的环境或痛苦地忍受,干扰了正常生活。
3. 尽管认同恐惧是不合理的,但恐惧仍持续存在。

—._____
_____

长期目标

1. 降低对特定恐惧对象或情境的恐惧。
2. 减少对特定恐惧对象或情境的回避,提高在公共环境中活动时的舒适性和自主性。
3. 消除对特定恐惧对象或情境的恐惧。
4. 消除对特定恐惧对象或情境的回避,提高在公共环境中活动时的舒适性和自主性。

—._____
_____

短期目标	治疗性干预
[EBT] 1. 与治疗师共同努力实现商定的治疗目标，同时在舒适和信任的基础上尽可能保持开放和坦诚。（1—2）	1. 与来访者建立融洽的关系，以达成牢固的治疗联盟；传达关怀、支持、温暖和共情；提供非评判性的支持，并与来访者建立一定程度的信任，让他们感到安全，从而可以讨论恐惧及其对生活的影响。[EBT]
	2. 强化治疗过程中强大的关系因素，通过特别关注这些经验支持的因素来培养治疗联盟：在治疗过程中与来访者协同工作；就治疗的目标和期望达成一致；面对来访者的感受和挣扎，表现出一致的共情；用语言表达对来访者的积极关注和肯定；收集来访者对自己的治疗进展的看法，并提供反馈。[EBT]
2. 描述恐惧症的病史和特点，包括对功能的影响和尝试克服的各种方法。（3）	3. 评估来访者的恐惧和回避，包括引发恐惧的对象和情境、恐惧的性质和焦点、回避／安全行为的类型（如，分心、逃避、依赖他人）、恐惧的发展和由恐惧引起的功能损害（可配合进行半结构化访谈，例如焦虑和相关障碍访谈表——成人版）。
3. 完成评估恐惧症特征的心理测验。（4）	4. 对来访者的症状进行监测和管理［如，针对特定恐惧症的监测（Measures for Specific Phobia）、恐惧问卷-Ⅲ（Fear Survey Schedule-Ⅲ）］，以进一步评估来访者恐惧反应的深度和广度；根据需要复测以评估疗效。
4. 完成行为评估任务。（5）	5. 进行行为评估，要求来访者在自己的意愿下尽可能接近恐惧的对象或情境，同时报告相关的认知和情感体验；根据需要重测以评估疗效。
5. 识别各种可能引起恐惧症并使治疗复杂化的物质使用史。（6）	6. 进行物质滥用评估，按照评估建议转介来访者接受相应的治疗（见本书"41 物质使用"章节）。
6. 提供行为、情绪、态度等信息，以评估与DSM诊断、疗效、治疗关系相关的指标。（7—10）	7. 评估来访者对"呈现的问题"的自知力水平（协调与不协调）（如，对"所描述的行为"的问题性质表现出良好的自知力，认可他人的关心，并有动力改变；或对"问题"表现出矛盾心理，不愿关注问题解决；

或对承认"问题"表现出抗拒和不关心,也缺乏改变的动机)。

8. 评估是否存在现有研究证明会引起类似症状的障碍(如,对立违抗行为伴 ADHD、继发于焦虑障碍的抑郁)的证据,(如果合适)也考虑自杀易感性(如,当共病的抑郁症状明显时,自杀风险会增加)。

9. 评估所有有助于解释来访者当前的"问题行为"的年龄、性别、文化议题,并考虑可以帮助理解来访者行为的其他因素。

10. 评估来访者功能受损的严重程度,以确定合适的照护水平(如,行为在社会、关系、工作或职业活动中造成了轻度、中度、严重或非常严重的损害);持续评估损害的严重程度以及治疗效果(如,没有那么严重,但仍存在轻度或中度的损害)。

7. 配合医生完成精神药物评估。(11—12)

11. 如果来访者要求,或来访者在没有药物治疗的前提下可能无法遵守逐级暴露的心理治疗建议时,安排药物评估以确定是否需要精神药物治疗。

12. 监督来访者的药物治疗依从性、药物的副作用和整体有效性;定期咨询医生。

EBT 8. 帮助来访者准确理解有关恐惧症及其治疗的信息。(13—15)

13. 讨论反抗或逃跑是常见的个体本能反应,因此恐惧症并不是软弱的表现,只是可能会导致不必要的痛苦和功能损害。 EBT

14. 和来访者讨论无根据的恐惧和回避如何让"恐惧循环"形成并持续,这种循环阻碍了来访者对恐惧对象或情境的积极、适应性的学习体验;以及治疗是如何通过鼓励来访者参与暴露来打破"恐惧循环"(*Mastering Your Fears and Phobias: Therapist Guide* by Craske, Antony, and Barlow; *Specific Phobias* by Bruce and Sanderson)。 EBT

15. 布置来访者阅读有关特定恐惧症的书籍或治疗手册中的心理教育章节(*The Anxiety and Phobia Workbook*

by Bourne; *Living with Fear* by Marks; *Mastering Your Fears and Phobia: Workbook* by Antony, Craske, and Barlow; *Anxiety, Phobias, and Panic* by Peurifoy; *Face Your Fears* by Tolin）。EBT

EBT 9. 帮助来访者理解焦虑及其治疗的认知、生理和行为要素。（16—17）

16. 说明恐惧症涉及感知到的不切实际的威胁、与恐惧相关的身体反应以及某种形式的不必要的安全行为和/或回避，三个部分相互作用，维持了恐惧循环；讨论每个部分的治疗目标、如何改变以打破循环并学习提高安全感和控制感的具体方法（*Mastering Your Fears and Phobias: Therapist Guide* by Craske, Antony, and Barlow; *Specific Phobias* by Bruce and Sanderson）。EBT

17. 讨论暴露治疗如何通过建立成功经验来消除习得的恐惧、建立信心并获得安全感（*Mastering Your Fears and Phobias: Therapist Guide* by Craske, Antony, and Barlow; *Specific Phobias* by Bruce and Sanderson）。EBT

EBT 10. 学习和练习平静技术，以减少和调整在遇到恐惧对象或情境时可能出现的焦虑症状。（18—20）

18. 教授来访者焦虑管理技能（如，对行为目标保持专注，通过放松和呼吸调节保持身体平静，积极的自我对话）以应对在与恐惧对象或情境进行对抗时可能出现的症状（或补充《练习手册》中的"减少恐惧的四种方法"）。EBT

19. 给来访者布置家庭作业，请他们进行日常的平静技术训练；检查并巩固练习效果，解决来访者在技能掌握中遇到的困难（《练习手册》中的"深呼吸练习"；"Progressive Muscle Relaxation" from the *Adolescent Psychotherapy Homework Planner* by Jongsma, Peterson, and McInnis）。EBT

20. 使用生物反馈技术来帮助来访者更有效地学习平静技术。EBT

[EBT] 11. 学习和练习应对肌肉紧张的技能。（21—22）

[EBT] 12. 识别、挑战并用积极、客观和赋能的自我对话替代有偏见的、恐惧的自我对话。（23—25）

[EBT] 13. 针对害怕或回避的恐惧对象或情境，开展想象/虚拟现实/现场暴露练习。（26—29）

21. 为防止来访者在接触血液、注射和伤害的恐惧信号时发生晕厥，教来访者如何增加某些部位的肌肉张力，让他们暂时拉紧颈部和上半身肌肉，减少大脑的血流量，帮助预防暴露于各种刺激时可能出现的晕厥症状（"Applied Tension" by Öst and Sterner）。[EBT]

22. 给来访者布置家庭作业，请他们进行日常的应对紧张技能的训练；检查并巩固练习效果，解决来访者在技能掌握中遇到的困难。[EBT]

23. 探索来访者的认知评价和信念，调节他们的恐惧反应；帮助来访者识别认知偏差，发展纠正偏差的替代性思维；开展行为实验（即暴露）以检验并最终将信念从有偏见的假设/信念转变为替代的假设/信念。[EBT]

24. 给来访者布置家庭作业，请他们识别恐惧相关的自我对话，并发展基于客观事实的替代方案，这些替代方案能够通过行为实验得到检验（或补充《练习手册》中的"记录并替换自我贬低的想法"）；回顾和巩固成功经验，解决来访者在技能掌握中遇到的困难。[EBT]

25. 使用各种行为技术（如，示范、纠正式反馈、想象预演、社会强化）教来访者在行为实验中的认知应对技能（如，将注意力集中在目标上；积极的、激励的自我对话）。[EBT]

26. 指导并帮助来访者构建与恐惧反应相关的焦虑等级，如果需要，可以加入一些想象的场景来适应过度的恐惧。[EBT]

27. 选择对来访者来说很有可能成功的初始暴露；制订改善症状的计划并进行演练。[EBT]

28. 在会谈中进行初始暴露练习，然后将它们作为家庭作业布置给来访者，并记录练习的反应（或补充

《练习手册》中的"逐步降低恐惧症的恐惧"；*Mastering Your Fears and Phobia: Workbook* by Antony, Craske, and Barlow; *Living with Fear* by Marks）；检查并巩固练习效果，解决来访者在技能掌握中遇到的困难，以充分消除恐惧和回避。EBT

29. 给来访者布置行为实验，在暴露练习中，对有偏见的、基于恐惧的假设进行检验，并用替代性思维纠正；检查并巩固练习效果，解决来访者在技能掌握中遇到的困难，使来访者相信替代性思维的作用，并消除恐惧回避。EBT

EBT 14. 执行预防和/或管理未来可能出现的焦虑症状的预防复发策略。（30—34）

30. 与来访者讨论波动与复发之间的区别，将波动与症状、恐惧、回避冲动的暂时、可逆的返回联系起来，将复发与回到恐惧和回避的应对方式联系起来。EBT

31. 确定并与来访者一起演练在未来的情境或环境中可能发生的波动。EBT

32. 指导来访者定期使用在治疗中学到的策略（如，认知重构、暴露），尽可能多地将它们融入生活。EBT

33. 制作一张"应对卡"或其他记录，记录来访者认为有用的应对策略和其他治疗性的重要信息（如，应对策略、认知信息），以供日后使用。EBT

34. 在治疗结束后 1—3 个月，为来访者安排一次"强化治疗"，以加强疗效并解决来访者遇到的困难。EBT

15. 在完成有意义的目标的同时，学习接纳焦虑的想法，逐渐提高对不愉快情绪的耐受，而非回避。（35—37）

35. 使用接纳承诺疗法（ACT）的方法，包括正念技术，帮助来访者减少经验性回避，将想法与行动分开，接纳自己的经验而不是改变或控制症状，并根据更广泛的生命价值观行事；帮助来访者明确价值观与目标，并承诺采取相应的行动（*Acceptance and Commitment Therapy for Anxiety Disorders* by Eifert, Forsyth, and Hayes）。

36. 建议来访者阅读与 ACT 方法相关的自助书籍，用以补充治疗并促进理解（*The Mindfulness and*

16. 解释维持恐惧和回避行为的成本与收益。(38)

17. 分别探讨非理性的恐惧对象、情境以及被恐惧刺激激发的过去的情绪痛苦的真实性。(39—41)

—._____
_____

Acceptance Workbook for Anxiety by Forsyth and Eifer）；处理阅读的材料。

37. 支持来访者履行对"有意义和充实的工作、家庭和社会生活"的承诺。

38. 探索来访者是否通过逃避或回避机制获得了强化恐惧行为的继发性获益；如果这很明显，那么直接处理获益问题；鼓励并支持改变。

39. 澄清并区分当前的非理性恐惧和过去的情绪痛苦。

40. 通过积极倾听、积极关注和提问等技术（或补充《练习手册》中的"描述创伤"），鼓励来访者分享与过去创伤相关的感受。

41. 与来访者一起面对过去的痛苦，帮助他们认识到这与当前恐惧的关系。

—._____
_____

诊断建议

ICD-10-CM	DSM-5 障碍、状况或问题
F40.218	特定恐惧症，动物型
F40.228	特定恐惧症，自然环境型
F40.230	特定恐惧症，害怕血液
F40.231	特定恐惧症，害怕注射和输液
F40.233	特定恐惧症，害怕受伤
F40.248	特定恐惧症，情境性
F40.298	特定恐惧症，其他

34 创伤后应激障碍

问题定义

1. 遭受过涉及真实的或感知到的死亡或重伤威胁的创伤性事件。
2. 报告强烈的恐惧感、无助感，或者对创伤事件本身的恐惧。
3. 经历令人不安和持续的想法、图像和/或对创伤事件的感知。
4. 经常做噩梦。
5. 再次体验到创伤事件，特别是在解离性的闪回中。
6. 当从内部和外部线索联想到创伤事件时，表现出明显的心理/生理困扰。
7. 故意回避与创伤事件有关的想法、情绪或讨论。
8. 故意回避那些会唤醒创伤回忆的活动、地点、人或事物。
9. 对活动的兴趣和参与度显著下降。
10. 睡眠障碍。
11. 注意力集中困难和内疚感。
12. 过度警觉。
13. 表现出夸张的惊跳反应。
14. 症状持续超过一个月。
15. 社交、工作或其他方面的功能受损。

—. _____
_____

长期目标

1. 消除或减少创伤相关的症状对社会、职业和家庭功能的负面影响。

2. 恢复到遭受创伤事件之前的心理功能水平。
3. 不再经历侵入性回忆、回避事件线索、强烈唤醒或对活动/关系的兴趣丧失。
4. 当思考或与他人公开讨论创伤事件经历时，没有心理或生理上的痛苦。
5. 不再回避让人联想到创伤事件的人、地点、活动和物体。
6. 满足于当前的生活；情绪稳定可控；社交、工作和家庭生活充实。

—._____
_____

短期目标	治疗性干预
[EBT] 1. 与治疗师共同努力实现商定的治疗目标，同时在舒适和信任的基础上尽可能保持开放和坦诚。（1—2）	1. 与来访者建立融洽的关系，以达成牢固的治疗联盟；传达关怀、支持、温暖和共情；提供非评判性的支持，并与来访者建立一定程度的信任，让他们感到安全，从而可以讨论创伤及其对生活的影响。[EBT]
	2. 强化治疗过程中强大的关系因素，通过特别关注这些经验支持的因素来培养治疗联盟：在治疗过程中与来访者协同工作；就治疗的目标和期望达成一致；面对来访者的感受和挣扎，表现出一致的共情；用语言表达对来访者的积极关注和肯定；收集来访者对自己的治疗进展的看法，并提供反馈。[EBT]
2. 尽可能详细地描述在承受范围内的创伤经历和PTSD症状的历史。（3）	3. 温柔而敏锐地探索来访者对创伤事件的回忆及创伤后反应；评估来访者PTSD症状的频率、强度、持续时间、历史及对功能的影响（或补充《练习手册》中的"创伤如何影响我？"）；如果需要，可以增加半结构化评估工具（如，焦虑和相关障碍访谈表——成人版）。
3. 配合完成心理测验。（4）	4. 安排或转介来访者接受对PTSD症状和/或共病情况的心理评估或其他客观测量［如，明尼苏达多相人格量表–2、事件影响量表——修订版（Impact of Events Scale-Revised）、PTSD症状量表（PTSD Symptom Scale）、创伤后应激诊断量表（Posttraumatic Stress

34 创伤后应激障碍 | 257

Diagnostic Scale)]；与来访者讨论结果；重测来评估治疗进展。

4. 了解物质使用情况。（5—6）

5. 评估来访者是否存在物质滥用或依赖的情况以及程度。

6. 建议来访者接受更全面的物质使用的评估和治疗。

5. 说明所有与抑郁相关的症状，包括任何自杀想法。（7）

7. 评估来访者的抑郁程度和自杀风险，并采取相应的干预措施和必要的安全预防措施（见本书"42 自杀意念"章节）。

6. 提供行为、情绪、态度等信息，以评估与DSM诊断、疗效、治疗关系相关的指标。（8—11）

8. 评估来访者对"呈现的问题"的自知力水平（协调与不协调）（如，对"所描述的行为"的问题性质表现出良好的自知力，认可他人的关心，并有动力改变；或对"问题"表现出矛盾心理，不愿关注问题解决；或对承认"问题"表现出抗拒和不关心，也缺乏改变的动机）。

9. 评估是否存在现有研究证明会引起类似症状的障碍（如，对立违抗行为伴ADHD、继发于焦虑障碍的抑郁）的证据，（如果合适）也考虑自杀易感性（如，当共病的抑郁症状明显时，自杀风险会增加）。

10. 评估所有有助于解释来访者当前的"问题行为"的年龄、性别、文化议题，并考虑可以帮助理解来访者行为的其他因素。

11. 评估来访者功能受损的严重程度，以确定合适的照护水平（如，行为在社会、关系、工作或职业活动中造成了轻度、中度、严重或非常严重的损害）；持续评估损害的严重程度以及治疗效果（如，没有那么严重，但仍存在轻度或中度的损害）。

EBT 7. 结合药物评估，以评估治疗计划中精神药物的有效性。（12—13）

12. 评估来访者对药物的需求（如，选择性5-羟色胺再摄取抑制剂、α-1受体阻滞剂），并在需要时安排药物评估。EBT

13. 监测和评估来访者对精神药物处方的依从性、药物的副作用和对症状及功能改善的有效性；根据需要与医生沟通。EBT

| EBT | 8. 表达对循证治疗的理解，这些治疗侧重于对创伤的想法与情绪、行为之间的关系。（14）

| EBT | 9. 说明对 PTSD 的准确理解，包括它是如何发展并持续的。（15）

| EBT | 10. 说明对 PTSD 的认知治疗原理的理解。（16）

| EBT | 11. 学习并执行稳定化技术。（17）

| EBT | 12. 在来访者的舒适和细节水平上，与治疗师一起探索创伤经历并处理相关的想法、情绪和行动。（18—19）

14. 使用与认知行为治疗、认知治疗或认知加工治疗相一致的方法，从对 PTSD 的心理教育开始，说明与创伤及创伤后成长相关的想法、情绪和行为之间的关系（*Clinician's Guide to Treating PTSD* by Taylor；*Cognitive Processing Therapy for PTSD* by Resick, Monson, and Chard）。 | EBT |

15. 讨论当暴露于创伤时 PTSD 会如何发作，例如侵入性回忆、想法改变（无根据的恐惧、绝望）、易受其他消极情绪影响（羞耻、愤怒和内疚）以及渴望避免与症状维持和创伤相关的想法、情感、活动。 | EBT |

16. 解释治疗的基本原理：通过讨论创伤、探索创伤的现有和替代意义及影响、将行动从威胁转变为目标导向，将 PTSD 驱动的想法、感受、行为识别和替换为促进创伤后成长的想法、情感、行为。 | EBT |

17. 作为管理情绪和压力的整体方法的一部分，教授来访者平静技术（如，呼吸训练、放松、平静的自我对话）（或补充《练习手册》中的"深呼吸练习"；"Progressive Muscle Relaxation" in the *Adolescent Psychotherapy Homework Planner* by Jongsma, Peterson, and McInnis）。 | EBT |

18. 请来访者详细描述创伤事件及意义（或补充《练习手册》中的"分享痛苦记忆"）；和来访者一起回顾其描述；使用苏格拉底式提问和其他认知治疗技术挑战非适应性、有偏见的想法和信念，并探索促进创伤后成长的替代方案；重复这个过程，直到意义和信念的转变开始显著并持续。 | EBT |

19. 定期更新对事件的叙事性描述，包含有利于创伤后成长的新想法和信念；讨论对事件的重构以强化新信念；评估和解决常与创伤后应激障碍共同出现的议题（如，安全、信任、权力、控制、自尊、亲密

和身份），以减轻症状、改善功能和提高对生活质量的满意度。EBT

EBT 13. 识别、挑战并用现实、可替代的想法替代因创伤产生的偏见、消极和自欺欺人的想法。（20—23）

20. 探索来访者的自我对话以及与创伤相关的对自我、他人、环境的信念（如，安全、信任、权力、控制、自尊和亲密的议题）；识别和挑战认知偏见；通过引导式发现来纠正偏见，通过行为实验反复检验偏见和替代的预期／期望。EBT

21. 请来访者每天记录自动思维和情绪感受（或补充《练习手册》中的"消极想法触发消极情绪"）；处理日记材料，明确创伤驱使的行为模式和基于现实的可替代方案，促进创伤后成长。EBT

22. 给来访者布置家庭作业，通过行为实验检测创伤驱使的预测和现实的替代；回顾和巩固成功经验，解决障碍，以期获得持续的创伤后成长（*The Cognitive Behavioral Coping Skills Workbook for PTSD* by Tull et al.）。EBT

23. 作为治疗期间的辅助，让来访者阅读有关PTSD的书籍或治疗手册的心理教育章节，了解它的特点、发展和治疗（*Overcoming Posttraumatic Stress Disorder* by Smyth; *Reclaiming Your Life from a Traumatic Experience* by Rothbaum et al.）。EBT

EBT 14. 参与延长暴露治疗以减少与创伤相关的恐惧和回避，并增强对自我力量的信心。（24—28）

24. 按照来访者选择的细节详细程度，长时间（如，90分钟）地对创伤记忆进行想象暴露；重复直到痛苦减轻，让来访者能够在情绪稳定的情况下讨论创伤，并准备好在会谈之外接受暴露（*Prolonged Exposure Therapy for PTSD* by Foa et al.; *Cognitive Processing Therapy for PTSD* by Resick, Monson, and Chard）。EBT

25. 给来访者布置家庭作业——对创伤记忆进行自我暴露。EBT

26. 指导并帮助来访者构建与创伤相关的恐惧和回避等

EBT 15. 使用虚拟现实技术辅助增强暴露效果。（29）

EBT 16. 学习并运用个体技术来管理与创伤相关的挑战性情境。（30）

EBT 17. 学习并进行引导式自我对话，以管理创伤相关情形引发的想法、情绪和冲动。（31）

EBT 18. 运用眼动脱敏与再加工来减少与创伤性想法、感受和图像相关的情绪困扰。（32）

EBT 19. 在来访者觉得舒适的基础上，讨论与创伤、影响以及从经历中学到的东西相关的痛苦情绪。

级。EBT

27. 采用现场暴露，循序渐进地自我暴露于识别的诱因（如，与创伤负性体验相关的物体、情境、地点）。EBT

28. 给来访者布置家庭作业——开展暴露练习并记录反应（或补充《练习手册》中的"逐步降低恐惧症的恐惧"；*Reclaiming Your Life from a Traumatic Experience* by Rothbaum et al.）；回顾和强化取得的进步，解决问题，以期让来访者获得一种非回避且以目标为导向的新生活。EBT

29. 对于在日常生活中很难重现的情境（如，与战斗相关的事件），使用虚拟现实技术创建一个与真实环境类似的虚拟环境来开展暴露治疗。EBT

30. 使用认知行为技术［如，隐蔽地示范（想象成功使用了策略）、角色扮演、实践和应用训练］来教授来访者特定的技能（如，放松和应对技能），以此管理恐惧、克服回避，并提高当下的适应能力（*Clinician's Guide to Treating PTSD* by Taylor）。EBT

31. 教来访者引导式自我对话的程序，帮助他们学会识别非适应性的自我对话，挑战偏见，应对由此产生的情绪，克服回避，强化成就感；回顾并强化进步，解决困难以维持目标导向的日常生活。EBT

32. 采用眼动脱敏与再加工（Eye Movement Desensitization and Reprocessing, EMDR）治疗减少来访者对创伤事件的情绪反应，减少 PTSD 症状，并发现创伤经历的新意义（*Eye Movement Desensitization and Reprocessing Therapy* by Shapiro）。EBT

33. 对于单一的创伤事件，使用短期整合治疗，在认知行为元素（如，放松、在讨论中再检验画面）之外，结合重视关系互动的心理动力学治疗以探索困难的情绪（如，羞耻、内疚）、记忆以及对新意义下的个人认同和创伤后成长的个人认同的影响（"Brief Eclectic Psychotherapy for PTSD" by Gersons et al.）。EBT

EBT 20. 参与个体或团体的叙事暴露治疗，探索如何将创伤融入个人生活。（34）

34. 对于复杂创伤或多重创伤，开展基于叙事暴露治疗的个体或团体治疗，建立生活的有序性，将创伤置于情境中，学习并执行情绪调节技能，建立个人认同和促进创伤后成长的生活态度（*Narrative Exposure Therapy* by Schauer et al.）。EBT

21. 结合接纳承诺疗法（ACT）以促进创伤后成长。（35—38）

35. 使用 ACT 方法帮助 PTSD 来访者体验并接纳令人不安的想法和画面，而不会被过度影响，并将时间和精力投入与已识别的、有意义的价值观相一致的活动中（*Acceptance and Commitment Therapy for Anxiety Disorders* by Eifert, Forsyth, and Hayes）。

36. 教授正念冥想，帮助来访者在识别、接受和化解与 PTSD 相关的负面想法的过程中，发展专注当下的方法［*Guided Mindfulness Meditation* (Audio CD Series) by Kabat-Zinn］。

37. 布置家庭作业，让来访者练习正念冥想和 ACT 课程，学习并将方法应用到日常生活中。

38. 布置阅读的家庭作业，作为对正念和 ACT 方法的补充（*Finding Life Beyond Trauma* by Follette and Pistorello）。

EBT 22. 认识到需要学习新的愤怒管理技能并在生活中实践。（39—40）

39. 评估因较差的愤怒管理带来的问题或因现实中的暴力而遭受财产损失和/或人身伤害的情况（或补充《练习手册》中的"愤怒日记"）。EBT

40. 教授来访者有循证支持的愤怒管理技术（见本书"愤怒控制问题"章节）。EBT

23. 了解并执行处理因创伤引起的羞耻和自卑的方法。（41）

41. 采用基于共情的方法，例如共情训练，帮助来访者识别并改变由创伤引起的自我攻击和个人羞耻感（"Focused Therapies and Compassionate Mind Training for Shame and Self-Attacking" by Gilbert and Irons）。

24. 定期开展身体锻炼，保障整体健康和压力管理。（42—43）	42. 为来访者制订日常身体锻炼计划并推动来访者积极执行。
	43. 建议来访者阅读相关资料并执行（*Exercising Your Way to Better Mental Health* by Leith）。
25. 不被与创伤有关的梦打扰的睡眠。（44—45、13）	44. 监测来访者的睡眠模式（或补充《练习手册》中的"睡眠模式记录"）并鼓励使用积极的、令人放松的意象和应用睡眠卫生知识来帮助自身的睡眠（见本书"37 睡眠失调"章节）。
	45. 评估来访者的药物需求以减少与创伤相关的侵入性噩梦（如，α-1 受体阻滞剂），并在需要时安排药物评估。 EBT
	13. 监测和评估来访者对精神药物处方的依从性、药物的副作用、对症状和功能改善的有效性；根据需要与医生沟通。 EBT
26. 联合家庭治疗。（46）	46. 通过结合家庭和整体治疗来疗愈 PTSD 症状引起的伤害。
EBT 27. 和来访者一起沟通探讨对预防复发的理解。（47—49）	47. 向来访者提供一些预防复发的理由，讨论风险并介绍预防策略。 EBT
	48. 和来访者讨论波动和复发之间的区别，将波动与暂时的挫折返回联系起来，将复发与持续出现的思维、感觉和行为模式联系起来，这是 PTSD 的特点。 EBT
	49. 识别并演练未来可能发生波动的情境或环境。 EBT
EBT 28. 了解并执行预防创伤后应激障碍复发的策略。（50—52）	50. 指导来访者定期使用在治疗中学到的策略（如，持续的每天暴露、认知重构、问题解决），尽可能将它们融入自己的生活中。 EBT
	51. 将应对策略和其他重要信息记录下来，制作成"应对卡"或其他提示（如，问题解决的步骤、积极的应对陈述、在治疗期间对来访者有帮助的提示）。 EBT
	52. 安排周期性的维持或"强化治疗"，以帮助来访者保持治疗效果并解决挑战。 EBT

诊断建议

ICD-10-CM	DSM-5 障碍、状况或问题
F43.10	创伤后应激障碍
F44.81	分离性身份障碍
F48.1	人格解体／现实解体障碍
F44.89	其他特定的分离障碍
F44.9	未特定的分离障碍
T74.12XA	儿童躯体虐待，已确认，初诊
T74.12XD	儿童躯体虐待，已确认，复诊
T74.11XA	配偶或伴侣躯体暴力，已确认，初诊
T74.11XD	配偶或伴侣躯体暴力，已确认，复诊
T74.22XA	儿童性虐待，已确认，初诊
T74.22XD	儿童性虐待，已确认，复诊
T74.21XA	配偶或伴侣性暴力，已确认，初诊
T74.21XD	配偶或伴侣性暴力，已确认，复诊
T74.21XA	成人的非配偶或非伴侣性虐待，已确认，初诊
T74.21XD	成人的非配偶或非伴侣性虐待，已确认，复诊
F43.0	急性应激障碍
F10.10	酒精使用障碍，轻度
F10.20	酒精使用障碍，中度或重度
F12.20	大麻使用障碍，中度或重度
F14.20	可卡因使用障碍，中度或重度
F11.20	阿片类物质使用障碍，中度或重度
F32.x	重性抑郁障碍，单次发作
F33.x	重性抑郁障碍，反复发作
F60.3	边缘型人格障碍
F60.9	未特定的人格障碍

35 精神质

问题定义

1. 奇怪的思想内容（夸大妄想、关系妄想、被害妄想、嫉妒妄想、钟情妄想、疑病妄想等）。
2. 异常的语言模式，包括不切题回答、不连贯、偏执、迅速从一个主题转移到另一个主题。
3. 知觉障碍或幻觉（听觉、视觉、触觉或嗅觉方面）。
4. 混乱的行为，如困惑、严重缺乏目标方向、冲动或重复行为。
5. 偏执的想法及反应，包括极度不信任、恐惧和忧虑。
6. 精神运动性异常，如对环境的反应性显著下降；紧张症，如麻木、僵硬、兴奋、做作姿态或消极以及不寻常的举止或鬼脸。
7. 极度激动，包括高度易激惹、愤怒、不可预测或冲动的身体行为。
8. 穿着或仪容怪异。
9. 情感失调（淡漠、无反应、平淡、不合时宜）。
10. 关系退缩（回避外界交往，专注于以自我为中心的想法和幻想，表现出疏离感）。

__._____
_____

长期目标

1. 控制或消除精神病性症状，并持续服用药物，恢复积极功能。
2. 消除急性反应性精神病性症状并恢复正常功能。

3. 增加对行为的自控力。
4. 把思想集中在现实上。
5. 使言语模式正常化，可以通过连贯的陈述、对社交的注意和坚持来证明有效性。
6. 与他人互动时不会带着过度的防御或愤怒。
7. 找到并维持积极、有效的康复方法。

—._____
_____

短期目标	治疗性干预
[EBT] 1. 与治疗师共同努力实现商定的治疗目标，同时在舒适和信任的基础上尽可能保持开放和坦诚。（1—2）	1. 与来访者建立融洽的关系，以达成牢固的治疗联盟；传达关怀、支持、温暖和共情；提供非评判性的支持，并与来访者建立一定程度的信任，让他们感到安全，从而可以讨论精神病性症状及其对生活的影响。[EBT]
	2. 强化治疗过程中强大的关系因素，通过特别关注这些经验支持的因素来培养治疗联盟：在治疗过程中与来访者协同工作；就治疗的目标和期望达成一致；面对来访者的感受和挣扎，表现出一致的共情；用语言表达对来访者的积极关注和肯定；收集来访者对自己的治疗进展的看法，并提供反馈。[EBT]
2. 提供精神症状的病史和现状。（3）	3. 评估来访者的精神症状史，包括目前的症状及其对功能的影响。
3. 参加心理测试，这将有助于增加对情况的理解。（4）	4. 协调心理和/或神经心理测试，以评估来访者精神症状的程度和严重性。
4. 邀请家属参与病情评估。（5）	5. 邀请熟悉来访者情况的家庭成员提供有关来访者精神病性行为史的信息。
5. 配合医生对医疗健康状况的评估。（6）	6. 转介来访者接受全面的医学评估，排除可能的一般医学和物质相关的病因。
[EBT] 6. 探索物质滥用是不是精神病症状的诱发因素。（7—8）	7. 使用动机式访谈的方式促使来访者停止物质使用（包括药物、酒精、尼古丁和咖啡因）（见本书"**41** 物质

7. 提供行为、情绪、态度等信息，以评估与 DSM 诊断、疗效、治疗关系相关的指标。（9—12）

EBT　8. 与针对急性精神疾病发作的专业机构合作。（13—16）

使用"章节）。EBT

8. 转介来访者参加物质滥用治疗项目。EBT

9. 评估来访者对"呈现的问题"的自知力水平（协调与不协调）（如，对"所描述的行为"的问题性质表现出良好的自知力，认可他人的关心，并有动力改变；或对"问题"表现出矛盾心理，不愿关注问题解决；或对承认"问题"表现出抗拒和不关心，也缺乏改变的动机）。

10. 评估是否存在现有研究证明会引起类似症状的障碍（如，对立违抗行为伴 ADHD、继发于焦虑障碍的抑郁）的证据，（如果合适）也考虑自杀易感性（如，当共病的抑郁症状明显时，自杀风险会增加）。

11. 评估所有有助于解释来访者当前的"问题行为"的年龄、性别、文化议题，并考虑可以帮助理解来访者行为的其他因素。

12. 评估来访者功能受损的严重程度，以确定合适的照护水平（如，行为在社会、关系、工作或职业活动中造成了轻度、中度、严重或非常严重的损害）；持续评估损害的严重程度以及治疗效果（如，没有那么严重，但仍存在轻度或中度的损害）。

13. 将来访者转介给精神科医生，让他们立即评估来访者的精神病性症状并开具抗精神病药物处方。EBT

14. 如果来访者对自己或他人构成威胁和/或无法满足自己的基本需求，协调自愿或非自愿的精神科住院治疗。EBT

15. 安排来访者处于稳定的、有监督的环境中（如，成人寄宿护理或朋友/家人的家）。EBT

16. 在来访者的居住环境（包括监狱、个人住所、无家可归者收容所或街头环境）中协调移动危机应对服务（如，身体检查、精神评估、物质获取、急症治疗分诊等）。EBT

| EBT | 9. 报告自杀的想法。（17—18）

17. 进行自杀评估并采取所有必要的预防措施（见本书"42 自杀意念"章节）。| EBT |

18. 如有必要，移除潜在危险物品，如枪支或过量的物质。| EBT |

| EBT | 10. 从朋友、同伴或家庭成员那里获得立即的、临时的支持或监督协议。（19—20）

19. 制定危机方案，在必要时为来访者提供监护和支持。| EBT |

20. 向来访者和照护者提供24小时专业咨询（如，配备24小时专业人员值班的危机热线）。| EBT |

| EBT | 11. 报告通过持续使用精神药物，减轻精神病性症状。（21—22）

21. 教育来访者和家属精神药物的使用和预期益处；鼓励坚持服用处方药（或补充《练习手册》中的"为什么我不喜欢吃药？"）。| EBT |

22. 监测来访者的处方依从性、药物的有效性和副作用（如，迟发性运动障碍、肌肉僵硬、肌张力障碍、代谢影响如体重增加）；必要时咨询医生。| EBT |

| EBT | 12. 与家人和/或其他重要他人一起参与旨在改善所有成员生活质量和促进个人康复的家庭治疗。（23）

23. 开展以家庭为基础的干预，从心理教育开始，强调精神症状的生物学本质、药物治疗和依从性的需求、复发的危险因素（如，个人和人际诱因）以及有效沟通、解决问题、早期发作干预和社会支持的重要性（*Family Care of Schizophrenia* by Falloon, Boyd, and McGill; recommend *The First Episode of Psychosis: A Guide for Patients and Families* by Compton and Broussard）。| EBT |

| EBT | 13. 与家人和/或重要他人一起学习和执行有效的沟通技能。（24—25）

24. 评估并教育来访者及其家人，使他们了解厌恶性沟通（如，高情绪表达）在家庭痛苦和来访者复发风险中的作用；强调社会支持的积极作用。| EBT |

25. 使用认知行为治疗的技术（教育、示范、角色扮演、纠正性反馈和积极强化）教家庭成员沟通技能（如，提供积极反馈、积极倾听、积极要求他人改变行为，并以诚实和尊重的方式提供建设性的反馈）。| EBT |

- [EBT] 14. 与家人和/或其他重要的人一起运用问题解决策略来解决出现的问题。(26—27)
- [EBT] 15. 完成会谈间的练习，练习新学到的个人和人际关系技能。(28)
- [EBT] 16. 制订并开展精神病性症状复发时的家庭复发预防和管理计划。(29)
- [EBT] 17. 和其他家庭一起参加心理教育项目。(30)
- [EBT] 18. 确定精神症状的内部和环境触发因素。(31)
- [EBT] 19. 确定当前对症状的反应及对自我和他人的影响。(32—33)

26. 协助来访者和家人使用问题解决的策略来解决问题和冲突。[EBT]
27. 使用认知行为方法（教育、示范、角色扮演、纠正性反馈和正强化）教导来访者和家庭问题解决的技能（建设性和具体地定义问题；头脑风暴解决方案；评估选择的利弊；选择一个选项，执行计划；评价结果）（或补充《练习手册》中的"将问题解决应用于人际冲突"）。[EBT]
28. 为来访者和家庭布置作业练习，使用并记录新学到的沟通和问题解决技能；处理会谈结果以促进有效使用；解决障碍（或补充《练习手册》中的"行动前计划"或"问题解决：冲动行为的替代方案"）；处理会谈结果。[EBT]
29. 帮助来访者和家庭制订"复发演练"，详细说明角色和责任（如，谁将召集家庭会议来解决潜在的复发问题；谁打电话给来访者的医生，安排血液检测，或者在需要的时候联系急救服务）；解决问题并朝着遵守计划的承诺努力。[EBT]
30. 建议家庭参加多团体家庭心理教育项目（*Multi-family Groups in the Treatment of Severe Psychiatric Disorders* by McFarlane）。[EBT]
31. 帮助来访者识别与症状加重相关的具体行为、情境、想法和感受。[EBT]
32. 帮助来访者识别自己的情绪和行为反应，以及精神症状的其他后果，增加对这些反应的理解以及它们如何影响适应或非适应性的功能（如，退缩导致孤立和孤独；偏执的指责导致他人的负面反应，从而错误地"证明"妄想）。[EBT]
33. 评估来访者在处理精神症状时所使用的适应与非适应性策略；强化适应性策略。[EBT]

[EBT] 20. 学习和提高对后续精神症状发作的抵抗力。（34—37）

34. 调整认知行为策略，以便来访者重构对精神症状的认知，学习有效的个人和人际交往技能，并制订应对和补偿策略来管理精神病性症状（*Schizophrenia and Other Psychotic Disorders* by Tarrier and Taylor）。[EBT]

35. 允许或鼓励来访者谈论幻觉以及幻觉的频率、强度和意义（或补充《练习手册》中的"你听到和看到了什么？"）；提供另一种现实的世界观。[EBT]

36. 使用教育、示范、角色扮演、强化和其他认知行为方法，教来访者应对和补偿策略，以管理精神病症状（如，平静技术；注意力转移和缩小；现实的自我暗示；症状来源的现实归因；并增加个人和社会活动的适应性）。[EBT]

37. 协助来访者建立最佳的、平衡的日常活动模式，如睡眠、饮食、独处和社交活动、锻炼；使用和复习表格来安排、评估和修改这些活动，使它们以一种有益的、可预测的日常方式出现（或补充《练习手册》中的"睡眠模式记录"或"确定和安排愉快的活动"）。[EBT]

[EBT] 21. 识别并改变干扰康复的自我对话和信念。（38—40）

38. 使用认知治疗技术探索导致妄想思维的有偏见的自我对话和信念；协助来访者识别和挑战偏见，生成纠正偏见的替代评估，建立信心，并提高适应能力（*Cognitive Therapy of Schizophrenia* by Kingdon and Turkington）。[EBT]

39. 给来访者布置家庭作业练习，让他们识别有偏见的自我对话，创造基于现实的替代方案，并在经验中测试它们；回顾和巩固成功，为促进持续的、积极的改变提供纠正性反馈（或补充《练习手册》中的"记录并替换自我贬低的想法"）。[EBT]

40. 使用元认知治疗方法，检查来访者"对思维的思考"（对精神病经历的意义以及对反应和不反应的想

EBT 22. 表达对学习新技能和提高社交技能的需要的理解。（41）

EBT 23. 参与以提高社会效益为重点的个人或团体治疗。（42）

EBT 24. 阅读治疗师推荐的有关社交技能训练的书籍或手册。（43）

EBT 25. 练习和加强在治疗中所学的技能。（44）

26. 学习一种不加评判、接受经验的方法，并为实现个人有意义的目标而行动。（45）

EBT 27. 参加心理治疗，练习心理任务，学习改善心理、情绪和社会功能的策略。（46）

法），开发一个更具适应性的计划，基于对经历的新的、规范化的、威胁性较小的元认知评估（*Treating Complex Cases: The Cognitive Behavioural Therapy Approach* by Tarrier, Wells, and Haddock）。EBT

41. 为社交技能训练提供理论依据，说明改善社交互动和减少消极社交行为的益处（*Social Skills Training for Schizophrenia* by Bellack et al.）。EBT

42. 提供或转介来访者接受个人或团体社交技能培训，这些培训采用认知行为策略（如，教育、示范、角色扮演、练习、强化和泛化），教授来访者相关社交技能（如，对话、自信、冲突解决），以提高他们获得和维持社交关系的能力（或补充《练习手册》中的"恢复社交舒适感"）。EBT

43. 使用与所教授的治疗技能相一致的书籍或治疗手册中规定的阅读作业，促进这些技能的获得（*Your Perfect Right* by Alberti and Emmons for assertiveness skills; *Conversationally Speaking* by Garner for conversational skills）。EBT

44. 在治疗中和治疗间，让来访者练习新技能、现实检验和挑战非适应性的信念，并巩固适应功能和症状管理的新方法；回顾；强化积极的改变；解决问题以巩固来访者的技能。EBT

45. 使用基于接纳的行为治疗的技术，包括关于精神病的心理教育、放松和正念技术以及扩大当下觉察的正念行动；鼓励接受而不是判断，并避免内在体验；在对个人重要的领域促进行动（*Learning ACT* by Luoma, Hayes, and Walser）。

46. 为来访者提供或转介认知矫正/神经认知治疗项目，使用反复练习认知任务和/或策略训练来康复认知功能，和/或教授认知障碍的补偿策略，并改善认知、情绪和社会功能（*Cognitive Remediation Therapy for*

EBT 28. 参加培训计划以建立工作技能。（47）

29. 表达对精神疾病的接纳和参与康复的意愿，减少病耻感。（48）

30. 参加其他严重精神疾病来访者的支持团体。（49）

一._____

_____

47. 转介来访者参与就业计划项目，以培养职业技能，改善整体功能和生活质量（*A Working Life for People with Severe Mental Illness* by Becker and Drake）。EBT

48. 鼓励来访者表达接纳精神疾病及参与康复的感受；强化思想和行动，以加强来访者在康复过程中的参与。

49. 将来访者转介到精神疾病的支持团体，帮助巩固新的康复方法，并获得社会支持。

一._____

_____

(上文续：*Schizophrenia* by Wykes and Reeder）。EBT

诊断建议

ICD-10-CM	DSM-5 障碍、状况或问题
F22	妄想障碍
F23	短暂精神病性障碍
F20.9	精神分裂症
F25.0	分裂情感性障碍，双相型
F25.1	分裂情感性障碍，抑郁型
F20.40*	精神分裂症样障碍
F31.xx	双相Ⅰ型障碍
F31.81	双相Ⅱ型障碍
F32.x	重性抑郁障碍，单次发作
F33.x	重性抑郁障碍，反复发作
F07.0	由于其他躯体疾病所致的人格改变
F28	其他特定的精神分裂症谱系及其他精神病性障碍
F29	未特定的精神分裂症谱系及其他精神病性障碍

_____

* 根据 DSM-5 中文版，"精神分裂症样障碍"对应的编码是 F20.81。——译者注

36 性虐待受害者

问题定义

1. 能被重要他人证实的童年期不当性接触的模糊记忆。
2. 能清晰、详细自诉的被性侵的记忆。
3. 无法回忆童年时光。
4. 难以和他人建立亲密关系。
5. 无法享受与亲密伴侣的性接触。
6. 当与近亲接触时，感到莫名的生气、暴怒或恐惧。
7. 频繁性滥交的模式或将关系性化。

—．_____
_____

长期目标

1. 通过提升建立亲密关系的能力，帮助解决性虐待的问题。
2. 在性虐待治疗的初始阶段，能够享受适当的性接触。
3. 通过成功解决与性虐待相关的问题，帮助来访者理解和控制情绪。
4. 能够面对并接纳性虐待的事实，并停止不适当的性化关系的行为。
5. 确定是否发生过性虐待。
6. 从性虐待受害者向性虐待幸存者的角色转变。

—．_____
_____

36 性虐待受害者 | 273

短期目标	治疗性干预
[EBT] 1. 与治疗师共同努力实现商定的治疗目标，同时在舒适和信任的基础上尽可能保持开放和坦诚。（1—2）	1. 与来访者建立融洽的关系，以达成牢固的治疗联盟；传达关怀、支持、温暖和共情；提供非评判性的支持，并与来访者建立一定程度的信任，让他们感到安全，从而可以讨论性虐待及其对生活的影响。[EBT]
	2. 强化治疗过程中强大的关系因素，通过特别关注这些经验支持的因素来培养治疗联盟：在治疗过程中与来访者协同工作；就治疗的目标和期望达成一致；面对来访者的感受和挣扎，表现出一致的共情；用语言表达对来访者的积极关注和肯定；收集来访者对自己的治疗进展的看法，并提供反馈。[EBT]
2. 了解性虐待的性质、频率和持续时间。（3—4）	3. 温和地了解来访者性虐待的经历，不要过早询问非必要的细节。
	4. 请来访者画出他们从小居住的房屋的示意图，并标注出每个家庭成员睡觉的地方。
[EBT] 3. 探讨因性虐待导致的情绪问题。（5）	5. 如果有性虐待经历的来访者目前表现出某种临床综合征，就需要评估是否存在继发于性虐待的心理问题（如，PTSD、抑郁症等），并对该心理问题开展或转介开展专业干预（见本书"34 创伤后应激障碍"或"12 抑郁——单相"章节）。[EBT]
4. 了解所有可能导致性虐待并使其治疗复杂化的物质滥用史。（6）	6. 安排物质滥用评估，如有必要，转介治疗（见本书"41 物质使用"章节）。
5. 提供行为、情绪、态度等信息，以评估与DSM诊断、疗效、治疗关系相关的指标。（7—10）	7. 评估来访者对"呈现的问题"的自知力水平（协调与不协调）（如，对"所描述的行为"的问题性质表现出良好的自知力，认可他人的关心，并有动力改变；或对"问题"表现出矛盾心理，不愿关注问题解决；或对承认"问题"表现出抗拒和不关心，也缺乏改变的动机）。
	8. 评估是否存在现有研究证明会引起类似症状的障碍（如，对立违抗行为伴ADHD、继发于焦虑障碍的

抑郁)的证据,(如果合适)也考虑自杀易感性(如,当共病的抑郁症状明显时,自杀风险会增加)。

9. 评估所有有助于解释来访者当前的"问题行为"的年龄、性别、文化议题,并考虑可以帮助理解来访者行为的其他因素。

10. 评估来访者功能受损的严重程度,以确定合适的照护水平(如,行为在社会、关系、工作或职业活动中造成了轻度、中度、严重或非常严重的损害);持续评估损害的严重程度以及治疗效果(如,没有那么严重,但仍存在轻度或中度的损害)。

6. 确定一个由关键人物组成的社会支持系统,他们将在解决性虐待的相关问题时鼓励和帮助来访者。(11—12)

11. 帮助来访者找到身边可以理解自己的资源,并鼓励来访者获得他们的支持。

12. 鼓励来访者参加由性虐待幸存者组成的支持性团体。

7. 增加来访者对性虐待及影响的了解。(13—14)

13. 让来访者阅读与性虐待有关的书籍,并理解其中的重要内容(*The Courage to Heal* by Bass and Davis; *Betrayal of Innocence* by Forward and Buck; *Outgrowing the Pain* by Gil; or *Reclaiming Your Life After Rape: Cognitive-Behavioral Therapy for Posttraumatic Stress Disorder—Client Workbook* by Rothbaum and Foa);处理关键概念。

14. 让来访者阅读并开展书面练习(*Healing the Trauma of Abuse: A Women's Workbook* by Copeland and Harris)。

8. 识别并表达与性虐待相关的感受。(15—16)

15. 探索、鼓励和支持来访者表达和识别与性虐待相关的感受("Your Feelings and Beyond" from the *Adolescent Psychotherapy Homework Planner* by Jongsma, Peterson, and McInnis)。

16. 帮助来访者卸下要对性虐待负责的羞耻和尴尬感,鼓励来访者坦诚地谈论性虐待("My Story" from the *Adolescent Psychotherapy Homework Planner* by Jongsma, Peterson, and McInnis)。

9. 通过让不涉及性虐待的重要家庭成员了解相关事件，降低性虐待在家庭中的秘密感。（17—19）

10. 解释性虐待经历怎样成为打破边界的家庭模式的一部分。（20）

11. 描述性虐待对生活造成的影响。（21—22）

12. 澄清有关性虐待的记忆内容。（23—24）

13. 减少关于感到羞耻、要对性虐待负责，或者自己是受害者这样的自我陈述，增加反映自我赋能的陈述。（25—28）

17. 引导来访者与性虐待有关的关键人物（如，犯罪者、兄弟姐妹、父母）进行空椅对话练习，让来访者说出他们经历的性虐待及影响。

18. 进行一次联合治疗，让来访者告诉伴侣有关性虐待的情况。

19. 与来访者进行一次家庭治疗，鼓励和支持他们向父母说出性虐待的经历（"Denial Within the Family" from the *Adolescent Psychotherapy Homework Planner* by Jongsma, Peterson, and McInnis）。

20. 与来访者一起绘制家谱图，通过身体接触或言语暗示的方式，帮助来访者阐明与性和亲密关系相关的打破边界的重要家庭模式。

21. 请来访者写一份性虐待对生活造成的影响的清单，并一起讨论这些内容（或补充《练习手册》中的"创伤如何影响我？"）。

22. 与来访者一起绘制与性虐待相关的症状发展线。

23. 转介或开展催眠治疗，进一步揭示或澄清性虐待的性质和程度。

24. 通过记日记、讨论和思考这些事件，帮助来访者回忆性虐待的具体情况（或补充《练习手册》中的"描绘虐待发生的地方"或"描述创伤"）。提醒来访者不要根据书籍、视频或戏剧材料粉饰事件，并且要非常小心，不要让来访者只是确认治疗师假设的想法。

25. 让来访者阅读有关克服羞耻的书籍，并理解其中重要的内容（*Healing the Shame That Binds You* by Bradshaw; *Facing Shame* by Fossum and Mason）。

26. 鼓励、支持和帮助来访者识别、表达并处理负罪感，这种负罪感可能与身体快感、情感满足或对性虐待事件负责相关。

27. 与来访者一起面对和处理所有反映出对虐待承担责

14. 识别原谅所有与性虐待有关的人会给自己带来哪些好处。（29—31）

15. 表达对施虐者和相关的感受，包括施虐发生时和目前的影响。（32—34）

16. 提高对自己、施虐者和其他与性虐待事件有关的人的宽恕程度。（35）

17. 通过更多的社交行为和更高的亲密容忍程度，提高对他人的信任。（36—37）

18. 表现出更强的能够接受和主动与他人进行适当身体接触的能力。（38—39）

任或暗示自己是受害者的陈述；通过解决问题和对虐待释怀，帮助来访者感受到自我赋能的力量。

28. 让来访者完成成本-收益练习（*Ten Days to Self-Esteem* by Burns），或类似的关于作为受害者还是幸存者、坚持怨恨还是宽恕的练习；处理来访者完成的练习。

29. 阅读并理解一个关于童年时被虐待的来访者故事（*Stories for the Third Ear* by Wallas titled "The Seedling"）。

30. 帮助来访者移除障碍，这些障碍可能阻止了他们发现通过宽恕性虐待的责任人，能给自己带来的获益。

31. 推荐来访者阅读相关材料（*Forgive and Forget* by Smedes）；并在阅读之后一起讨论书中的内容。

32. 让来访者写一封对性虐待施虐者表达愤怒的信，并在治疗中讨论这封信的内容。

33. 通过处理性虐待事件带来的感受和角色扮演练习，帮助来访者做好与施虐者会面的准备。

34. 举行一次联合会谈，让来访者面对施虐者；之后，帮助他们处理与性虐待经历相关的感受和想法。

35. 让来访者写一封谅解信和/或完成宽恕练习（或补充《练习手册》中的"致施虐者的谴责信和宽恕信"）。

36. 教来访者运用共享检查的方法在关系中建立信任（如，开始只分享一点点关于自己的信息，之后检验分享的部分是否得到尊重、友好和保密的对待；随着信任感的确认，更加自由地分享自己的信息）。

37. 运用角色扮演和示范的方法，指导来访者如何建立合理的个人边界，既不太模糊，也不过度封闭。

38. 鼓励来访者尝试适当的肢体接触，帮助他们界定合适的程度。

39. 让来访者每周执行一两次适当的肢体接触练习或活

19. 确认自己是性虐待的幸存者。（40—41）

40. 强化将自己视为幸存者而不是受害者的好处，并努力消除过程中的障碍（或补充《练习手册》中的"从受害者变为幸存者"）。

动（如，给伴侣按摩背部，接受专业的按摩，拥抱某个朋友等）。

41. 在来访者认为自己是幸存者时，给予肯定的强化。

—.＿＿＿＿＿＿＿＿＿＿＿＿＿＿＿＿

—.＿＿＿＿＿＿＿＿＿＿＿＿＿＿＿＿

诊断建议

ICD-10-CM	DSM-5 障碍、状况或问题
F10.20	酒精使用障碍，中度或重度
F34.1	持续性抑郁障碍（心境恶劣）
F32.x	重性抑郁障碍，单次发作
F33.x	重性抑郁障碍，反复发作
F41.1	广泛性焦虑障碍
F44.81	分离性身份障碍
F44.89	其他特定的分离障碍
F44.9	未特定的分离障碍
T74.22XA	儿童性虐待，已确认，初诊
T74.22XD	儿童性虐待，已确认，复诊
T74.21XA	配偶或伴侣性暴力，已确认，初诊
T74.21XD	配偶或伴侣性暴力，已确认，复诊
T74.21XA	成人的非配偶或非伴侣性虐待，已确认，初诊
T74.21XD	成人的非配偶或非伴侣性虐待，已确认，复诊
F60.6	回避型人格障碍
F60.7	依赖型人格障碍

37 睡眠失调

问题定义

1. 入睡困难。
2. 睡眠维持困难。
3. 虽然睡眠充足,但醒后感觉没有恢复精神或休息充分。
4. 白天嗜睡或者在白天容易睡着。
5. 由于正常睡眠-觉醒时间的颠倒而引起失眠或嗜睡。
6. 报告因反复醒来而感到痛苦,可详细回忆出极其可怕的梦,涉及自我威胁。
7. 经历过突然惊醒,伴随着惊恐的尖叫,感受到强烈的焦虑和自主神经兴奋,没有详细的梦境回忆,困惑或迷失方向。
8. 部分人报告反复出现梦游并伴随失忆。

—._____
_____

长期目标

1. 恢复安宁的睡眠模式。
2. 在清醒的时候感到神清气爽、精力充沛。
3. 停止做会让人醒来的焦虑的梦。
4. 不再从恐惧中突然惊醒,恢复平静、安宁的睡眠模式。
5. 恢复安宁的睡眠,减少梦游。

—._____
_____

短期目标	治疗性干预
[EBT] 1. 与治疗师共同努力实现商定的治疗目标，同时在舒适和信任的基础上尽可能保持开放和坦诚。（1—2）	1. 与来访者建立融洽的关系，以达成牢固的治疗联盟；传达关怀、支持、温暖和共情；提供非评判性的支持，并与来访者建立一定程度的信任，让他们感到安全，从而可以讨论睡眠问题及其对生活的影响。[EBT]
	2. 强化治疗过程中强大的关系因素，通过特别关注这些经验支持的因素来培养治疗联盟：在治疗过程中与来访者协同工作；就治疗的目标和期望达成一致；面对来访者的感受和挣扎，表现出一致的共情；用语言表达对来访者的积极关注和肯定；收集来访者对自己的治疗进展的看法，并提供反馈。[EBT]
2. 描述过去的睡眠模式和细节。（3—4）	3. 评估来访者过去的睡眠，包括睡眠模式、睡前习惯、床上相关活动、醒着时的活动水平、营养习惯（包括兴奋剂的使用）、午睡情况、实际睡眠时间、清醒与睡眠的时间节律以及相关的想法和感受。
	4. 布置来访者记录睡眠模式、压力源、想法、感受和与上床有关的活动以及其他可能与睡眠问题相关的特定因素。处理上述信息，评估来访者的睡眠-觉醒周期的细节。
3. 讨论来访者的物质滥用或物质使用史。（5）	5. 评估来访者的物质或物质滥用对睡眠障碍的影响，如有需要，将来访者转介接受物质依赖治疗（见本书"41 物质使用"章节）。
4. 表达抑郁或焦虑的感受，分享可能的原因。（6）	6. 评估抑郁或焦虑对来访者的睡眠障碍的作用（见本书"12 抑郁——单相"或"3 焦虑"章节）。
5. 提供行为、情绪、态度等信息，以评估与DSM诊断、疗效、治疗关系相关的指标。（7—10）	7. 评估来访者对"呈现的问题"的自知力水平（协调与不协调）（如，对"所描述的行为"的问题性质表现出良好的自知力，认可他人的关心，并有动力改变；或对"问题"表现出矛盾心理，不愿关注问题解决；或对承认"问题"表现出抗拒和不关心，也缺乏改变的动机）。

EBT	6. 定期对来访者开展医学/药物评估，以评估药物和其他物质对睡眠障碍的可能影响以及对精神药物的需求。(11)
EBT	7. 按处方服用精神药物，评估对来访者睡眠的影响。(12)
EBT	8. 表述对正常睡眠、睡眠障碍及其治疗的理解。(13—15)

8. 评估是否存在现有研究证明会引起类似症状的障碍（如，对立违抗行为伴ADHD、继发于焦虑障碍的抑郁）的证据，（如果合适）也考虑自杀易感性（如，当共病的抑郁症状明显时，自杀风险会增加）。

9. 评估所有有助于解释来访者当前的"问题行为"的年龄、性别、文化议题，并考虑可以帮助理解来访者行为的其他因素。

10. 评估来访者功能受损的严重程度，以确定合适的照护水平（如，行为在社会、关系、工作或职业活动中造成了轻度、中度、严重或非常严重的损害）；持续评估损害的严重程度以及治疗效果（如，没有那么严重，但仍存在轻度或中度的损害）。

11. 将来访者转介给医生，排除药物或其他物质引起的睡眠障碍，并考虑睡眠实验室研究和/或精神药物处方的需要。EBT

12. 监督来访者对精神药物治疗的依从性、药物的有效性和副作用；必要时咨询医生。EBT

13. 为来访者提供基本的睡眠健康教育（如，正常的睡眠时长、睡眠变化、入睡时间和半夜觉醒；推荐相关书籍（*The Insomnia Workbook* by Silberman）；帮助来访者了解"异常"睡眠模式的确切性质。EBT

14. 向来访者阐释治疗的基本原理，解释认知、情感、生理和行为因素对睡眠的影响（"Treatment of Sleep Disturbance" by Kaplan and Harvey）。EBT

15. 要求来访者阅读与治疗方法一致的材料，作为治疗辅助（*Overcoming Insomnia* by Edinger and Carney; *Say Good Night to Insomnia* by Jacobs; *The Harvard Medical School Guide to a Good Night's Sleep* by Epstein and Mardon）。EBT

| EBT | 9. 学习并在睡前使用平静技术。（16—17） | 16. 教授来访者平静和集中注意力的技术，如渐进式肌肉放松、自生训练*（autogenic training）、引导想象或者缓慢的腹式呼吸（或补充《练习手册》中的"深呼吸练习"；"Progressive Muscle Relaxation" in the *Adolescent Psychotherapy Homework Planner* by Jongsma, Peterson, and McInnis）；教来访者如何在就寝时间运用这些技术促进放松和入睡（*No More Sleepless Nights* by Hauri and Linde）。 EBT |

17. 转介或开展生物反馈训练，以培养和加强来访者的放松反应。 EBT

| EBT | 10. 养成良好的睡眠卫生习惯。（18） | 18. 指导来访者进行睡眠卫生实践，如限制过量液体摄入、不要吃辛辣的夜宵或大量晚餐；有规律地锻炼，但不要在睡前三四小时进行；尽量减少或避免咖啡因、酒精、烟草和兴奋剂的摄入（或补充《练习手册》中的"睡眠模式记录"）。 EBT |

| EBT | 11. 学习和实践刺激控制策略，建立稳定的睡眠–觉醒周期。（19—22） | 19. 与来访者讨论刺激控制策略的基本原理，以建立稳定的睡眠–觉醒周期（*Behavioral Treatments for Sleep Disorders* by Perlis, Aloia, and Kuhn）。 EBT |

20. 教授来访者刺激控制技能（如，只有困倦时才躺下睡觉；在床上只睡觉或进行性活动，而不看电视、阅读、听音乐等；如果就寝后不能很快入睡，就起床；困了就躺下；无论睡眠时间或质量如何，每天早上都将闹钟设定在相同的时间；不要在白天打盹）。让来访者坚持执行。 EBT

21. 指导来访者将一些容易导致唤醒和激活的活动从就寝时间改到白天的其他时间段（如，阅读刺激性的内容、回顾当天的事件、为第二天做计划、看令人不安的电视节目）。 EBT

---

* 利用积极思维和心理训练缓解压力。——译者注

[EBT] 12. 学习并实践睡眠限制方法来提高睡眠效率。（23）

[EBT] 13. 识别、挑战并用积极的、现实的、令人安心的自我对话取代导致睡眠障碍的自我对话。（24—25）

[EBT] 14. 理解并执行看似矛盾的指令——保持清醒——作为对抗焦虑干扰睡眠的手段。（26）

[EBT] 15. 学习并应用导致睡眠问题压力的技能。（27）

[EBT] 16. 阐释对治疗失眠的认知行为方法的理解。（28）

22. 监督来访者的睡眠模式以及对刺激控制指示的遵守情况；解决问题，强化成功实践。[EBT]

23. 采用睡眠限制治疗，减少来访者卧床的时间，使之与来访者通常的实际睡眠时间相匹配（如，由8小时减少至5小时），从而导致系统性的睡眠剥夺；定期增长睡眠时间，直到达到最佳睡眠时间。[EBT]

24. 探索来访者的自我对话和信念，这些信念参与调节了对睡眠产生反效果的情绪反应（如，恐惧、对失眠的担忧），挑战这些偏差；帮助来访者用以现实为基础的替代方案取代非适应性认知，从而增加建立良好睡眠模式的可能性（*Insomnia: A Clinical Guide to Assessment and Treatment* by Morin and Espie）。[EBT]

25. 给来访者布置家庭作业练习，确定有针对性的自我对话，并创造基于现实的替代方案（或补充《练习手册》中的"消极想法触发消极情绪"）；回顾并强化成功，解决问题以促进认知重构。[EBT]

26. 解释干预的基本原理，并指定来访者将"保持清醒"作为对抗焦虑对睡眠的干扰的方法；回顾并强化成功，解决障碍以建立良好睡眠周期。[EBT]

27. 使用认知行为技能训练方法［如，指导、隐蔽的示范（想象策略的成功使用）、角色扮演、练习和泛化训练］，教来访者特定的技术（如，平静和应对技术、冲突解决、问题解决），管理与睡眠障碍有关的压力（如，持续存在并导致夜间失眠的人际冲突）；定期回顾，巩固成功，解决问题，促进平时生活中的有效使用（*Insomnia: A Clinical Guide to Assessment and Treatment* by Morin and Espie）。[EBT]

28. 指定来访者阅读有关失眠的认知行为治疗方法的材料（*Overcoming Insomnia* by Edinger and Carney; *Say Good Night to Insomnia* by Jacobs）。[EBT]

17. 设置预定的唤醒程序，以减少夜间被唤醒的频率。（29）	29. 第一次执行预定的唤醒程序时，通常在来访者夜间唤醒、睡眠恐惧或梦游事件发生的惯常时间点的30分钟前，悄悄地、轻柔地唤醒来访者；随着睡眠恐惧的减少，逐步停止唤醒（*When Children Don't Sleep Well* by Durand）。
18. 学习和实践预防复发的措施。（30—34）	30. 与来访者讨论波动和复发的区别，将波动与偶然的、可逆转的陷入旧习惯联系起来，将复发与决定回到维持睡眠障碍风险的旧习惯联系起来（如，不良的睡眠卫生和刺激控制习惯）。
	31. 与来访者确认并演练未来出现症状波动时的管理策略。
	32. 指导来访者经常在日常生活中执行治疗中学习到的策略（如，良好的睡眠卫生和刺激控制习惯），以防止与睡眠障碍有关的旧习惯复发。
	33. 制作一张"应对卡"或其他提醒，记录复发的预防措施以供来访者日后使用。
	34. 安排定期的"维护会谈"以帮助来访者维持治疗效果。
19. 讨论可能影响睡眠的情感创伤经历。（35—36）	35. 探索最近或过去的创伤事件，这些事件可能会影响来访者的睡眠。
	36. 探究来访者是否存在令人不安的梦及其性质，探索这些梦与现在或过去的创伤之间可能存在的关系。
20. 讨论关于放弃控制权的恐惧。（37）	37. 探索来访者对失去控制的恐惧。
21. 揭示可能会导致睡眠障碍的对死亡的恐惧。（38）	38. 探究可能导致来访者睡眠障碍的对死亡的恐惧。
22. 揭露持续令人不安的过去的性虐待事件。（39）	39. 探索来访者可能未透露的性虐待经历（见本书"36 性虐待受害者"章节）。
__._____	__._____

诊断建议

ICD-10-CM	DSM-5 障碍、状况或问题
G47.00	失眠障碍
G47.10*	抽动障碍
G47.xx	昼夜节律睡眠-觉醒障碍
F51.5	梦魇障碍
F51.4	非快速眼动睡眠唤醒障碍，夜惊型
F51.3	非快速眼动睡眠唤醒障碍，睡行型
F43.10	创伤后应激障碍
F32.x	重性抑郁障碍，单次发作
F33.x	重性抑郁障碍，反复发作
F34.1	持续性抑郁障碍

---

* 根据 DSM-5 中文版，编码 G47.10 对应的是"未特定的过度嗜睡障碍"；而"抽动障碍"对应的编码是 F95.x。——译者注

38 社交焦虑

问题定义

1. 在大多数社交场合表现出焦虑、害羞或胆怯的综合模式。
2. 对来自他人的批评或拒绝过于敏感。
3. 除了直系亲属之外，没有亲密的朋友或知己。
4. 一定程度的社交回避。
5. 由于害怕说出或做出愚蠢的事，或害怕自己在他人面前变得情绪化，而回避参与社交活动。
6. 尽力削弱或回避可能导致自己表现出焦虑的场合。
7. 在社交场合出现心跳加速、出汗、口干、肌肉紧张和颤抖。

—._____
_____

长期目标

1. 在没有过度恐惧或焦虑的情况下社交。
2. 在没有过度恐惧或焦虑的情况下参加社交活动。
3. 发展必要的社交技能，提高人际关系质量。
4. 培养建立关系的能力，以巩固康复支持系统。
5. 在独处和社交之间达到个人平衡。

—._____
_____

短期目标	治疗性干预
[EBT] 1. 与治疗师共同努力实现商定的治疗目标，同时在舒适和信任的基础上尽可能保持开放和坦诚。（1—2）	1. 与来访者建立融洽的关系，以达成牢固的治疗联盟；传达关怀、支持、温暖和共情；提供非评判性的支持，并与来访者建立一定程度的信任，让他们感到安全，从而可以讨论社交焦虑及其对生活的影响。[EBT]
	2. 强化治疗过程中强大的关系因素，通过特别关注这些经验支持的因素来培养治疗联盟：在治疗过程中与来访者协同工作；就治疗的目标和期望达成一致；面对来访者的感受和挣扎，表现出一致的共情；用语言表达对来访者的积极关注和肯定；收集来访者对自己的治疗进展的看法，并提供反馈。[EBT]
2. 描述社交恐惧和回避的发展历程及本质。（3）	3. 评估来访者的社交焦虑和回避的历史，包括频率、强度、症状的持续时间、触发因素以及回避的性质和程度；或者补充半结构化访谈（如，焦虑和相关障碍访谈表——成人版）。
3. 完成评估社交焦虑和回避的性质及严重程度的心理测试。（4）	4. 运用社交焦虑量表进一步评估社交恐惧和回避的深度及广度（如，利博维茨社交焦虑量表、社交互动焦虑量表、社交恐惧清单）；在治疗的过程中重复施测来评估治疗的进展。
4. 披露所有可能导致社交焦虑并使治疗复杂化的物质使用史。（5）	5. 安排物质滥用评估，如果评估结果建议，则转介治疗（见本书"41 物质使用"章节）。
5. 提供行为、情绪、态度等信息，以评估与 DSM 诊断、疗效、治疗关系相关的指标。（6—9）	6. 评估来访者对"呈现的问题"的自知力水平（协调与不协调）（如，对"所描述的行为"的问题性质表现出良好的自知力，认可他人的关心，并有动力改变；或对"问题"表现出矛盾心理，不愿关注问题解决；或对承认"问题"表现出抗拒和不关心，也缺乏改变的动机）。
	7. 评估是否存在现有研究证明会引起类似症状的障碍（如，对立违抗行为伴 ADHD、继发于焦虑障碍的抑郁）的证据，（如果合适）也考虑自杀易感性（如，

当共病的抑郁症状明显时，自杀风险会增加）。

8. 评估所有有助于解释来访者当前的"问题行为"的年龄、性别、文化议题，并考虑可以帮助理解来访者行为的其他因素。

9. 评估来访者功能受损的严重程度，以确定合适的照护水平（如，行为在社会、关系、工作或职业活动中造成了轻度、中度、严重或非常严重的损害）；持续评估损害的严重程度以及治疗效果（如，没有那么严重，但仍存在轻度或中度的损害）。

EBT 6. 配合药物评估，评估治疗计划中精神药物的潜在效用。（10）

10. 安排来访者接受药物评估，以评估治疗计划中精神药物的潜在效用（如，选择性 5-羟色胺再摄取抑制剂、β 受体阻滞剂的性能需求）。EBT

EBT 7. 坚持服用处方精神药物。（11）

11. 监测来访者的精神药物处方依从性、药物的副作用和总体有效性；必要时咨询医生。EBT

EBT 8. 参加针对社交焦虑的个人或团体治疗。（12）

12. 单独治疗或将来访者转介至小型（封闭式）认知行为团体以治疗社交焦虑（*Managing Social Anxiety* by Hope et al.; *Cognitive Behavioral Therapy for Social Anxiety* by Hofmann and Otto）。EBT

EBT 9. 准确理解社交焦虑和回避的恶性循环。（13—14）

13. 讨论认知偏见是如何引发社交焦虑的，这些偏见高估了他人负面评价的可能性和严重性，低估了自我价值、令人痛苦，并经常导致不必要的回避。EBT

14. 安排来访者阅读有关社交焦虑的书籍或治疗手册中的心理教育章节，这些章节解释了社交焦虑和回避的循环以及认知行为治疗的基本原理（*Overcoming Social Anxiety and Shyness* by Butler; *The Shyness and Social Anxiety Workbook* by Antony and Swinson; *Managing Social Anxiety* by Hope, Heimberg, and Turk）。EBT

EBT 10. 描述对社交焦虑的认知行为治疗原理的理解。（15）

15. 讨论基于认知行为原则的治疗方法如何针对来访者的恐惧和回避，减少习得的恐惧，建立新的社交技

EBT 11. 学习并执行面对焦虑时的平静及应对策略，管理社交焦虑期间出现的焦虑症状，让来访者达到更放松的状态。（16）

EBT 12. 学习并执行注意力集中技能，以便在社交场合使用。（17—18）

EBT 13. 学习和运用社交技能来减少焦虑，在社交互动中建立自信。（19—21）

能，现实检验焦虑的想法，增加来访者的信心和社会效力。EBT

16. 教授并要求来访者练习放松和集中注意力的技能（如，保持对外部和行为目标的专注，肌肉放松，节奏均匀的腹式呼吸，理解焦虑的起伏），以管理社交焦虑症状并保持更轻松的生活方式（或补充《练习手册》中的"深呼吸练习"；"Progressive Muscle Relaxation" in the *Adolescent Psychotherapy Homework Planner* by Jongsma, Peterson, and McInnis）；回顾、强化成功经验；为了更有效地使用技能，为来访者提供纠正性反馈。EBT

17. 为了对抗内部注意力集中对社交焦虑指标的焦虑激发效应，在会话任务集中训练中解释基本原理、教授和练习，让来访者练习关注外部和环境的中性元素（如，听声音、听录音、发现视频或图片的元素）；布置家庭作业，将技能运用到社会互动和需要表现的场合中。EBT

18. 讨论选择性注意和对社交线索的误解在引发社交焦虑中的作用；制订和执行计划，以更现实和可接受的方式关注和解释社交线索。EBT

19. 使用指导、示范和角色扮演来发展来访者的总体社交和/或沟通技能（*Managing Social Anxiety* by Hope et al.; or supplement with "Developing Conversational Skills" in the *Adolescent Psychotherapy Homework Planner* by Jongsma, Peterson, and McInnis）。EBT

20. 记录并使用视频反馈，帮助来访者发展社交技能，对抗关于社交表现的错误信念，并建立自信和积极的自我概念。EBT

21. 安排来访者阅读建立社交技能的书籍或治疗手册中有关社交和/或自信沟通的内容（*Your Perfect Right* by Alberti and Emmons; *Conversationally Speaking*

[EBT] 14. 参与行为实验/暴露在治疗内外令人恐惧的社会环境中。(22—24)

by Garner; or supplement with "Becoming Assertive" or "Restoring Socialization Comfort" in the *Adult Psychotherapy Homework Planner* by Jongsma)。[EBT]

22. 指导并协助来访者构建与恐惧反应相关的焦虑诱发情境等级，以及来访者用于回避无抑制社交的安全行为的等级。[EBT]

23. 选择最有可能成功的初始刺激开展现场或角色扮演暴露；以逐步消除安全行为为目标（如，眼神交流、对他人做出更明确的反应）；在暴露期间和/或暴露后进行认知重构，使用行为策略（如，示范、演练、社会强化）促进等级列表的递进（*Managing Social Anxiety* by Hope et al.）。[EBT]

24. 给来访者布置家庭作业练习，开展行为实验/暴露练习并记录反应（或补充《练习手册》中的"逐步降低恐惧症的恐惧"；*The Shyness and Social Anxiety Workbook* by Antony and Swinson）；回顾和强化成功，解决问题，实现持续改进。[EBT]

[EBT] 15. 执行预防复发的策略，以管理未来可能出现的焦虑症状。(25—28)

25. 与来访者讨论焦虑波动和复发之间的区别，将波动与症状、恐惧或避免冲动的初始和可逆的返回联系起来，并将复发与决定返回恐惧和回避的模式联系起来。[EBT]

26. 确定并与来访者一起演练如何应对未来情况或可能发生波动的情况。[EBT]

27. 指导来访者在建立社会互动和关系时，经常使用在治疗中学习到的策略（如，使用认知重构、社交技能和暴露）。[EBT]

28. 制作一张"应对卡"，记录应对策略和其他重要信息（如，"放慢你的呼吸""关注手头的任务""你可以处理它"和"它会消失"），供来访者日后使用。[EBT]

16. 参与基于接纳和正念的社交焦虑治疗。（29—32）

29. 使用接纳承诺疗法（ACT）和正念减压治疗的方法，帮助来访者接纳并开放性地体验焦虑的想法和感受，而不过度影响，转移注意力、投入时间和精力到与确定的、对个人有意义的价值观一致的活动中（*Acceptance and Commitment Therapy for Anxiety Disorders* by Eifert, Forsyth, and Hayes）。

30. 教授来访者正念冥想的技术，帮助来访者将注意力从评价性和批判性的认知转变为对当前的接纳，认识到与社交焦虑相关的消极思维过程，通过接纳基于现实的想法、图像和冲动，改变自己与这些想法的关系，观察但不对不符合现实的心理现象做出反应［*Guided Mindfulness Meditation* (Audio CD Series) by Kabat-Zinn］。

31. 给来访者布置家庭作业，让他们练习正念、冥想和 ACT 的课程，并试着将这些方法融入自己的日常生活。

32. 安排来访者阅读与正念和 ACT 方法一致的书籍，作为治疗的补充（*The Mindfulness and Acceptance Workbook for Anxiety* by Forsyth and Eifert）。

17. 识别生活中过去和现在的重要人物，并描述与这些人物之间关系的好坏。（33）

33. 从评估来访者过去和现在重要关系的"人际关系清单"开始，开展人际心理治疗；通过一个案例，将来访者的社交焦虑与未解决的哀伤、人际冲突、角色转换和/或人际隔阂联系起来（*The Guide to Interpersonal Psychotherapy* by Weissman, et al.）。

18. 描述并展示对来访者当前人际关系问题的理解和解决方法。（34—37）

34. 对于丧失亲密关系的哀伤，协助进行哀悼，并逐步帮助来访者发现新的活动和关系，以弥补丧失的关系。

35. 对于人际冲突，帮助来访者探索关系、冲突的性质、是否已经陷入僵局以及可用的解决方案，包括学习和实践冲突解决技能；如果关系陷入僵局，考虑如何改变僵局或结束这段关系。

19. 探索过去的经历，这些经历可能是造成目前低自尊和社交焦虑的根源。（38—39）

20. 解决可能影响当前与恐惧和逃避斗争的发展冲突，并采取适当的行动。（40）

21. 从不同的角度重新审视早期记忆中不愉快的社交情境，并以新的方式看待它们。（41—42）

22. 说明用来回避亲密关系的防御机制。（43）

23. 参加后续治疗，以追踪进展、巩固成果、解决问题。（44）

36. 对于角色转换（如，开始或结束关系或职业、搬家、晋升、退休、毕业），帮助来访者悼念失去的旧角色，同时认识到新角色可能的积极和消极方面，并采取措施进入新角色。

37. 对于人际隔阂，帮助来访者发展新的人际关系技能，以强化现有的关系和/或建立新的关系。

38. 探索来访者在儿童时期受到批评、遗弃或虐待的经历，这些经历会助长来访者的自卑和羞耻感，和来访者讨论并处理这些问题。

39. 安排来访者阅读相关材料（*Healing the Shame That Binds You* by Bradshaw and *Facing Shame* by Fossum and Mason），并处理关键想法。

40. 使用关注洞察的方法探索来访者的心理动力冲突（如，羞辱、批评、抛弃、侮辱来访者的他人的内在表征；被压抑的性或攻击性愿望）；处理移情；在治疗期间和治疗结束后，通过个人相关主题，发展新的社会互动方法，降低对过去影响的易感性。

41. 进行意象重新描述，从不同角度对早期记忆进行意象化和讨论，包括当来访者分别作为（脆弱的）儿童和（成熟、有经验的）成人时，并想象一个新的、期望中的结果；更新事件的意义，将过去的意义与现在的意义分开（*Imagery Rescripting as a Therapeutic Technique* by Arntz）。

42. 帮助来访者将新的意义融入当前的情境中，在这些情境中，过去的记忆被激发或影响着当前的反应。

43. 协助来访者确定与他人保持距离并阻止发展信任关系的防御机制；找出降低防御的方法。

44. 在治疗结束后为来访者安排1—3个月的随访或"强化疗程"，以追踪其进展。

—. _____   —. _____
_____   _____

诊断建议

ICD-10-CM	DSM-5 障碍、状况或问题
F40.10	社交焦虑障碍（社交恐惧症）
F34.1	持续性抑郁障碍（心境恶劣）
F32.x	重性抑郁障碍，单次发作
F33.x	重性抑郁障碍，反复发作
F45.22	躯体变形障碍
F60.6	回避型人格障碍
F60.0	偏执型人格障碍
F21	分裂型人格障碍
F60.1	分裂样人格障碍

39 躯体症状 / 疾病焦虑

问题定义

1. 存在一种或多种让人痛苦的躯体症状，并严重扰乱日常生活。
2. 过度关注躯体症状的严重程度。
3. 对躯体症状高度焦虑。
4. 将过多的时间和精力耗费在对躯体症状的关注上。
5. 关注一个或多个身体部位的疼痛，疼痛通常有心理因素，也有医学基础。
6. 不存在或很少出现躯体症状，但对健康状态非常焦虑，并且很容易对个人健康状况感到不安。
7. 在有很少或根本没有医学证据的前提下，担心自己患有或患上某种严重的躯体疾病。
8. 与健康相关的过度行为，例如反复检查自己是否生病、经常看医生等。
9. 因过度恐惧确诊严重的疾病而回避看医生。
10. 抱怨一种或多种没有器质性基础的躯体问题（通常很模糊），导致日常生活功能受损程度超过预期。

—. _____
_____

长期目标

1. 降低对躯体不适的抱怨频率，提高独立行使功能的水平。
2. 接受躯体症状的存在，但不至于严重到影响日常功能。
3. 减少关注痛苦的表达，同时增加有效的活动。
4. 接受自己是相对健康的，没有已知的重大疾病或缺陷，同时停止关注躯体健康或轻微症状。

5. 通过建立适当的压力管理应对机制来改善躯体功能。

一. _____

短期目标	治疗性干预
[EBT] 1. 与治疗师共同努力实现商定的治疗目标，同时在舒适和信任的基础上尽可能保持开放和坦诚。（1—2）	1. 与来访者建立融洽的关系，以达成牢固的治疗联盟；传达关怀、支持、温暖和共情；提供非评判性的支持，并与来访者建立一定程度的信任，让他们感到安全，从而可以讨论躯体问题及其对生活的影响。[EBT]
	2. 强化治疗过程中强大的关系因素，通过特别关注这些经验支持的因素来培养治疗联盟：在治疗过程中与来访者协同工作；就治疗的目标和期望达成一致；面对来访者的感受和挣扎，表现出一致的共情；用语言表达对来访者的积极关注和肯定；收集来访者对自己的治疗进展的看法，并提供反馈。[EBT]
2. 描述对健康的担心和／或有关身体的负性感受，以及感知到的身体异常会带来的恐惧后果。（3—4）	3. 在整个治疗过程中，不要忽略或轻视来访者对健康相关问题的主诉，同时推进心理社会治疗方法，培养有效的关系。
	4. 评估来访者的主诉病史，包括症状、恐惧、对功能的影响、压力源以及治疗目标。
3. 完成心理测验，评估目前问题的深度和广度。（5）	5. 根据目前的主诉开展测验，评估其性质和严重程度［如，怀特利量表（Whiteley Index）、健康焦虑相关疾病态度量表（Illness Attitude Scale for Health Anxiety）］，与来访者讨论结果，并在需要时重测以评估治疗进展。
4. 披露所有可能导致躯体化障碍或者使治疗复杂化的物质使用史。（6）	6. 安排物质滥用相关评估，如果评估结果建议，则转介来访者接受治疗（见本书"41 物质使用"章节）。

39 躯体症状/疾病焦虑 | 295

5. 提供行为、情绪、态度等信息，以评估与 DSM 诊断、疗效、治疗关系相关的指标。（7—10）

7. 评估来访者对"呈现的问题"的自知力水平（协调与不协调）（如，对"所描述的行为"的问题性质表现出良好的自知力，认可他人的关心，并有动力改变；或对"问题"表现出矛盾心理，不愿关注问题解决；或对承认"问题"表现出抗拒和不关心，也缺乏改变的动机）。

8. 评估是否存在现有研究证明会引起类似症状的障碍（如，对立违抗行为伴 ADHD、继发于焦虑障碍的抑郁）的证据，（如果合适）也考虑自杀易感性（如，当共病的抑郁症状明显时，自杀风险会增加）。

9. 评估所有有助于解释来访者当前的"问题行为"的年龄、性别、文化议题，并考虑可以帮助理解来访者行为的其他因素。

10. 评估来访者功能受损的严重程度，以确定合适的照护水平（如，行为在社会、关系、工作或职业活动中造成了轻度、中度、严重或非常严重的损害）；持续评估损害的严重程度以及治疗效果（如，没有那么严重，但仍存在轻度或中度的损害）。

[EBT] 6. 配合完成医学评估，评估躯体症状问题。（11）

11. 安排来访者接受医学评估；咨询评估人员，了解来访者的躯体症状及严重程度；保留检查结果，当来访者在治疗中对症状及严重程度出现恐惧时，可用于回顾。[EBT]

[EBT] 7. 配合医生完成精神药物治疗的评估。（12）

12. 安排来访者接受医生的药物评估，开具精神药物处方（如，选择性 5-羟色胺再摄取抑制剂）。[EBT]

[EBT] 8. 坚持服用精神药物。（13）

13. 监督来访者的服药依从性、药物的副作用及疗效，必要时咨询医生。[EBT]

[EBT] 9. 参与个体或团体认知行为治疗。（14）

14. 使用认知行为/压力免疫训练帮助来访者概念化压力与躯体症状之间的关系，学习并应用特定的技能（如，平静和应对技能、沟通、问题解决、暴露）来管理压力源、减少恐惧、克服回避，并通过

|EBT| 10. 描述对治疗原理的理解。（15）

|EBT| 11. 识别有偏见的、恐惧的自我对话，并用现实的、接纳的自我对话和信念取代它们。（16—17）

|EBT| 12. 讨论当前可能影响身体不适的压力。（18）

|EBT| 13. 参与针对外部和/或内部恐惧线索的重复想象和/或现场暴露训练。（19—21）

问题-聚焦应对提升对当下的适应（*Psychological Treatment of Health Anxiety and Hypochondriasis* by Abramowitz and Braddock; *Treating Health Anxiety* by Taylor and Asmundson）。|EBT|

15. 在对来访者的防御保持敏感的情况下，进行心理教育，让他们了解对"躯体噪音"过度警惕、对感觉的威胁性想法的影响、有偏见的恐惧和非必要的安全行为（如，过度医疗、寻求保证等）对障碍持续的作用，并解释行为改变和执行适当的自我医疗照护行为的理由，让来访者克服恐惧，并建立有关健康实践和关注的信心。|EBT|

16. 使用认知重构技术探究来访者的自我对话和潜在信念，这些信念会影响恐惧以及相关的回避或保证寻求（如，"我从来都不是一个健康的人""这些感觉表明有问题"）；帮助来访者形成新的想法，挑战和纠正偏见（*Psychological Treatment of Health Anxiety and Hypochondriasis* by Abramowitz and Braddock; *Treating Health Anxiety* by Taylor and Asmundson；或补充《练习手册》中的"消极想法触发消极情绪"）。|EBT|

17. 开展行为实验，反复检验认知偏差和替代性信念；回顾并强化成功；解决问题，以促进从恐惧到基于现实的信念和实践的转变。|EBT|

18. 讨论压力如何加剧对躯体症状的关注以及体验，对来访者接受这种表述的意愿和学习个体压力管理技能的理由保持敏感（*Stress Inoculation Training* by Meichenbaum）。|EBT|

19. 评估内部和外部的恐惧诱因（如，害怕的感觉、消息、人、环境）、不易察觉的和明显的安全行为以及其他回避策略（如，试图不引发感受、寻求保证、明显的回避）。|EBT|

20. 指导和协助来访者建立恐惧诱因的等级；逐渐增加来访者对恐惧事物的暴露，同时减少不易察觉的和明显的回避习惯（或补充《练习手册》中的"逐步降低恐惧症的恐惧"）。EBT

21. 选择最可能成功的刺激作为初始暴露；必要时治疗师可以作为榜样，在暴露中和暴露后帮助进行认知重构；必要时纳入反应预防（如，同意不寻求保证；坚持合理的医疗评估安排；焦虑时停止上网咨询）。EBT

EBT 14. 学习和应用平静技术，减少整体焦虑并管理焦虑症状。（22—24）

22. 教来访者平静／放松的技术（如，应用放松、渐进式肌肉放松、线索控制放松、冥想呼吸、生物反馈）以及如何更好地区分紧张和放松（或补充《练习手册》中的"深呼吸练习"；"Progressive Muscle Relaxation" in the *Adolescent Psychotherapy Homework Planner* by Jongsma, Peterson, and McInnis）；教来访者如何在日常生活中应用这些技术。EBT

23. 每次治疗后都给来访者布置家庭作业，要求每天进行放松技术练习，应用放松技术，从无焦虑刺激的环境逐步到焦虑刺激的环境；回顾并强化成功，同时为改善提供纠正性反馈。EBT

24. 安排来访者阅读有关渐进式肌肉放松和其他放松策略的书籍或治疗手册（*The Relaxation and Stress Reduction Workbook* by Davis et al.）。EBT

EBT 15. 学习及应用问题解决策略，有效应对焦虑。（25）

25. 教来访者使用问题解决策略应对焦虑和其他问题。包括明确具体问题，形成解决方案，分析每个方案的优缺点，选择并执行选定的方案，重新评估和完善行动（或补充《练习手册》中的"行动前计划"）。EBT

EBT 16. 完成家庭作业，包括对害怕的外部和／或内部线索进行暴露。（26）

26. 为来访者布置家庭作业，强化治疗中新学到的技能，要求来访者在治疗间隔中反复暴露并记录反应（或补充《练习手册》中的"逐步降低恐惧症的恐惧"）；

EBT 17. 运用"想法暂停"技术打断由焦虑引发的想法和行为。（27—28）

27. 作为应对健康焦虑的综合策略（如，"暂停、思考、行动"）的一部分，教来访者运用"想法暂停"技术来打断焦虑想法：一边对自己默念"停"，一边想象红色交通信号灯，然后想象一个平静的画面。EBT

回顾、强化成功，解决问题，以实现持续有效的应用。EBT

28. 让来访者在治疗间隔每天使用"想法暂停"技术（或补充《练习手册》中的"利用想法暂停技术"）；回顾练习。EBT

EBT 18. 自信并直接地表达想法和感受。（29—31）

29. 使用指导、角色扮演和行为演练，教来访者自信、尊重地表达想法和感受。EBT

30. 训练来访者的自信或转介来访者参加自信训练课程（*Your Perfect Right* by Alberti and Emmons；或补充《练习手册》中的"变得自信"）。EBT

31. 加强来访者的自信，将其作为获取健康需求满足的一种方法，与消极无助或其他间接的沟通形式形成对比。EBT

EBT 19. 学习和应用引导式自我对话，管理创伤相关场景引发的想法、感受和冲动。（32）

32. 教来访者引导式自我对话的流程，在这个过程中，来访者需要学习识别非适应性的自我对话、挑战认知偏差、应对引发的感受、执行目标导向而非情绪导向的行为以及强化成就感；回顾和强化进步、解决有效实施的障碍（*Stress Inoculation Training* by Meichenbaum）。EBT

20. 通过完成规定的阅读内容，了解健康焦虑。（33）

33. 给已经了解焦虑在担心健康中的作用的来访者布置阅读任务，阅读与治疗模型一致的健康焦虑主题的自助书籍（*Stop Worrying About Your Health!* by Zgourides; *Overcoming Health Anxiety* by Owens and Antony）。

EBT 21. 应用维持策略管理未来可能发生的症状波动。（34—37）

34. 与来访者讨论症状波动与复发的区别，将波动与暂时的挫折返回联系起来，将复发与回到具有障碍特征的持续的思维、感受和行为模式联系起来。EBT

35. 与来访者一起找出未来可能发生症状波动的场景和情况，并预演如何管理。EBT

36. 引导来访者习惯使用在治疗中学习到的策略（如，持续暴露于之前恐惧的外部或内部线索），防止症状波动，并陷入之前的内部聚焦模式，包括躯体主诉、自我意识的恐惧和/或回避模式。EBT

37. 定期安排"维持治疗"，帮助来访者保持治疗效果。EBT

22. 讨论生活中导致情绪压力的原因，这些原因是躯体主诉的基础。（38—40）

38. 重新关注来访者从躯体主诉到情感冲突以及有关感受的表达。

39. 探讨来访者情感痛苦的来源——恐惧感、不足、拒绝或虐待。

40. 帮助来访者接受躯体关注与避免面对情感冲突之间的联系。

23. 识别围绕对躯体疾病的过分关注而存在的家庭模式。（41）

41. 探讨来访者的家庭史如何示范和强化了躯体主诉。

24. 表达躯体主诉的继发性获益。（42）

42. 帮助来访者深入了解从躯体疾病、主诉等带来的继发性获益。

25. 参与针对健康/外貌担忧的接纳承诺疗法（ACT）。（43—45）

43. 使用ACT帮助来访者体验和接纳焦虑想法和意象的存在，并避免受到焦虑的过度影响，承诺坚持为已明确的、与个人意义价值相一致的活动付出时间和努力（*Acceptance and Commitment Therapy* by Hayes, Strosahl, and Wilson）。

44. 教来访者正念冥想，帮助来访者认识与躯体化相关的负性想法的形成过程，并通过接受基于现实的想法、意象以及冲动，改变自己与这些负性想法的关系，在此过程中需注意到无现实基础的心理现象，但不要做出反应［*Guided Mindfulness Meditation (Audio CD Series)* by Kabat-Zinn］。

45. 给来访者布置家庭作业，练习在正念冥想和ACT

26. 增加社交和有价值的活动，而非专注于自我和躯体不适。（46—47）

27. 减少躯体主诉、看医生以及对药物的依赖，同时增加自我的言语评估以便正常、有效地生活和工作。（48—49）

28. 承担正常的职业责任和社会责任，不抱怨也不将躯体问题当作借口来退缩回避。（50—51）

29. 预约疼痛门诊并就诊。（52）

—._____

中学到的内容，以便在日常生活中巩固这些方法（*Living Beyond Your Pain* by Dahl and Lundgren）。

46. 帮助来访者制定一份娱乐活动清单，这些活动可以作为奖励并转移对躯体的关注（或补充《练习手册》中的"确定和安排愉快的活动"）。

47. 布置能够转移注意力的活动，这些活动可以让来访者将注意力从自身转向兴趣爱好、社交活动、帮助他人、完成项目，或重返工作（或补充《练习手册》中的"控制对躯体问题的关注"）。

48. 让来访者挑战忍受痛苦并持续承担建立自尊和维持贡献感的责任。

49. 每天设定具体时间，让来访者思考、谈论和记录自己的躯体问题，在这些时间之外，不能关注躯体状况；监督并处理干预的有效性（或补充《练习手册》中的"控制对躯体问题的关注"）。

50. 当来访者不再关注和谈论症状，接受自己的身体是正常的，并完成每日的工作、家庭和社交活动，而且没有任何逃避或借口时，给予积极反馈。

51. 与来访者讨论破坏性的社交影响，包括持续抱怨和/或负性的躯体关注对朋友及家庭关系的影响；要求来访者反思并回忆他人对抱怨的负性反应。

52. 将来访者转介至疼痛门诊学习疼痛管理技能。

—._____

诊断建议

ICD-10-CM	DSM-5 障碍、状况或问题
F45.21	疾病焦虑障碍，寻求服务型
F45.21	疾病焦虑障碍，回避服务型
F45.1	躯体症状障碍

F45.1	躯体症状障碍，主要表现为疼痛
F54	影响其他躯体疾病的心理因素
F34.1	持续性抑郁障碍

40　精神性困惑

问题定义

1. 表达对与更高境界建立更密切关系的渴望。
2. 对更高境界的感觉和态度以恐惧、愤怒和不信任为特征。
3. 表达生活中的空虚或无意义感,仿佛缺少了什么。
4. 消极对待他人和生活。
5. 感到需要更高的精神境界,但由于养育经历不包含相关教育或训练,所以感到不知道该从哪里开始或如何开始。
6. 由于愤怒、伤害和拒绝学习而无法与更高的精神境界联结。
7. 在理解和接受"12步计划"的第二步和第三步上存在困难(很难相信"更高境界")。

—. _____
_____

长期目标

1. 澄清精神性的概念,并传递接近更高境界的自由的信念,将其作为一种支持资源。
2. 增加对更高境界的信任,促进关系的发展。
3. 开始相信一种更高的境界,并把它纳入支持系统。
4. 解决阻碍信仰发展和成长的问题。

—. _____
_____

短期目标	治疗性干预
[EBT] 1. 与治疗师共同努力实现商定的治疗目标，同时在舒适和信任的基础上尽可能保持开放和坦诚。（1—2）	1. 与来访者建立融洽的关系，以达成牢固的治疗联盟；传达关怀、支持、温暖和共情；提供非评判性的支持，并与来访者建立一定程度的信任，让他们感到安全，从而可以讨论精神性问题及其对生活的影响。[EBT]
	2. 强化治疗过程中强大的关系因素，通过特别关注这些经验支持的因素来培养治疗联盟：在治疗过程中与来访者协同工作；就治疗的目标和期望达成一致；面对来访者的感受和挣扎，表现出一致的共情；用语言表达对来访者的积极关注和肯定；收集来访者对自己的治疗进展的看法，并提供反馈。[EBT]
2. 总结自己迄今为止的精神探索或历程中的亮点。（3）	3. 让来访者谈论或写下他们的精神探索或历程的故事（或补充《练习手册》中的"我的精神性历史"）；处理探索中的议题。
3. 描述关于更高境界的信念和感受。（4—6）	4. 让来访者列出与更高境界相关的所有信念；处理这些信念。
	5. 协助来访者处理和澄清对更高境界的感受。
	6. 探究来访者对更高境界的反应的情绪成分（如，恐惧、拒绝、平静、接受、放弃）及原因。
4. 提供行为、情绪、态度等信息，以评估与DSM诊断、疗效、治疗关系相关的指标。（7—10）	7. 评估来访者对"呈现的问题"的自知力水平（协调与不协调）（如，对"所描述的行为"的问题性质表现出良好的自知力，认可他人的关心，并有动力改变；或对"问题"表现出矛盾心理，不愿关注问题解决；或对承认"问题"表现出抗拒和不关心，也缺乏改变的动机）。
	8. 评估是否存在现有研究证明会引起类似症状的障碍（如，对立违抗行为伴ADHD、继发于焦虑障碍的抑郁）的证据，（如果合适）也考虑自杀易感性（如，当共病的抑郁症状明显时，自杀风险会增加）。
	9. 评估所有有助于解释来访者当前的"问题行为"的年龄、性别、文化议题，并考虑可以帮助理解来访者

5. 描述在生命早期对精神性概念的了解，并确定其对当前的影响。（11）	行为的其他因素。

左列（长期目标/短期目标续）：

5. 描述在生命早期对精神性概念的了解，并确定其对当前的影响。（11）
6. 表达对更高境界概念的理解和认识。（12—13）
7. 找出阻碍相信更高境界的具体原因。（14—15）
8. 确定什么是信仰。（16）
9. 用对更高境界的信任取代苛刻和评判。（15、17）
10. 每天尝试与更高境界接触。（18—20）
11. 区分社会信念和感受与对更高精神境界的信念和感受。（21—22）
12. 将过去与信仰有关的负面经历同当前的精神性评估分开。（23—24）

右列（治疗性干预续）：

10. 评估来访者功能受损的严重程度，以确定合适的照护水平（如，行为在社会、关系、工作或职业活动中造成了轻度、中度、严重或非常严重的损害）；持续评估损害的严重程度以及治疗效果（如，没有那么严重，但仍存在轻度或中度的损害）。
11. 回顾来访者早期的生活经历，并探讨这如何影响了当前的观念（或补充《练习手册》中的"精神性发展问卷"）。
12. 让来访者与专业人员讨论精神困扰和问题，并记录反馈。
13. 让来访者阅读资料，以建立对更高境界的概念和了解相关知识。
14. 协助来访者识别阻碍精神性发展的具体问题或障碍。
15. 鼓励来访者阅读有关书籍。
16. 教授来访者关于什么是精神性。
15. 鼓励来访者阅读有关书籍。
17. 强调更高境界的特征是给所有带着悔恨和寻求宽恕的人以爱和仁慈的宽宥。
18. 建议来访者每天冥想和/或祈愿；处理相关体验。
19. 指定来访者每天给更高境界写一篇日记。
20. 鼓励和协助来访者确定和执行每日投入时间或其他仪式，以促进精神成长。
21. 协助来访者将他们的社会信念和感受与对更高精神境界的信念和感受进行比较。
22. 敦促将社会感受和信念与对更高精神境界的感受和信念分开，以允许精神境界的成长和成熟。
23. 协助来访者评估，将其与过去和信仰有关的痛苦情感经历分开。
24. 探索来访者因他人影响而出现的信仰扭曲和批判主义。

13. 表达接受来自更高精神境界的宽恕。（25—26）
14. 找一个受人尊敬、有明显思想深度的人做导师。（27）
15. 参加致力于丰富精神境界的团体。（28—29）
16. 阅读专注于进一步与更高精神境界建立联系的书籍。（30）

__. _____

25. 请来访者阅读相关材料（*The Road Less Traveled* by Peck）；处理宽恕的概念。
26. 探索来访者的羞耻感和罪恶感，这些感觉导致他们在更高精神境界和其他人面前感到自己不值得被尊重。
27. 帮助来访者找到一位导师来指导他们的思想发展。
28. 使来访者认识到可以提升精神境界的机会（如，学习小组、同伴小组）；处理他们决定追求精神充实的经历。
29. 建议来访者参加思维静修，并向治疗师报告体验以及从体验中获得了什么。
30. 让来访者阅读书籍来培养精神境界。

__. _____

诊断建议

ICD-10-CM	DSM-5 障碍、状况或问题
Z65.8	宗教或信仰问题
F34.1	持续性抑郁障碍（心境恶劣）
F32.9	未特定的抑郁障碍
F32.8	其他特定的抑郁障碍
F41.8	其他特定的焦虑障碍
F41.9	未特定的焦虑障碍
F32.x	重性抑郁障碍，单次发作
F33.x	重性抑郁障碍，反复发作

41　物质使用

问题定义

1. 持续使用酒精或其他改变情绪的物质，直到兴奋、醉酒或昏迷。
2. 开始使用改变情绪的物质后，就无法停止或减少使用，尽管表达了这样的愿望，甚至持续使用带来了负性后果，也无法停止。
3. 血液检验结果反映了严重物质使用的模式（如，肝酶升高）。
4. 否认化学药品依赖的问题，尽管配偶、亲戚、朋友和雇主直接反馈来访者的物质使用对他们和其他人产生了负面影响。
5. 滥用酒精时发生失忆性昏厥。
6. 尽管由于使用物质和/或酒精在身体、法律、职业、社会或人际关系方面持续或反复引发问题，仍继续使用该物质。
7. 对物质的耐受性增加，表现为需要使用更多的物质来达到极其兴奋的状态或预期的效果。
8. 在停止使用该物质时，表现出躯体症状（如，颤抖、癫痫发作、恶心、头痛、出汗、焦虑、失眠、抑郁）。
9. 因为害怕影响到使用改变情绪的物质，而暂停了重要的社交、娱乐或职业活动。
10. 在获取、使用物质或从药效恢复的活动中投入大量时间。
11. 改变情绪的物质的使用量比预期大、持续时间比预期长。
12. 在医生告知滥用改变情绪的物质会导致健康问题后，仍继续滥用。

—. _____

_____

长期目标

1. 接受物质依赖的事实，并积极参加康复计划。
2. 进行持续的康复，摆脱改变情绪的物质的使用。
3. 建立和保持彻底的戒断状态，同时增加对疾病和康复过程的了解。
4. 获取必要的技能，以长期避免使用任何改变情绪的物质。
5. 远离改变情绪的物质，保持躯体和情绪状态稳定，制定支持性的康复计划。
6. 利用行为和认知的应对技能来帮助避免再使用此类物质。

—._____
_____

短期目标	治疗性干预
EBT 1. 与治疗师共同努力实现商定的治疗目标，同时在舒适和信任的基础上尽可能保持开放和坦诚。（1—2）	1. 与来访者建立融洽的关系，以达成牢固的治疗联盟；传达关怀、支持、温暖和共情；提供非评判性的支持，并与来访者建立一定程度的信任，让他们感到安全，从而可以讨论物质使用问题及其对生活的影响。EBT
	2. 强化治疗过程中强大的关系因素，通过特别关注这些经验支持的因素来培养治疗联盟：在治疗过程中与来访者协同工作；就治疗的目标和期望达成一致；面对来访者的感受和挣扎，表现出一致的共情；用语言表达对来访者的积极关注和肯定；收集来访者对自己的治疗进展的看法，并提供反馈。EBT
2. 描述物质滥用的类型、用量、频率和历史。（3）	3. 向来访者收集完整的物质使用/饮酒史，包括用量和模式、使用的迹象和症状以及对生活的负面影响（如，社会、法律、家庭、职业）。
3. 完成心理测试，评估物质滥用的性质和严重程度。（4）	4. 开展物质和/或酒精滥用的客观测试［如，成瘾严重程度指数（Addiction Severity Index）、密歇根酒精筛查测试］；与来访者一起处理结果。
4. 参与医学评估以评估化学依赖的影响。（5）	5. 转介来访者接受全面的医学评估，以确定物质使用造成的医疗后果。

5. 提供行为、情绪、态度等信息，以评估与 DSM 诊断、疗效、治疗关系相关的指标。（6—9）

6. 评估来访者对"呈现的问题"的自知力水平（协调与不协调）（如，对"所描述的行为"的问题性质表现出良好的自知力，认可他人的关心，并有动力改变；或对"问题"表现出矛盾心理，不愿关注问题解决；或对承认"问题"表现出抗拒和不关心，也缺乏改变的动机）。

7. 评估是否存在现有研究证明会引起类似症状的障碍（如，对立违抗行为伴 ADHD、继发于焦虑障碍的抑郁）的证据，（如果合适）也考虑自杀易感性（如，当共病的抑郁症状明显时，自杀风险会增加）。

8. 评估所有有助于解释来访者当前的"问题行为"的年龄、性别、文化议题，并考虑可以帮助理解来访者行为的其他因素。

9. 评估来访者功能受损的严重程度，以确定合适的照护水平（如，行为在社会、关系、工作或职业活动中造成了轻度、中度、严重或非常严重的损害）；持续评估损害的严重程度以及治疗效果（如，没有那么严重，但仍存在轻度或中度的损害）。

[EBT] 6. 配合完成药物治疗评估，评估精神药物对治疗计划是否有用。（10—11）

10. 评估针对精神/情绪共病（如，选择性 5-羟色胺再摄取抑制剂）、物质使用（如，阿坎酸、纳曲酮或双硫仑）的精神药物需求，包括将代替治疗的选择（如，美沙酮）作为整体治疗计划的一部分。[EBT]

11. 监督来访者的处方依从性、药物的副作用和总体疗效；必要时咨询医生。[EBT]

[EBT] 7. 探讨并解决改变物质使用和成瘾行为的矛盾心理。（12—13）

12. 使用源于动机增强治疗的非指导性的、以来访者为中心的、共情的风格（*Motivational Interviewing* by Miller and Rollnick; *Motivational Interviewing and Enhancement* by DiClemente, Van Orden, and Wright），探索来访者改变的动机以及是否准备采取积极的行动，或者能否从持续的动机式访谈中获益。[EBT]

13. 要求来访者讨论并列出持续使用物质的积极和消极

后果（如，在医学、人际关系、法律、职业和社会方面）以及不再使用物质可能带来的积极结果（或补充《练习手册》中的"物质滥用的消极影响和节制的积极影响"）。EBT

EBT 8. 承诺坚持执行终止物质使用的行动计划。（14—16）

14. 鼓励和支持来访者自我效能感的改变，共同商讨制订来访者愿意承诺坚持减少或终止物质使用的行动计划。EBT

15. 在减少危害基础上制订降低物质使用的计划；处理来访者与承诺相关的感受，以便达成协议并采取行动。EBT

16. 与来访者制定一份终止使用物质的戒断协议；处理来访者与承诺相关的感受，以便达成协议并采取行动。EBT

EBT 9. 根据需要参加匿名戒酒会/匿名戒毒会（AA/NA），以帮助自己坚持不使用物质。（17）

17. 推荐来访者参加 AA 或 NA，并分享互助会对自己的影响；处理来访者接收到的信息，以促进积极改变。EBT

EBT 10. 同意对因曾经的物质滥用而受到伤害的重要他人做出弥补。（18—19）

18. 讨论来访者的物质滥用对家庭、朋友和工作关系的负面影响，并鼓励他们制订计划来弥补这些伤害。EBT

19. 从来访者那里得到承诺，立刻对重要他人进行初步补偿，并在"12步计划"的第八步和第九步中进一步补偿。EBT

EBT 11. 探讨对物质使用和康复过程的更多了解。（20—21）

20. 指导或安排来访者参与物质依赖教育系列会谈，提高对物质依赖模式和影响方面的了解；让来访者从每次会谈中找到几个要点，并处理这些要点。EBT

21. 安排来访者阅读有关成瘾康复的循证治疗方法的工作手册（*Managing Your Substance Use Disorder* by Daley and Douaihy; *Overcoming Your Alcohol or Drug Problem* by Daley and Marlatt）；在整个治疗过程中，通过阅读强化关键概念和实践。EBT

- [EBT] 12. 探讨对可能导致物质相关障碍发展和复发的风险因素的理解。（22—23）

- [EBT] 13. 确定生活中各个领域的幸福水平。（24）

- [EBT] 14. 设定目标，通过饮酒以外的方法提高不满意的生活领域的满意度和愉悦度。（25）

- [EBT] 15. 学习并运用沟通和问题解决的技能来实现目标。（26—30）

22. 评估来访者的智力、人格和认知弱点、家族史和生活压力中可能引起物质相关障碍的因素。[EBT]

23. 帮助来访者了解他们的遗传、性格、社会和家庭因素，包括童年经历，这些因素导致了物质依赖的形成，并成为复发风险的因素（*Treating Addiction* by Miller et al.）。[EBT]

24. 通过共情和真诚的关怀，从内心靠近来访者，向来访者说明使用幸福指数量表（The Happiness Scale）的原因并施测（*A Community Reinforcement Approach to Addiction Treatment* by Meyers and Miller）；在治疗中回顾相关结果。[EBT]

25. 协助来访者确定具体的目标和策略，通过饮酒之外的方式增加不满意的生活领域的幸福感，从而削弱酒精和/或物质作为幸福感的主导因素的作用（"Setting and Pursuing Goals in Recovery" in the *Addiction Treatment Homework Planner* by Finley and Lenz）。[EBT]

26. 通过示范、角色扮演和行为演练，教来访者沟通技能，包括如何表达理解、对接受问题的部分责任以及提出帮忙解决问题。[EBT]

27. 教授来访者解决问题的技能（发现并确定问题，头脑风暴可能的解决方案，列出并评估每个解决方案的优缺点，选择并执行一个解决方案，评估各方对行动的满意度，在必要时调整行动）；使用角色扮演帮助来访者将这些步骤应用到生活问题中，以提升幸福感（或补充《练习手册》中的"行动前计划"）。[EBT]

28. 教来访者坚定技能，帮助拒绝物质使用。[EBT]

29. 请来访者阅读建立社交技能的书籍或治疗手册中关于如何开展一般社交和/或提升自信技能的内容（*Your Perfect Right* by Alberti and Emmons; *Conversationally*

Speaking by Garner；或补充《练习手册》中的"变得自信"）。EBT

30. 给来访者布置家庭作业，鼓励来访者应用新学到的行为技能来实现设定的幸福目标（*Overcoming Your Alcohol or Drug Problem—Therapist Guide* by Daley and Marlatt；或补充《练习手册》中的"将问题解决应用于人际冲突"）；回顾进展，巩固成果，解决有效执行个人和人际技能的障碍。EBT

EBT 16. 在支持不使用物质的生活领域探索提高满意度的方式，比如就业、娱乐活动和人际关系等。（31—35）

31. 评估来访者的生活状况如何加重了物质使用相关障碍；与来访者一起处理。EBT

32. 帮助来访者制订计划，改变生活状况，以促进康复（"Assessing My Needs" in the *Addiction Treatment Homework Planner* by Finley and Lenz）；定期复诊，促进来访者的生活状况发生积极的变化。EBT

33. 教授来访者一些必要的技能，用于帮助来访者找到工作、坚持工作和提高对当前工作环境的满意度。EBT

34. 与社区强化方法保持一致，协助来访者找到新的、不涉及物质使用的强化替代资源（如，有强化作用的个人、社会和/或娱乐活动）；强化收获；解决问题，以保证持续有效的执行（*A Community Reinforcement Approach to Addiction Treatment* by Meyers and Miller）。EBT

35. 引导联合会谈，与伴侣一起解决问题，增加彼此愉快的互动，减少冲突。EBT

EBT 17. 参与伴侣行为治疗，旨在增加不存在物质使用的伴侣对节制的强化，减少关系冲突。（36—41）

36. 与伴侣一起制定节制协议，约定要保持戒断；将讨论的焦点限制在当前的问题，而不是过去的伤害行为上；明确其他干预措施的作用，例如 AA 的会议；使用双硫仑和"信任讨论"；安排时间每天分享想法和感受。EBT

37. 教授伴侣识别和管理物质使用的诱因，培养支持戒断的伴侣互助行为，并强化新的戒断行为（*Overcoming Alcohol Problems: A Couples-Focused Program-Therapist Guide* by McCrady and Epstein）。EBT

38. 让伴侣各自列出可以一起参与的愉快活动清单，以增加对彼此的积极感觉（或补充《练习手册》中的"确定和安排愉快的活动"）；处理清单，并要求伴侣在下一次治疗前完成清单上的一个或多个活动。EBT

39. 教授伴侣问题解决的技能（发现并确定问题，头脑风暴可能的解决方案，列出并评估每个解决方案的优缺点，选择并执行一个解决方案，评估各方对行动的满意度，在必要时调整行动）；通过角色扮演将这些技能应用于伴侣的现实生活冲突（或补充《练习手册》中的"将问题解决应用于人际冲突"）。EBT

40. 根据康复协议，回顾来访者保持节制的经验和自上次会谈以来伴侣间的互动情况；处理关系中的冲突，在治疗中运用角色扮演的方式，协助双方提高沟通技能［如，"我"信息（关于个人信息的展示）、反思式倾听、眼神交流、尊重回应等］。EBT

41. 讲解理由，并要求伴侣每天进行一次"信任讨论"，在讨论中表达当天保持戒断的意图，不鼓励伴侣在其他时间进一步讨论物质使用问题；定期处理干预的效果，以重建伴侣关系中的信任（*Behavioral Couples Therapy for Alcoholism and Drug Abuse* by O'Farrell and Fals-Stewart）。EBT

EBT 18. 识别、挑战破坏性的、高风险的自我对话，并用积极、增强力量的自我对话将其取代。（42—44）

42. 探究来访者高风险的自我对话和信念，这些信念会削弱保持戒断的决心；挑战偏见；协助来访者生成现实的自我对话，纠正偏见，建立韧性。EBT

43. 进行情境演练，让来访者识别消极的自我对话并发展强有力的替代方案（或补充《练习手册》中的"消极想法触发消极情绪"）；回顾和强化成功。EBT

44. 给来访者布置一个家庭作业，识别高风险的自我对

41 物质使用 | 313

话以及自我对话中的偏见，生成替代方案，并通过行为实验测试（或补充《练习手册》中的"用积极信息取代恐惧"）；回顾和强化成功；解决问题的障碍，以实现信念和自我对话的持续改变。EBT

EBT 19. 通过提交物质检测阴性的尿样获得奖励。（45）

45. 执行以奖励为基础的应急管理系统，奖励来访者想要的奖品，价值范围为1～100美元，从便宜的开始，随着戒断的持续，增加奖品的价值。EBT

EBT 20. 通过坚持参加治疗来获得奖励。（46）

46. 执行以奖励为基础的应急管理系统，奖励来访者想要的奖品，价值范围为1～100美元，从便宜的开始，随着戒断的持续，增加奖品的价值。EBT

EBT 21. 探讨对症状波动和复发的理解。（47—48）

47. 与来访者讨论症状波动和复发之间的区别，将症状波动与初始的、暂时的和可逆的物质使用联系起来，将复发与决定回到重复滥用的模式联系起来（*Relapse Prevention* by Marlatt and Donovan；或补充《练习手册》中的"复发预防计划"）。EBT

48. 评估过去的症状波动，自我监督以评估当前症状波动的风险因素（或补充《练习手册》中的"复发诱因"；*Alcoholism and Drug Abuse Patient Workbook* by Perkinson）。EBT

EBT 22. 执行预防复发策略，管理未来可能出现的复发高危情况。（49—52）

49. 使用刺激控制技能，比如避免特定的触发诱因，以减少对高风险情境的暴露（或补充《练习手册》中的"识别复发的诱因和线索"）。EBT

50. 使用指导、示范、想象预演、角色扮演和认知重构教来访者认知行为技能（如，放松、问题解决、社交和沟通技能、识别和管理合理化、否认和明显无关的决定），以管理冲动和其他高风险情况。EBT

51. 引导来访者习惯使用在治疗中学到的策略（如，问题解决、刺激控制、社交技能和坚定）来处理高风险触发情况（或补充《练习手册》中的"善后计划组成部分"）。EBT

52. 通过建议来访者阅读关于如何避免复发的材料，补充治疗期间所做的预防复发工作（*Staying Sober: A Guide to Relapse Prevention* by Gorski and Miller; *The Staying Sober Workbook* by Gorski; *Overcoming Your Alcohol or Drug Problem* by Daley and Marlatt; *Managing Your Substance Use Disorder* by Daley and Douaihy）。 EBT

__._____　　__._____

诊断建议

ICD-10-CM	DSM-5 障碍、状况或问题
F10.20	酒精使用障碍，中度或重度
F10.10	酒精使用障碍，轻度
F12.20	大麻使用障碍，中度或重度
F14.20	可卡因使用障碍，中度或重度
F14.10	可卡因使用障碍，轻度
F10.27	酒精所致的重度神经认知障碍，非遗忘-虚构型，伴有中或重度使用障碍
F10.26	酒精所致的重度神经认知障碍，遗忘-虚构型，伴有中或重度使用障碍
Z72.811	成人的反社会行为
F34.1	持续性抑郁障碍（心境恶劣）
F63.81	间歇性暴怒障碍
F43.10	创伤后应激障碍
F13.20	镇静剂、催眠药或抗焦虑药使用障碍，中度或重度
F60.2	反社会型人格障碍

42　自杀意念

问题定义

1. 反复出现关于死亡的想法或对死亡的关注。
2. 反复出现或持续存在自杀意念，但没有任何计划。
3. 持续的自杀意念，并有具体计划。
4. 最近有过自杀未遂，但没有接受干预。
5. 过去有自杀未遂史，并需要专业人员或家人/朋友在某种程度上的干预（如，住院、安全屋、门诊、监督）。
6. 有抑郁症和/或自杀倾向的家族史。
7. 对生活持悲观、绝望的态度（不期望情况改善），并且最近的生活事件加重了这种态度（如，离婚、朋友或家人死亡、失业）。
8. 易激惹（急迫、需要采取行动）。
9. 经历心理痛苦（伤害、痛苦、悲惨）。
10. 感到高度的压力（压力大、不堪重负）。
11. 表达自我厌恶（讨厌自己、缺乏自尊或自重）。
12. 社交退缩、无精打采、冷漠，伴随想死的表达。
13. 从沮丧突然转变为乐观和平静，表现为正在"整理个人事务"，但没有真正解决冲突问题。
14. 执行可能导致死亡的自我毁灭或危险行为（如，长期吸毒或酗酒；滥交、无保护措施的性行为；危险驾驶）。

—．_____
　　_____

长期目标

1. 减少自杀冲动/意念，恢复到过去日常功能的最高水平。
2. 稳定自杀危机。
3. 提供适当水平的照护，安全地处理自杀危机。
4. 重建对自己和未来的希望。
5. 停止危险的生活方式，解决导致自杀模式的情感冲突。

一、_____
_____

短期目标	治疗性干预
EBT 1. 与治疗师共同努力实现商定的治疗目标，同时在舒适和信任的基础上尽可能保持开放和坦诚。（1—2）	1. 与来访者建立融洽的关系，以达成牢固的治疗联盟；传达关怀、支持、温暖和共情；提供非评判性的支持，并与来访者建立一定程度的信任，让他们感到安全，从而可以讨论自杀想法、感受、行为及其对生活的影响。EBT
	2. 强化治疗过程中强大的关系因素，通过特别关注这些经验支持的因素来培养治疗联盟：在治疗过程中与来访者协同工作；就治疗的目标和期望达成一致；面对来访者的感受和挣扎，表现出一致的共情；用语言表达对来访者的积极关注和肯定；收集来访者对自己的治疗进展的看法，并提供反馈。EBT
2. 诚实地分享自杀的想法、感受和行为，包括自杀意图、计划和过去的尝试。（3—6）	3. 评估来访者的自杀风险，包括其自杀意念的程度、是否存在计划及其可行性、过去的尝试、手段的可获取性、家族史及其他风险（如，无望感、自我厌恶）和保护因素（如，社会支持、生存理由）。
	4. 在征得来访者同意的情况下，从重要他人处获得额外信息，协助评估自杀风险；如果有必要，让他们组成24小时自杀监控小组，直到危机平息。
	5. 安排心理测试，进一步评估自杀行为和/或相关情况［如，自杀意念和行为问卷（The Suicidal Thinking and Behaviors Questionnaire）、贝克自杀量表（Beck

Hopelessness Scale)、生存理由量表（The Reasons for Living Scale）]；结合其他来源的信息一起评估来访者的自杀风险。

6. 持续评估和监测来访者的自杀可能性，对危险因素（如，意念、物质使用、无目的、烦躁、被困、无望、退缩、愤怒、鲁莽和情绪变化）保持敏感（*IS PATH WARM?* by Juhnke et al.）。

3. 澄清所有可能导致自杀意念并使治疗复杂化的物质使用史。（7）

4. 提供行为、情绪、态度等信息，以评估与 DSM 诊断、疗效、治疗关系相关的指标。（8—11）

7. 安排物质使用评估，如果评估建议，将来访者转介接受治疗（见本书"41 物质使用"章节）。

8. 评估来访者对"呈现的问题"的自知力水平（协调与不协调）（如，对"所描述的行为"的问题性质表现出良好的自知力，认可他人的关心，并有动力改变；或对"问题"表现出矛盾心理，不愿关注问题解决；或对承认"问题"表现出抗拒和不关心，也缺乏改变的动机）。

9. 评估是否存在现有研究证明会引起类似症状的障碍（如，对立违抗行为伴 ADHD、继发于焦虑障碍的抑郁）的证据，（如果合适）也考虑自杀易感性（如，当共病的抑郁症状明显时，自杀风险会增加）。

10. 评估所有有助于解释来访者当前的"问题行为"的年龄、性别、文化议题，并考虑可以帮助理解来访者行为的其他因素。

11. 评估来访者功能受损的严重程度，以确定合适的照护水平（如，行为在社会、关系、工作或职业活动中造成了轻度、中度、严重或非常严重的损害）；持续评估损害的严重程度以及治疗效果（如，没有那么严重，但仍存在轻度或中度的损害）。

EBT 5. 探索并解决与承诺参与治疗自杀易感性相关的矛盾心理。（12）

12. 使用动机式访谈方法探索来访者寻求改变的动机以及是否准备采取积极的治疗措施，或是否会从持续的动机式访谈中受益（*Motivational Interviewing* by

| EBT | 6. 合作完成自杀状态表（Suicide Status Form, SSF），并共同制订应对自杀想法和感受的计划。（13）

| EBT | 7. 识别并记录可能的自杀预警信号。（14）

| EBT | 8. 在危机卡片上确定并记录生存理由。（15）

| EBT | 9. 制定应对自杀危机的策略，包括自我抚慰和确认社会与专业支持资源。（16—18）

Miller and Rollnick）。 EBT

13. 使用自杀的合作式评估与管理（Collaborative Assessment and Management of Suicidality, CAMS）方法，坐在来访者旁边，使用对话的方式合作完成SSF，评估风险和保护因素，制订危机应对计划和持续治疗计划；每次治疗都重复评估，直到风险水平产生可靠的降低（如，至少在三次会谈中没有自杀倾向；*Managing Suicidal Risk* by Jobes）。 EBT

14. 与来访者一起制订危机应对计划，首先识别来访者的预警信号／"自杀诱因"［包括心理疼痛（痛苦）、压力（不堪重负）、烦躁（紧急）、无望和自我厌恶等关键信号］；教来访者了解这些预警信号，并将其作为执行危机应对计划的指标；在"危机卡片"上记录预警信号，供来访者日后用作使用应对计划的提醒。 EBT

15. 讨论、识别并在危机卡片上记录来访者的生存理由；或补充使用生存理由量表及／或 SSF；如果来访者同意，制作一个装着提醒卡片的盒子，记录着确定的生存理由（"希望工具箱"或"生存工具箱"）。 EBT

16. 教来访者使用自我抚慰和应对策略应对预警信号，度过紧张时刻，达到更平静的状态，然后完成确认的支持行为（如，用冷水泼脸以打断高度的痛苦，正念、节律呼吸、放松，相反的行动，行为激活以获得支持）；在危机卡片上记录策略。 EBT

17. 确定能够在危机期间 24 小时接电话或见面的社会支持人选；在危机卡片上记录联系信息；教来访者利用支持将思维和行为与生存理由统一。 EBT

18. 确定来访者在危机中可联系到的专业支持资源（如，心理健康服务提供者、心理健康呼叫服务、自杀热线）；在危机卡上记录联系信息。 EBT

[EBT] 10. 使用"危机卡片",列出危机应对计划的步骤。(19—20)

[EBT] 11. 来访者和/或重要他人将枪支或其他可能致命的物品从容易获得的地方移走,以提高家庭的安全性。(21)

[EBT] 12. 如果自杀冲动无法控制,配合住院治疗。(22)

[EBT] 13. 配合药物治疗评估,探讨药物治疗方案的有效性。(23)

[EBT] 14. 遵医嘱服用精神类药物,并报告疗效和副作用。(24)

[EBT] 15. 报告与其他精神障碍斗争的历史,这可能会放大潜在的自杀想法。(25)

[EBT] 16. 学习并执行放松和自我抚慰技术来调节情绪反应。(26—27)

19. 填写"危机卡片"并提供给来访者,记录危机应对计划,包括预警信号、生存理由、应对策略、社会和专业支持联系方式;教来访者如何在危机中使用它。[EBT]

20. 告诉来访者,如果出现威胁生命的紧急情况,而危机应对计划里前面的步骤不足以应对,治疗师可以通过电话提供帮助。[EBT]

21. 鼓励来访者和/或重要他人将枪支、药物、刀或其他可用于自杀的致命工具从容易获得的地方移走;处理来访者对预防措施的感受;重要他人强调共同的价值观,即保护自己所爱的人的安全。[EBT]

22. 当判断来访者对自己有不可控制的伤害时,安排住院治疗;如有必要,强制来访者住院,保护其免受自我伤害。[EBT]

23. 建议来访者接受药物治疗评估,以评估治疗计划中药物的潜在效用(如,抗抑郁药、情绪稳定剂)。[EBT]

24. 监测来访者服用精神类药物的依从性、药物的疗效和副作用;根据需要与医生协商。[EBT]

25. 评估来访者是否存在抑郁——单相、双相障碍或边缘型人格障碍等,自杀倾向可能与临床综合征在功能上相关(见本书对应章节)。[EBT]

26. 教来访者放松和自我抚慰技术,如 TIPP 技术[用冷水泼脸降温(Temperature),剧烈(Intense)运动,有节奏的(Paced)呼吸,配对的(Paired)肌肉放松],用以平复紧张的情绪,释放紧张和/或平静过度兴奋;教来访者将其作为整体情绪调节技能的一部分使用(*DBT Skills Training Manual* by Linehan)。[EBT]

27. 教来访者正念冥想技术,建立一种专注于当下、不评判的日常生活方式,并作为一种情绪调节技能使用。[EBT]

| EBT | 17. 建立或重新建立稳定的饮食和睡眠模式。（28） | 28. 鼓励来访者建立正常的、有规律的饮食和睡眠模式；使用睡眠卫生/刺激控制策略来建立稳定并有效的睡眠周期（或补充《练习手册》中的"睡眠模式记录"）。EBT |

| EBT | 18. 识别并改变会导致自杀想法、感受和行为的信念和思维模式。（29—31） | 29. 使用针对自杀来访者的认知行为治疗，教来访者了解认知、情绪、生理和行为之间的关系，为执行针对自杀思维及其后果的认知治疗做准备（*Brief Cognitive-Behavioral for Suicide Prevention* by Bryan and Rudd）。EBT

30. 协助来访者识别、挑战和改变认知偏差（如，触发羞耻感、内疚、无望、自我厌恶、自杀）；与来访者一起发展纠正偏差的替代方案（或补充《练习手册》中的"扭曲和消极思维日记"）。EBT

31. 指导来访者通过行为实验反复测试新的认知评价，以持续及有效改变与过去的自杀想法和行为有关的信念和自我对话（如，无望、无助、无价值、灾难化、消极预测未来等思维）。EBT |

| EBT | 19. 学习并执行问题解决和决策的技能。（32—33） | 32. 使用问题解决的治疗方法（*Problem-Solving Therapy* by D'Zurilla and Nezu），包括使用心理教育、示范和角色扮演，教来访者将问题解决技能应用到日常生活中（如，明确一个具体问题，生成可能的解决方案，评估每个解决方案的利弊，选择和执行行动计划，评估计划的有效性，接受或修订计划）（或补充《练习手册》中的"将问题解决应用于人际冲突"）。EBT

33. 鼓励来访者建立积极的问题导向，将问题和问题解决看作生活中常见的、自然的一部分，看作一种有价值的个人技能，而不是不抱希望、被动地靠近或回避。EBT |

| EBT | 20. 学习和执行行为策略，旨在增加参与有奖励的活动。（34—35）

34. 根据需要，使用指导、排练、角色扮演或角色互换等行为技术，让来访者参与"行为激活"，增强活动水平，提高与奖励和支持来源的联系，同时识别抑制激活的过程（*Behavioral Activation for Depression* by Martell, Dimidjian, and Herman-Dunn；或补充《练习手册》中的"确定和安排愉快的活动"）；巩固成功经验，解决问题。| EBT |

35. 鼓励来访者在行为激活中加入个人看重的活动和其他重要元素（如，自信课程；制订锻炼计划；少关注内部/过去，多关注外部/现在；增加社会参与；提高自尊的活动）；巩固成功经验，解决问题。| EBT |

| EBT | 21. 学习并应用预防复发的技能。（36—39）

36. 与来访者讨论症状波动与复发之间的区别，将症状波动与常见的、暂时的挫折联系起来，例如，重新经历抑郁想法和/或退缩、逃避的冲动（可能与某些丧失或冲突有关），而复发是回到持续性的抑郁思维和感受模式，通常伴随着人际关系的退缩和/或逃避。| EBT |

37. 与来访者一起识别并演练如何管理复发的早期预警迹象；使用在治疗期间学到的技能开展管理。| EBT |

38. 给来访者寄一张明信片或一封信，简短地表达关心和祝福。| EBT |

39. 定期在电话里或者到办公室开展"强化治疗"，强化复发预防的努力。| EBT |

22. 明确自杀意念出现之前的应激因素。（40—41）

40. 探索情绪痛苦和无望感的根源，鼓励来访者表达与自杀意念相关的感受，澄清自杀意念，并增加对原因的认识。

41. 帮助来访者意识到哪些应激因素是产生自杀念头的重要前兆。

23. 增加与重要他人的交流，产生理解、共情和被关注的感受。（42—44）

24. 找出过去解决人际关系问题失败如何导致了孤独感和排斥感。（45—46）

25. 找出生活中积极的方面、人际关系和成就。（47—48）

26. 说明自杀对重要他人的毁灭性影响。（49）

27. 说明来自精神力量的支持感。（50—51）

__._____

42. 探讨来访者因家庭关系冲突而产生的绝望感。

43. 开展家庭治疗，促进有关来访者的悲伤、受伤和愤怒感受的交流。

44. 与其他重要他人会面，评估他们对来访者痛苦原因的理解。

45. 鼓励来访者分享有关失去或破裂的亲密关系的悲伤感受（见本书"23 孤独"和"19 哀伤/未解决的丧失"章节）。

46. 与来访者一起回顾过去解决问题的尝试，并讨论可用的新替代方案。

47. 请来访者列出他们生活中的积极方面（或补充《练习手册》中的"我和我的生活有什么好？"）。

48. 与来访者一起回顾过去取得的成功以及生活中的爱和关心的来源。

49. 协助来访者审视自杀对亲人的影响（或补充《练习手册》中的"自杀的后果"）。

50. 探讨来访者的精神性，使其成为接纳与平和的来源（或补充《练习手册》中的"我的精神性历史"）。

51. 安排来访者的精神支持来源与来访者会面，并给予支持。

__._____

诊断建议

ICD-10-CM	DSM-5 障碍、状况或问题
F31.xx	双相 I 型障碍
F34.1	持续性抑郁障碍（心境恶劣）
F32.x	重性抑郁障碍，单次发作
F33.x	重性抑郁障碍，反复发作
F31.81	双相 II 型障碍
F60.3	边缘型人格障碍

43　A型行为

问题定义

1. 迫使自己和他人做更多事的行为模式，因为觉得时间永远不够用。
2. 在所有活动中都表现出强烈的竞争精神。
3. 不管什么活动，不管竞争者是谁，都有不惜任何代价也要取得胜利的强烈冲动。
4. 倾向于在所有社交或者工作场合中成为主导，过于直接和霸道。
5. 当认为他人做的事不合适或者不正确时，容易被激怒。
6. 对等待、推迟或者打断感到不耐烦。
7. 难以坐下来安静地放松或思考。
8. 出现精神运动性紧张和压力的面部信号（如，肌肉紧张、皱眉、瞪眼或抽搐等）。
9. 出现精神运动性的声音信号（如，言语或笑声咄咄逼人、语速快、音调高、经常说脏话）。

__._____

　_____

长期目标

1. 形成并维持新的生活态度模式，让生活更轻松。
2. 在日常生活中平衡工作／竞争和社交／非竞争时间。
3. 全面减少压力驱动行为。
4. 将社交和娱乐活动发展为日常生活的常规部分。

5. 缓解时间紧迫感、对无所事事的焦虑、愤怒和自我破坏行为。

一.＿＿＿＿＿＿＿＿＿＿＿＿＿＿＿＿＿＿＿＿＿＿＿＿＿＿＿＿＿＿＿＿
＿＿＿＿＿＿＿＿＿＿＿＿＿＿＿＿＿＿＿＿＿＿＿＿＿＿＿＿＿＿＿＿＿＿

短期目标	治疗性干预
EBT 1. 与治疗师共同努力实现商定的治疗目标，同时在舒适和信任的基础上尽可能保持开放和坦诚。（1—2）	1. 与来访者建立融洽的关系，以达成牢固的治疗联盟；传达关怀、支持、温暖和共情；提供非评判性的支持，并与来访者建立一定程度的信任，让他们感到安全，从而可以讨论 A 型行为及其对生活的影响。EBT
	2. 强化治疗过程中强大的关系因素，通过特别关注这些经验支持的因素来培养治疗联盟：在治疗过程中与来访者协同工作；就治疗的目标和期望达成一致；面对来访者的感受和挣扎，表现出一致的共情；用语言表达对来访者的积极关注和肯定；收集来访者对自己的治疗进展的看法，并提供反馈。EBT
2. 描述压力驱动行为的模式。（3—4）	3. 评估压力生活方式的事例，包括相关的情境、认知、情感、行为和对来访者及他人的影响。
	4. 协助来访者对 A 型思维、感受和行为建立更客观的视角。
3. 配合完成心理评估。（5—6）	5. 安排心理测试，评估并追踪 A 型行为的广度及深度〔如，詹金斯活动调查表（Jenkins Activity Survey）〕。
	6. 与来访者一起回顾并处理测试结果，提升改变的动机。
4. 报告所有可能影响 A 型行为以及可能让治疗复杂化的物质使用史。（7）	7. 安排物质滥用评估，如果评估结果建议，则转介来访者接受相关治疗（见本书"41 物质使用"章节）。
5. 提供行为、情绪、态度等信息，以评估与 DSM 诊断、疗效、治疗关系相关的指标。（8—11）	8. 评估来访者对"呈现的问题"的自知力水平（协调与不协调）（如，对"所描述的行为"的问题性质表现出良好的自知力，认可他人的关心，并有动力改变；或对"问题"表现出矛盾心理，不愿关注问题解决；或对承认"问题"表现出抗拒和不关心，也

43 A型行为 | 325

6. 识别那些支持受驱动的过度成就行为的信念。（12—14）

7. 表达希望重新排列价值观的优先次序，减少对自我的关注，更多地关注内心和其他方面。（15—16）

[EBT] 8. 讨论采取行动来创造平衡的、有价值的生活方式的优缺点，便于做出参与治疗的决定。（17）

缺乏改变的动机）。

9. 评估是否存在现有研究证明会引起类似症状的障碍（如，对立违抗行为伴ADHD、继发于焦虑障碍的抑郁）的证据，（如果合适）也考虑自杀易感性（如，当共病的抑郁症状明显时，自杀风险会增加）。

10. 评估所有有助于解释来访者当前的"问题行为"的年龄、性别、文化议题，并考虑可以帮助理解来访者行为的其他因素。

11. 评估来访者功能受损的严重程度，以确定合适的照护水平（如，行为在社会、关系、工作或职业活动中造成了轻度、中度、严重或非常严重的损害）；持续评估损害的严重程度以及治疗效果（如，没有那么严重，但仍存在轻度或中度的损害）。

12. 了解个人史，包括原生家庭中是否存在高成就和强迫驱动的榜样和/或压力。

13. 请来访者列出自己对自我价值和他人价值的信念，处理这些信念，明确其中哪些信念支持了A型行为，哪些不支持。

14. 协助来访者在过度成就/受驱动行为与取悦关键养育角色之间建立联系。

15. 探讨并澄清来访者的价值观体系，并协助来访者建立新的优先选项，考虑人际关系、娱乐、精神成长、反思性时间以及为他人付出的重要性（或补充《练习手册》中的"发展非竞争性的价值观"）。

16. 请来访者阅读精神领袖的传记或自传；处理人生的关键信念。

17. 使用动机式访谈，与来访者探讨改变的意愿，包括愿望、能力、改变的个人原因（如，人际关系）和潜在需求（如，医疗风险），以获得来访者愿意采取行动的承诺（*Motivational Interviewing* by Miller and Rollnick）。[EBT]

| EBT | 9. 承诺学习新的方式来管理自己、时间和人际关系。（18）

18. 引导来访者承诺尝试改变态度和行为，促进更健康、更少出现 A 型行为的生活方式，强调重视内心和其他取向的价值观；与来访者探讨需要做出什么具体改变来减少 A 型行为（*Stress Inoculation Training* by Meichenbaum; *Principles and Practice of Stress Management* by Lehrer et al.）。| EBT |

| EBT | 10. 建立一次完成一项任务的行为模式，减少对快速完成任务的压力的重视。（19）

19. 鼓励并强化来访者在日常生活中不要过于着急，一次只关注一项任务；指导来访者平静地完成任务后，再开始下一项任务。| EBT |

| EBT | 11. 减少每天工作的时长，降低将工作带回家的频率。（20）

20. 检查来访者的工作时长（在家和在办公室）和工作模式，并建议选择性地减少时长，通过研究具体需要改变的内容来探讨如何实现时长的减少。| EBT |

| EBT | 12. 学习并使用放松的技术，将其作为生活方式的改变，并管理压力情境。（21—22）

21. 教授来访者放松的技术（如，肌肉放松，有节奏的呼吸，平静的想象），作为定制性策略的一部分，在出现压力感受时应用（*The Relaxation and Stress Reduction Workbook* by Davis et al.；或补充《练习手册》中的"深呼吸练习"）。| EBT |

22. 给来访者布置作业，在日常生活中或者在遭遇触发情境时使用放松技术（"Progressive Muscle Relaxation" in the *Adolescent Psychotherapy Homework Planner* by Jongsma, Peterson, and McInnis）；处理结果，强化成功，并提供纠正性反馈以实现进步。| EBT |

| EBT | 13. 增加每天参与放松活动的时间。（23—26）

23. 要求来访者每天至少参与一项非竞争性的活动，持续一周；处理活动经历。| EBT |

24. 要求来访者尝试至少一项与职业无关的兴趣领域，每周两次，持续一个月（或补充《练习手册》中的"确定和安排愉快的活动"）。| EBT |

25. 要求来访者观看喜剧电影或开展其他愉快的活动，并识别活动的积极方面和后果。| EBT |

26. 强化所有反映来访者生活平衡感增强的变化。| EBT |

| EBT | 14. 识别并替代那些扭曲的自动思维，这些思维会激发和促进压力驱动的生活方式。（27）

27. 协助来访者识别有偏见的自动思维和信念，这些想法和信念会让来访者感到实现目标的压力；使用认知治疗技术协助来访者发展适应性更好、更现实的认知，取代这些思维和信念（或补充《练习手册》中的"记录并替换自我贬低的想法"）。 EBT

| EBT | 15. 描述对他人的敌意和不耐烦。（28—29）

28. 探寻来访者不包容、不耐烦的人际互动模式。 EBT

29. 协助来访者识别自己对他人苛刻、批判性的自我对话和信念，将它们与日常生活中的攻击性言语及行为模式联系起来；以此向来访者发起挑战，让他们发展出替代性思维和行为，促进对他人的包容和接受。 EBT

| EBT | 16. 学习并应用关于尊重他人的自主性沟通的知识和技能，替代攻击性的沟通方式。（30—31）

30. 对来访者开展自主性沟通的训练，重点关注识别并避免攻击性的沟通方式（如，忽略他人的权利），使用尊重他人的自主性沟通（或补充《练习手册》中的"变得自信"）。 EBT

31. 监督、指出并重新界定来访者的行为或言语，这些行为和言语反映了自私自利或对他人的批评态度；通过示范、角色扮演和 / 或角色转换等行为策略练习替代方案。 EBT

| EBT | 17. 学习并使用问题解决和 / 或冲突解决技能来管理人际问题。（32—33）

32. 教会来访者冲突解决的技能（如，共情、积极倾听、"我"信息、尊重他人的沟通、不带攻击性的自信、妥协、尊重他人的协商）；用角色扮演和示范将这些技术应用到当前的冲突中。 EBT

33. 教会来访者问题解决技能（如，明确地界定问题，头脑风暴可选项，列出各选项的优缺点，选择一个选项并执行，评估结果）；用示范、角色扮演和行为演练将技能应用到当前的冲突中（或补充《练习手册》中的"行动前计划"和"将问题解决应用于人际冲突"）。 EBT

| EBT | 18. 在与治疗师的会谈以及家庭作业练习中，练习使用新的平静、认知、沟通和问题解决技能。（34—36）

34. 协助来访者定制压力管理策略，结合所有与来访者需求相关的躯体、认知、沟通、问题解决和 / 或冲突解决技能（*Stress Inoculation Training* by Meichenbaum; *Principles and Practice of Stress Management* by Lehrer

et al.）。EBT

35. 选取来访者可能需要多次应用压力管理策略的挑战情境，让来访者使用新的压力管理方式，建立自信和自我效能感。EBT

36. 使用任一技术，包括放松、想象、行为预演、示范、角色扮演、现场暴露或行为实验，帮助来访者巩固新的压力管理技能的使用。EBT

19. 通过倾听他人谈论生活经历以及说出他人的优点来表现对他人的耐心。（37—38）

37. 让来访者与周围人或孩子交谈，重点是倾听并了解对方的几个优点；与来访者一起探讨这次经历。

38. 鼓励来访者去非营利社会机构、学校或类似的地方做一年志愿者，直接与人打交道（分发食物或辅导贫民区的孩子）；探讨并强化积极结果。

20. 参加旨在扩展自我意识与合作的周末团体。（39—40）

39. 布置作业，让来访者和家庭参加增强自我意识的体验式周末活动（如，攀爬绳索或其他合作性任务）；探讨这段经历。

40. 布置作业，让来访者参加合作性的团体出游（如，野外露营和皮划艇旅行，在工作营项目中或者在红十字会担任救灾工作人员）；探讨这段经历，强化合作而不是竞争的方式。

21. 通过善意的举动，提高在生活中对他人的关心。（41—43）

41. 鼓励并监督来访者日行一善，并探讨积极结果（或补充《练习手册》中的"三件善行"）。

42. 鼓励来访者每天对他人表达温暖、欣赏、喜爱和感谢。

43. 布置作业，让来访者阅读《少有人走的路》（*The Road Less Traveled* by Peck)，并处理有关能让人满足的特质的关键理念。

22. 建立能够反映追求成就与欣赏美感之间平衡的日常习惯。（44—45）

44. 布置来访者连续一两周每天阅读三次相关材料（"List of Aphorisms" in *Treating Type A Behavior—And Your Heart* by Friedman and Ulmer）；然后从中挑选几项融入自己的生活。

45. 让来访者列出自己可以为了单纯享受美好而参与的活动（如，参观艺术博物馆、去交响音乐会、在森林

23. 参与接纳承诺疗法（ACT）会谈，学习一种新方式来应对生活和压力。(46—49)

46. 使用 ACT 方法帮助来访者收集并公开体验思维和感受，而不被过度影响。将时间和精力投入那些已明确的、与个人意义价值一致的活动中（*Learning ACT* by Luoma, Hayes, and Walser）。

47. 教来访者正念冥想，并应用这一技术来建立一种非评判的、关注当下的日常生活方式，识别与 A 型行为相关的负性思维过程，通过承认、解离改变自己与这些思维的关系，并专注于价值驱动的行为 [*Guided Mindfulness Meditation* (Audio CD Series) by Kabat-Zinn]。

48. 给来访者布置家庭作业，练习正念冥想和 ACT 课程，以便将这些方法融入日常生活。

49. 给来访者布置与正念和 ACT 相关的阅读任务，来补充治疗中的工作（*Get Out of Your Mind and into Life* by Hayes）。

—._____

—._____

诊断建议

ICD-10-CM	DSM-5 障碍、状况或问题
Z72.9	与生活方式相关的问题
F42	强迫症
F41.1	广泛性焦虑障碍
F31.81	双相 II 型障碍
F60.5	强迫型人格障碍

44 职业压力

问题定义

1. 工作环境中因人际冲突导致焦虑和抑郁情绪。
2. 因严重的业务损失导致挫败、恐惧和失败感。
3. 获得成功或升职后,对可能继发的失败感到恐惧,因此增加了对追求更高成功的期望。
4. 在工作环境中对权威的反抗和/或与权威的冲突。
5. 被解雇或裁员后的失业导致焦虑和抑郁情绪。
6. 与感知或实际工作危险相关的焦虑。
7. 与对工作不满意或工作责任压力有关的抑郁和焦虑感。

—.＿＿＿＿＿＿＿＿＿＿＿＿＿＿＿＿＿＿＿＿＿＿＿＿＿＿＿＿＿＿＿＿
＿＿＿＿＿＿＿＿＿＿＿＿＿＿＿＿＿＿＿＿＿＿＿＿＿＿＿＿＿＿＿＿＿

长期目标

1. 提高同事关系的满意度和舒适度。
2. 增强处理工作职责的自信心和能力。
3. 配合并接受工作环境中的监督指导。
4. 提升自尊和情绪,即使在失业的情况下。
5. 通过获得主管对工作表现的积极评价,增加工作安全感。
6. 在就业的过程中保持一贯的合理希望和积极态度。
7. 通过实践自信和压力管理策略,提高工作满意度和绩效。

—.＿＿＿＿＿＿＿＿＿＿＿＿＿＿＿＿＿＿＿＿＿＿＿＿＿＿＿＿＿＿＿＿
＿＿＿＿＿＿＿＿＿＿＿＿＿＿＿＿＿＿＿＿＿＿＿＿＿＿＿＿＿＿＿＿＿

短期目标	治疗性干预
EBT 1. 与治疗师共同努力实现商定的治疗目标，同时在舒适和信任的基础上尽可能保持开放和坦诚。（1—2）	1. 与来访者建立融洽的关系，以达成牢固的治疗联盟；传达关怀、支持、温暖和共情；提供非评判性的支持，并与来访者建立一定程度的信任，让他们感到安全，从而可以讨论职业压力及其对生活的影响。EBT
	2. 强化治疗过程中强大的关系因素，通过特别关注这些经验支持的因素来培养治疗联盟：在治疗过程中与来访者协同工作；就治疗的目标和期望达成一致；面对来访者的感受和挣扎，表现出一致的共情；用语言表达对来访者的积极关注和肯定；收集来访者对自己的治疗进展的看法，并提供反馈。EBT
2. 描述职业压力的性质和历史。（3）	3. 评估来访者的职业压力历史，包括感知来源、来访者的痛苦和所遇到的障碍、适应性和非适应性的应对方式以及治疗目标。
3. 通过系统的心理评估来评估来访者社交焦虑和回避的性质及严重程度。（4）	4. 评估来访者的压力源和/或对压力以及一般压力源的评价［如，使用德罗加蒂斯压力档案（The Derogatis Stress Profile）、日常琐事和提升事件量表（The Daily Hassles and Uplifts Scale）］。
4. 披露所有可能导致职业压力并使治疗复杂化的物质使用史。（5）	5. 安排物质滥用评估，如果评估建议，转介来访者接受治疗（见本书"41 物质使用"章节）。
5. 提供行为、情绪、态度等信息，以评估与DSM诊断、疗效、治疗关系相关的指标。（6—9）	6. 评估来访者对"呈现的问题"的自知力水平（协调与不协调）（如，对"所描述的行为"的问题性质表现出良好的自知力，认可他人的关心，并有动力改变；或对"问题"表现出矛盾心理，不愿关注问题解决；或对承认"问题"表现出抗拒和不关心，也缺乏改变的动机）。
	7. 评估是否存在现有研究证明会引起类似症状的障碍（如，对立违抗行为伴ADHD、继发于焦虑障碍的抑郁）的证据，（如果合适）也考虑自杀易感性（如，当共病的抑郁症状明显时，自杀风险会增加）。

6. 配合医生完成精神药物治疗评估。（10）
7. 按医嘱服用精神药物，并报告药物的疗效和副作用。（11）

EBT 8. 参与治疗以缓解压力和实现个人目标。（12—16）

8. 评估所有有助于解释来访者当前的"问题行为"的年龄、性别、文化议题，并考虑可以帮助理解来访者行为的其他因素。
9. 评估来访者功能受损的严重程度，以确定合适的照护水平（如，行为在社会、关系、工作或职业活动中造成了轻度、中度、严重或非常严重的损害）；持续评估损害的严重程度以及治疗效果（如，没有那么严重，但仍存在轻度或中度的损害）。
10. 安排医生进行药物评估，以评估药物干预的利弊。
11. 监测来访者的处方依从性、药物的副作用和总体疗效；必要时咨询医生。
12. 使用压力接种培训的方法，首先对压力问题进行功能评估，包括工作环境、来访者及其互动的影响（*Stress Inoculation Training* by Meichenbaum）。EBT
13. 协助来访者概念化压力及其管理，包括认知、情感、生理和行为因素的相互作用，在需要改变的地方做出有针对性的改变；通过概念化提供治疗的基本原理。EBT
14. 使用认知行为技术（如，指导、示范、练习、演练、分级应用和在日常生活中应用）训练针对个人和人际交往能力（如，平静/放松、认知、应对、社交/交流、问题解决等），以管理压力并促进适应。EBT
15. 安排来访者练习，让他们在越来越有挑战性的压力情况下应用新学到的技能；回顾并强化成功；解决问题，实现持续有效的使用。EBT
16. 通过和来访者讨论常规因素来开展针对复发的预防培训，例如区分什么情况属于症状的正常波动和什么情况属于复发，识别高风险情况并演练高风险情况的管理；持续每天应用在治疗中学到的技能。EBT

[EBT] 9. 识别并实践可以在工作场所互动中做出的行为改变，以帮助解决与同事或主管的冲突。（17—18）

17. 让来访者写一份建设性的行动计划（如，礼貌地遵从指示、微笑问候、称赞他人的工作、避免批判性的评价），其中包含各种解决与同事或主管的冲突的方案（或补充《练习手册》中的"将问题解决应用于人际冲突"）。[EBT]

18. 使用角色扮演、行为演练和角色演练增加来访者积极应对遇到的事情的可能性，并减少在就业或求职时与他人相处的焦虑（*Working Anger* by Potter-Efron）。[EBT]

[EBT] 10. 学习并运用自信的沟通技能。（19）

19. 培训来访者的自信技能，或参考自信培训课程，教授如何对自身的需求和感觉进行有效的沟通，而不是攻击、防御或被动（或补充《练习手册》中的"变得自信"）。[EBT]

[EBT] 11. 学习并运用问题解决技能。（20）

20. 采用问题解决治疗（*Problem-Solving Therapy* by D'Zurilla and Nezu），使用心理教育、示范和角色扮演等技术，教授来访者问题解决技能（如，具体定义一个问题，生成可能的解决方案，评估每个解决方案的优缺点，选择和执行行动计划，评估计划的有效性，接受或修改计划）；将问题解决技能应用于解决现实生活中的问题（或补充《练习手册》中的"将问题解决应用于人际冲突"）。[EBT]

[EBT] 12. 表达合理且现实的认知信息，促进与他人和谐相处、自我接纳和自信。（21—22）

21. 教来访者认识到思想、感受和行为之间的联系；训练来访者形成更现实、更有适应性的认知。[EBT]

22. 要求来访者每天记录自我挫败的想法（如，绝望、无价值、被拒绝、灾难化、对未来的负面预测的想法）（或补充《练习手册》中的"记录并替换自我贬低的想法"或"职业行动计划"）。[EBT]

23. 探索并澄清来访者在职业压力下的情绪。[EBT]

[EBT] 13. 识别并替换与工作压力相关的有偏见的认知信息。（23—25）

24. 评估来访者在职业压力产生过程中带有偏见色彩的自我对话和信念；使用认知重构来挑战和改变非适应性的偏见思维，促使来访者形成更具适应性的，能够

帮助调节情绪、生理和行为反应的替代方案（或补充《练习手册》中的"消极想法触发消极情绪"）。EBT

25. 开展行为实验，分别检验有偏见的和替代性的期望/预测，目的是持续发展更具适应性的信念和自我对话。EBT

EBT 14. 学习和运用平静技术，减少整体焦虑并管理焦虑症状。（26—28）

26. 教授来访者平静/放松技术（如，应用放松、渐进式肌肉放松、线索控制放松、正念呼吸、生物反馈）以及如何更好地区分放松和紧张（或补充《练习手册》中的"深呼吸练习"；"Progressive Muscle Relaxation" in the *Adolescent Psychotherapy Homework Planner* by Jongsma, Peterson, and McInnis）；教授来访者如何将这些技术应用到日常生活中。EBT

27. 给来访者布置家庭作业，让他们每天开展放松练习，从无压力的情况逐步到有压力的情况（或补充《练习手册》中的"逐步降低恐惧症的恐惧"的内容）；回顾并巩固成功，为改进提供纠正性反馈。EBT

28. 安排来访者阅读相关书籍或治疗手册中关于渐进式肌肉放松和其他平静策略的内容（*The Relaxation and Stress Reduction Workbook* by Davis et al.; *The Daily Relaxer* by McKay and Fanning）。EBT

15. 确定自己在与同事或主管的冲突中的角色。（29—30）

29. 澄清工作环境中的冲突性质。

30. 帮助来访者确定自己在冲突中的角色，试图代表对方的观点。

16. 找出所有可能在工作环境中引起冲突的个人问题。（31）

31. 探索来访者将个人问题转移到工作中的情况。

17. 回顾原生家庭的历史，确定人际冲突的根源。（32）

32. 调查来访者的原生家庭历史，寻找当前的人际冲突模式在工作环境中重演的原因。

18. 找出与工作环境之外的人发生类似冲突的模式。（33）

33. 探究来访者发生在工作环境之外但在工作中反复出现的人际冲突模式。

19. 接受自己在冲突中的责任，取代对责任冲突的投射。（34—35）

20. 确定职业压力对自我感觉和与重要人际关系的影响。（36—37）

21. 制订并表述一个建设性的行动计划，以降低职业压力。（38）

22. 表达对被解雇的原因的理解。（39）

23. 停止工作失败引发的自我贬低。（40—43）

24. 列出求职计划大纲。（44—46）

34. 面质来访者是否将自己的行为和感受投射到他人身上；强调核查自己在冲突中的角色。

35. 对个人感受和行为的责任感会导致工作环境中的冲突，所以需要加强来访者对个人感受和行为的责任感的接纳。

36. 探索来访者的职业压力对自己和对朋友、家人构成的人际关系动态的影响。

37. 开展家庭治疗会谈，在会谈中，家庭成员可以表达感受，并澄清来访者的工作情况。

38. 协助来访者制订计划，以积极应对职业状况（或补充《练习手册》中的"职业行动计划"）；处理计划并协助执行。

39. 探究来访者被解雇的原因中可能难以自我调整的部分。

40. 探索儿童时期的经历，找出不足感、害怕失败或成功的根源。

41. 协助来访者制定一份关于自己的现实、积极的自我描述清单（或补充《练习手册》中的"积极的自我对话"）；强化来访者对工作中的成功和失败的现实自我评价（*The Self-Esteem Companion* by McKay, et al.）。

42. 让来访者分别列出自己的积极特点、才能和成就，然后列出关心、尊重和重视自己的人（或补充《练习手册》中的"我的优点是什么？"）；将这些清单作为真诚感恩和自我价值的基础。

43. 告诉来访者，个人的最终价值不是通过物质或职业上的成功来衡量的，而是通过精神层面和社会价值来衡量的。

44. 帮助来访者制订一份书面工作计划，包含具体的、可实现的求职目标（*What Color Is Your Parachute?* by Bolles）。

45. 让来访者关注感兴趣的招聘广告中的工作，并向

25. 报告求职经历和对这些经历的感受。（47）

— . _____

_____

朋友和家人询问工作机会（*Fearless Job Hunting* by Knaus et al.）。

46. 安排来访者参加求职课程或书写简历的研讨会。

47. 监督、鼓励和讨论来访者的求职过程。

— . _____

_____

诊断建议

ICD-10-CM	DSM-5 障碍、状况或问题
Z56.9	与就业相关的其他问题
F43.21	适应障碍，伴抑郁心境
F34.1	持续性抑郁障碍（心境恶劣）
F32.x	重性抑郁障碍，单次发作
F33.x	重性抑郁障碍，反复发作
F43.22	适应障碍，伴焦虑
F10.20	酒精使用障碍，中度或重度
F14.20	可卡因使用障碍，中度或重度
F60.0	偏执型人格障碍
F60.81	自恋型人格障碍
F60.2	反社会型人格障碍
F60.9	未特定的人格障碍

附录 A
阅读治疗推荐

本书阅读治疗推荐的书籍和资料以 PDF 格式附上,读者可扫描以下二维码获取。

附录 B
循证章节的临床资源参考文献

循证章节的参考文献以 PDF 格式附上,读者可扫描以下二维码获取。

附录 C
康复模型的目标和干预措施

以下目标和干预措施基于一个多学科小组在关于心理健康康复和心理健康系统转型的全国共识会议上制定的 10 项核心原则（SAMHSA, 2004），该会议于 2004 年由美国物质滥用和心理健康服务管理局召开。

1. **自我指导**：消费者通过优化自主性、独立性和对资源的控制，引导、控制、选择和决定自己的康复之路，实现自主的生活。根据定义，康复过程必须是自我指导的，个人定义自己的生活目标，并设计实现这些目标的独特路径。

2. **个体化和以人为中心**：基于个人独特的优势和韧性以及需求、偏好、经历（包括过去的创伤）、文化背景，存在多种康复途径。康复也被视为持续的旅程和最终的结果，同时是实现幸福和最佳心理健康的一个整体范例。

3. **赋权**：来访者有权从一系列选项中选择，并参与所有影响生活的决策——包括资源分配，并在此过程中得到教育和支持。他们有能力与其他来访者一起有效地表达自己的需求、希望、愿望和抱负。通过赋权，个人可以控制自己的命运，并影响生活中的组织和社会结构。

4. **整体**：康复涵盖个人的整个生命，包括思想、身体、精神和社区，涉及生活的各个方面，包括住房、就业、教育、心理健康和医疗保健治疗和服务、补充和自然主义服务、成瘾治疗、精神性、创造力、社会网络、社区参与和由个人决定的家庭支持。家庭、提供者、组织、系统、社区和社会在创造和维护来访者获得这些支持的有意义的机会方面发挥着关键作用。

5. **非线性**：康复不是一个循序渐进的过程，而是一个基于持续成长、偶尔的挫折和从经验中学习的过程。康复始于意识的最初阶段，在这个阶段，人们认识到积极的改变是可能的。这种意识使来访者能够持续、充分参与康复工作。

6. **基于优势**：康复关注重视和建立个人的多种能力、韧性、才能、应对能力和内在价值。通过建立这些优势，消费者摆脱了陷入困境的生活角色，并扮演新的生活角色（如，伴侣、照顾者、朋友、学生、员工）。康复的过程通过在支持、基于信任的关系中与他人的互动推进。

7. **同伴支持**：相互支持——包括分享经验知识和技能以及社会学习——在康复中起着宝贵的作用。来访者鼓励其他来访者参与康复，并为彼此提供归属感、支持性关系、有价值的角色和社区。

8. **尊重**：社区、制度和社会对消费者的接受和赞赏——包括保护他们的权利和消除歧视、污名化——对实现康复至关重要。自我接纳和重拾对自己的信心也尤为重要。尊重能确保来访者在生活的各个方面都得到包容并充分参与。

9. **责任**：来访者对自我照顾和康复之旅负有个人责任。朝着自己的目标迈进可能需要很大的勇气。来访者必须努力理解和赋予经历意义，并确定应对策略和治疗过程，以促进自己的健康。

10. **希望**：康复提供了美好未来的基本和鼓舞人心的信息——人们可以克服他们面临的障碍和阻挠。希望是内在的，但也可以通过同伴、家人、朋友、提供者和其他人来培养。希望是康复过程的催化剂。心理健康康复不仅使有心理健康障碍的个体受益，使他们专注于发展生活、工作、学习和充分参与社会的能力，还丰富了国家社区生活的质感。国家从有精神障碍的个人做出的贡献中获益，最终变得更强大、更健康。[①]

治疗计划中目标的数字编号分别对应核心原则的编号。这些目标都是根据对应核心原则的基本主题编写的。目标后括号内的数字表示旨在帮助来访者实现该目标的干预措施。临床工作者可以选择部分或所有的目标和干预陈述，包含在治疗计划中。

如果临床工作者希望在来访者的治疗计划中强调康复模式导向，则应提供一个通用的长期目标陈述。

---

① From Substance Abuse and Mental Health Services Administration's (SAMHSA) National Mental Health Information Center: Center for Mental Health Services (2004). *National consensus statement on mental health recovery*. SAMSHA.

长期目标

- 在自我选择的社区中过有意义的生活，同时在治愈和转变的过程中努力发挥全部潜力。

短期目标	治疗性干预
[EBT] 1. 向治疗师、家人和朋友说明偏好的康复路径。（1—5）	1. 探讨来访者对从抑郁、双相障碍、创伤后应激障碍等疾病中康复的理想途径的想法、需求和偏好。[EBT]
	2. 强化治疗过程中强大的关系因素，通过特别关注这些经验支持的因素来培养治疗联盟：在治疗过程中与来访者协同工作；就治疗的目标和期望达成一致；面对来访者的感受和挣扎，表现出一致的共情；用语言表达对来访者的积极关注和肯定；收集来访者对自己的治疗进展的看法，并提供反馈。[EBT]
	3. 与来访者讨论可能促进康复的替代性治疗干预措施和社区支持资源。
	4. 征求来访者对治疗方向的偏好；将这些偏好传达给家人和重要他人。
	5. 与来访者讨论并处理他们的决定可能产生的结果。
2. 明确在治疗过程中必须考虑到的所有独特需求和文化偏好。（6—7）	6. 与来访者探讨在制订双方同意的治疗计划时必须考虑的文化因素、经历或其他需求。
	7. 修改治疗计划以适应来访者的文化和经验背景及偏好。
3. 表达理解决策治疗过程是自我控制的。（8—9）	8. 向来访者澄清，他们有权选择各种选项，并参与在治疗期间影响自己的所有决定。
	9. 随着治疗的进展，不断向来访者提供和解释各种选择，以支持赋权感，鼓励和加强来访者对治疗决策的参与。
4. 表达应融入治疗过程中的心理、身体、精神和社区的需求和愿望。（10—11）	10. 评估来访者的个人、人际、医疗、精神和社区的优势与劣势。
	11. 通过将来访者独特的心理、身体、精神和社区需求及资产整合到治疗计划中，保持治疗计划的整体性；就如何整合与来访者达成一致。

5. 表达理解在治疗过程中会有成功和失败、进步和挫折。（12—13）	12. 促进来访者的现实期待和希望，即积极的变化是可能的，但不会是直线成功的线性过程；强调康复过程包括成长，从进步和挫折中学习，并坚持这个过程。
	13. 向来访者传达，你将与他们一起度过失败和挫折的困难时期。
6. 配合对治疗过程中涉及的个人优势和资产的评估。（14—16）	14. 使用行为和情绪评定量表 [Behavioral and Emotional Rating Scale (BERS): A Strength-Based Approach to Assessment by Epstein]。
	15. 通过全面评估来访者生活中的社会、认知、关系和精神方面，确定来访者的优势；帮助来访者确定过去有哪些应对技能能够克服问题，以及他们在日常生活中有哪些才能和能力。
	16. 向来访者反馈识别的优势以及如何将这些优势整合到短期和长期的康复计划中。
7. 在康复过程中，表达对同伴支持的好处的理解。（17—19）	17. 与来访者讨论同伴支持的好处（如，分享共同的问题，接受关于成功的应对技能的建议，获得鼓励，学习有用的社区资源等），帮助来访者同意参与同伴活动。
	18. 转介来访者参加他们选择的社区同伴支持团体，并跟进处理这一经历。
	19. 通过处理来访者在社交活动中的收获，解决遇到的问题，建立并强化来访者的归属感、支持性关系、社会价值和社区整合。
8. 能够在任何场合直言治疗人员、家庭、自我或社区没有给予尊重。（20—22）	20. 与来访者讨论尊重在康复过程中的关键作用，回顾可能经历过的微妙和明显的不尊重。
	21. 回顾来访者感到不被尊重的方式，确定不尊重的来源。
	22. 鼓励和强化来访者作为一个值得尊重的人的自我概念；提倡来访者在社区和/或家庭系统中强化被尊重的事件。

9. 表达在治疗过程中的自我护理和参与决策的责任。(23)

10. 表达希望在未来能够发挥更好的功能。(24—25)

23. 发展、鼓励、支持和强化来访者控制自己的治疗，并负责将应用于日常生活；确定一个支持性角色作为资源提供者，协助康复过程。

24. 与来访者讨论潜在的榜样，通过利用他们的个人优势、技能和社会支持参与生活、工作、学习和社会活动，建立希望和激励动机，从而获得更满意的生活。

25. 讨论并强化来访者对一个能够克服障碍并在生活中获得满足的自我概念的内化；用过去和现在的例子支持这种自我概念，不断建立和加强这种自我概念。

附录 D
干预措施中引用的评估工具和临床访谈表单的来源（按字母排序）

书中提到的量表和其他工具按如下格式列出：

工具名称
  作者（们）的姓氏
    工具来源

有些量表的来源是已发表的文献。在有些情况下，文献属于公共领域，可以免费使用，或在得到作者的许可后免费使用。当来源是出版商时，量表属于私有领域，必须向出版商购买。检索出版商的名字和量表的名字，通常是找到它的最快方法。公共领域的许多量表可以在网络上找到。

书中引用的量表和工具资源以 PDF 格式附上，读者可扫描以下二维码获取。

附录 E
循证实践的实证支持参考文献

循证实践的实证支持参考文献以 PDF 格式附上，读者可扫描以下二维码获取。